普通高等教育信息技术类系列教材

辽宁省优秀教材（高等教育类）

医学计算机应用技术基础

（第二版）

主　编　黄　和　刘　洪

副主编　刘致放　原　虹

科学出版社

北　京

内 容 简 介

本书主要内容包括计算机基础知识、操作系统基础、办公应用软件Word高级应用技术、办公应用软件Excel高级应用技术、办公应用软件PowerPoint高级应用技术、虚拟现实技术及应用、多媒体技术及应用、人工智能技术及应用和医学元宇宙。本书以满足医学类专业学生对计算机技术学习的需求为核心，以实用性、科学性和可操作性为指导方针，设计大量案例及课后练习题，以帮助学生回顾和掌握所学内容。

本书既适合作为医学类本科生的计算机基础与应用课程教材，也可作为相关医学从业人员了解计算机基础与应用的参考书。

图书在版编目（CIP）数据

医学计算机应用技术基础 / 黄和，刘洪主编. -- 2版. -- 北京 : 科学出版社, 2025. 6. --（普通高等教育信息技术类系列教材）（辽宁省优秀教材）. -- ISBN 978-7-03-082372-4

Ⅰ. R319

中国国家版本馆CIP数据核字第2025BE9559号

责任编辑：杨 昕 宋 丽 / 责任校对：王万红
责任印制：吕春珉 / 封面设计：东方人华平面设计部

科学出版社 出版
北京东黄城根北街16号
邮政编码：100717
http://www.sciencep.com
天津市新科印刷有限公司印刷
科学出版社发行 各地新华书店经销
*
2025年6月第 一 版 开本：787×1092 1/16
2025年6月第一次印刷 印张：18 1/4
字数：551 000

定价：72.00元

（如有印装质量问题，我社负责调换）

销售部电话 010-62136230 编辑部电话 010-62135763-2032

本书编委会

主　编：黄　和　刘　洪

副主编：刘致放　原　虹

编　委（按姓氏拼音排序）：

蔡洪涛　曹意唱　王　敏　王　杨

燕　燕　殷书彦　周文惠

前　言

随着现代医学的发展与信息技术的深度融合，计算机技术已成为推动医学教育与实践变革的重要力量。从基础的信息处理到复杂的医学数据分析，计算机技术在医学教学、科研及临床应用中发挥着日益关键的作用。本书以满足医学类专业学生对计算机技术学习的需求为核心，旨在为其今后的学习、研究及临床实践奠定坚实的数字化基础。

本书共 9 章，第 1 章计算机基础知识，介绍计算机的发展历程、系统组成、工作原理及人工智能、大数据等新兴技术；第 2 章操作系统基础，介绍 Windows 10 操作系统的基本操作与设置；第 3 章办公应用软件 Word 高级应用技术，介绍 Word 文档的基本操作、格式设置及综合应用；第 4 章办公应用软件 Excel 高级应用技术，介绍数据处理、公式与函数、图表制作及数据分析方法；第 5 章办公应用软件 PowerPoint 高级应用技术，介绍演示文稿的制作、修饰、播放及 PowerPoint 高级功能；第 6 章虚拟现实技术及应用，介绍虚拟现实的基本概念、分类及其在医学领域的实践；第 7 章多媒体技术及应用，主要介绍视频与图像基础与制作；第 8 章人工智能技术及应用，介绍娱乐领域的智能创新、环保领域的智能助力；第 9 章医学元宇宙，聚焦元宇宙核心技术及其在医学教育、远程医疗和健康管理中的应用与发展趋势。

为方便教师的教学工作和读者的学习，本书提供配套的数字资源，可通过科学出版社职教技术出版中心网站（www.abook.cn）自行下载。

在此对参与本书编写的各位专家、学者，以及对本书成书提供支持与指导的实践领域的医学从业人员表示感谢。由于编者时间和编写能力有限，书中难免存在疏漏和不足之处，敬请读者批评指正。

编　者

目　录

第 1 章

计算机基础知识

本章导读

计算机是一种具有信息存储能力，并能够通过程序控制自动进行操作的电子设备。计算机作为 20 世纪的伟大发明之一，诞生仅半个多世纪，就已经成为各行各业必不可少的基本工具，并对人类社会和人们的生活产生越来越大的影响。计算机与信息处理知识已被列为人们必须掌握的基础知识之一。

本章要点

- 计算机的概念、发展简史、特点及用途。
- 计算机系统组成及主要性能指标。
- 计算机中使用的数制和各数制之间的转换。
- 计算机中字符及汉字的编码。
- 计算机领域的新技术及典型应用。
- 计算机键盘的认识和文字输入。

1.1 认识计算机

1.1.1 计算机的概念

计算机（computer）俗称电脑，是一种现代的用于高速计算的电子设备，可以进行数值计算，又可以进行逻辑计算。数据和程序存放在计算机的存储器中，通过运行程序，计算机对输入的各种数据进行处理、存储或传送，并输出处理结果。因此，计算机是一种具有信息存储能力，并能够通过程序控制自动进行操作的电子设备。

在现代社会，计算机已经成为人们工作和生活中不可或缺的工具之一，广泛应用于各个领域，包括科学研究、工业生产、金融服务、教育医疗、休闲娱乐等。随着人工智能、大数据、物联网等技术的发展，计算机的功能和应用将更加广泛和深入。

1.1.2 第一台计算机的诞生

1946 年 2 月 14 日，在美国宾夕法尼亚大学，由莫奇莱（Mauchly）教授和他的学生埃克特（Eckert）博士等人研制出了世界上第一台电子数字积分计算机（electronic numerical integrator and computer，ENIAC）。它是为计算弹道和编制射击表而设计的，主要的电子元件是电子管，每秒钟能完成 5000 次加法、300 多次乘法运算。它使用了 18000 多个电子管，占地约 170m^2，重约 30t，每小时耗电量 150kW，价值 40 万美元，是一个名副其实的“庞然大物”。ENIAC 的问世，具有划时代的意义。

1.1.3 计算机的发展阶段

在过去的 70 多年中，计算机技术飞速发展。根据计算机采用的电子元器件的不同，计算机的发展可分为 4 代，如表 1-1 所示。

表 1-1 大型计算机阶段

阶段	时间	采用的电子元器件	特点与应用领域
第 1 代计算机	1946—1957 年	电子管	体积巨大，耗电量大，运算速度低，存储容量小，价格昂贵，主要应用于科学计算和军事领域
第 2 代计算机	1958—1964 年	晶体管	体积减小，耗电量较少，运算速度较高，价格下降，不仅用于科学技术，还用于数据处理和事务管理，并逐渐应用于工业控制
第 3 代计算机	1965—1971 年	中、小规模集成电路	体积、功耗进一步减小，可靠性及速度进一步提高，应用领域进一步拓展到文字处理、企业管理、自动控制和城市交通管理等方面
第 4 代计算机	1972 年至今	大规模和超大规模集成电路	性能大幅提高，价格大幅下降，广泛用于社会生活的各个领域，逐步进入办公室和家庭

1.1.4 计算机的特点

计算机的主要特点是运算速度快、计算精度高、具有记忆和逻辑判断能力和具有自动控制能力。

1. 运算速度快

现代巨型计算机的运算速度已达每秒几十亿次至千万亿次。

2. 计算精度高

计算精度取决于运算中的数字位数，位数越多越精确。目前一般的计算机能达到 15 位的有效数字，小数位可达上亿位。

3. 具有记忆和逻辑判断能力

随着计算机存储容量的不断增大，可存储记忆的信息越来越多。计算机不仅能进行计算，而且能保存参加运算的数据、程序及中间结果和最后结果，以供用户随时调用；还可以通过编码技术对各种信息（如语言、文字、图形、图像、音乐等）进行算术运算和逻辑运算，甚至可以实现逻辑推理和定理证明等复杂任务。

4. 具有自动控制能力

计算机内部操作是根据人们事先编写好的程序自动控制进行的，计算机将严格按照程序规定的步骤操作，整个过程无须人工干预。

1.1.5 计算机的应用领域

计算机的应用，大到进行空间探索，小到揭示微观世界，从日常生活到社会各个领域无所不至，概括为以下几个方面。

1. 科学计算

科学计算是计算机最早的应用领域，在科学研究和科学实践中，以前无法用人工解决的大量、复杂的数值计算等问题，现在用计算机就可快速而准确地解决。例如，航空航天、气象、军事等，都离不开计算机的准确计算。

2. 数据处理

数据处理也称事务处理。计算机可对大量的数据进行分类、综合、排序、分析、整理、统计等加工处理，并可按照要求输出结果。目前，数据处理已成为计算机应用中的一个主要方面，如人事管理、卫星图片分析、客票预订、金融管理、仓库管理、图书和资料检索等。

3. 过程控制

在工业和军事等方面，利用计算机能够实时采集、检测数据，并可按照优化方案进行自动控制；对一些人工无法亲自操作的繁重或危险的工作，也可由计算机完成。

4. 计算机辅助系统

计算机辅助系统包括计算机辅助设计（computer aided design，CAD）、计算机辅助制造（computer aided manufacturing，CAM）、计算机辅助教学（computer aided instruction，CAI）和计算机辅助工程（computer aided engineering，CAE）。

计算机辅助设计系统目前已广泛应用于飞机、船舶、建筑、超大规模集成电路等工程设计、制造过程中，同时在计算机辅助教学等领域也得到了应用。

5. 网络通信

随着信息化社会的发展，特别是计算机网络的迅速发展，计算机在通信领域的作用越来越大。人们可以在任何地方通过计算机和网络浏览世界各地的新闻、收发邮件、聊天、网上购物以及网上学习等。

6. 人工智能

人工智能又称智能模拟，是指用计算机模拟人类大脑的高级思维活动，具有学习、推理、决策的功能，主要应用在机器人、专家系统、模拟识别、智能检索等方面。

7. 多媒体

多媒体技术是指将文字、图形图像、动画、音频、视频等各种媒体通过计算机进行数字化采集、获取、加工处理、存储和传播综合为一体的技术。多媒体技术的应用领域非常广泛，如医疗、商业、广播、教育等。

除此以外，计算机在电子商务、电子政务等方面的应用也取得了突飞猛进的发展。

1.1.6 计算机的发展趋势

随着计算机技术的发展，以及信息化社会对计算机不同层次的需求，计算机正在向巨型化、微型化、网络化、智能化和多媒体化方向发展。

1. 巨型化

巨型化是指发展高速、大存储容量和功能更强大的巨型计算机，以满足尖端科学的需求。并行处理技术是研制巨型计算机的基础，巨型计算机能够体现一个国家计算机科学水平的高低，也能反映一个国家的经济和科学技术实力。

2. 微型化

发展外形小巧、质量轻、价格低、功能强的微型计算机，以满足广泛应用领域的需求。近年来，微型计算机技术发展迅速，新产品不断问世，芯片集成度和性能不断提高，价格越来越低。

3. 网络化

计算机网络是计算机技术和通信技术结合的产物，是计算机技术中重要的一个分支，是信息系统的基础设施。目前，世界各国都在规划和实施自己的国家信息基础设施（national information infrastructure，NII），即一个国家的网络信息系统。NII 将学校、科研机构、企业、图书馆、实验室等部门的各种资源连接在一起，供全体公民共享，使任何人在任何时间、任何地点都能够将声音、文字、图像、视频等信息传递给在任何地点的任何人。

高速率、多服务和高质量是计算机网络总的发展趋势。尽管网络的带宽大幅提高，服务质量不断改善，服务种类不断增加，但是由于网络用户数量急剧增长，网络用户要求越来越高，目前网络仍不能满足人们的需求。

4. 智能化

智能化是指用计算机模拟人的感觉和思维过程，使计算机具备人的某些智能，能够进行一定的学习和推理（如听、说、识别文字、图形和物体等）。智能化技术包括模式识别、图像识别、自然语言的生成和理解、博弈、定理自动证明、自动程序设计、专家系统、学习系统和智能机器人等。

5. 多媒体化

多媒体化是指计算机能够更有效地处理文字、图形、动画、音频、视频等形式的信息，从而使人们可以更自然、更有效地使用这些信息。多媒体技术的发展使计算机具备了综合处理文字、声音、图形和图像的能力，在现实生活中人们更乐于接受图、文、声并茂的信息。因此，多媒体化也是计算机发展的一个重要趋势。

硅芯片技术高速发展的同时，硅技术越来越接近其物理极限。因此，人们正在研究开发新型计算机，以使计算机的体系结构与技术产生质的飞跃。

未来的计算机将是微电子技术、光学技术、超导技术和电子仿生技术等多种技术相结合的产物，这将催生人工智能计算机、多处理机、超导计算机、纳米计算机、光计算机、生物计算机、量子计算机等新型计算机。可以预见，21 世纪的计算机技术将再次给世界带来巨大的变革。

1.2 计算机系统的组成

一个完整的计算机系统包括硬件系统和软件系统两大部分，如图 1-1 所示。

- 计算机系统
  - 硬件系统
    - 主机
      - 中央处理器
        - 运算器
        - 控制器
      - 内部存储器
        - 只读存储器（ROM）
        - 随机存储器（RAM）
    - 外部设备
      - 输入设备：鼠标、键盘等
      - 输出设备：显示器、打印机等
      - 外部存储器：固态硬盘、硬磁盘、U盘等
  - 软件系统
    - 系统软件
      - 操作系统、诊断系统
      - 数据库管理系统、编辑软件
      - 机器语言、汇编语言、高级语言等
    - 应用软件
      - 计算机程序、事务程序
      - 教育学习程序、游戏程序等

图 1-1 计算机系统组成

硬件系统是指组成一台计算机的各种物理设备，是计算机进行正常工作的物质基础。软件系统是指在硬件上运行的各种程序、数据和各种相关的资料。

计算机硬件系统和软件系统是一个相辅相成、不可分割的整体。硬件系统是计算机系统的物质基础，没有硬件的支持，软件就无法发挥作用，但没有软件支持的硬件（裸机），也不会出色地完成各种不同的任务，正是这两者不断促进发展，才使得微型计算机得到普及和广泛应用。

1.2.1 计算机硬件系统

计算机硬件设备是指计算机系统中可以看得见、摸得着的物理装置，即计算机中的机械器件、电子线路等设备。计算机硬件系统主要由运算器、控制器、存储器、输入设备和输出设备 5 部分组成。

1. 运算器

运算器的主要功能是对二进制数码进行算术运算或逻辑运算，主要由执行算术运算和逻辑运算的算术逻辑部件（arithmetic logic unit，ALU）、存放操作数和中间结果的寄存器组，以及连接各部件的数据通路组成。

在计算机运算过程中，运算器不断得到由主存储器提供的数据，运算后又把结果送

回到主存储器保存起来。整个运算过程是在控制器的统一指挥下，按照程序中编排的操作顺序进行的。

2. 控制器

控制器是整个计算机系统的指挥核心，主要由程序计数器（program counter，PC）、指令寄存器（instruction register，IR）、指令译码器（instruction decoder，ID）、时序控制电路和微操作控制电路等组成，在系统整个运行过程中，不断地生成指令地址、取出指令、分析指令、向计算机的各个部件发出微操作控制信号，指挥各个部件高效有序地工作。

运算器和控制器合称为中央处理器（central processing unit，CPU），是计算机的核心部件，决定计算机的性能。

3. 存储器

存储器分为两大类：一类布置在主机箱中，称为内部存储器，也称主存储器，简称内存，用于存放当前运行的程序和程序所用的数据，属于临时性存储器；另一类属于计算机外部设备，称为外部存储器，也称辅助存储器，简称外存。外存属于永久性存储器，用于存放暂时不用的数据和程序。当需要某一程序时，应先将程序从外存调入内存，再运行程序。

提示： 内存的存取速度比外存快。外存中的数据和程序，在运行时要先调入内存。

1）内存

内存可分为只读存储器（read-only memory，ROM）和随机存储器（random access memory，RAM）两大类。

ROM 中的信息是在制造时用专门设备一次性写入的，存储的信息只能读取（取出），不能改写（写入），而且是永久性的，断电后信息不会丢失。

RAM 中的信息可以读取或者写入，读取时不损坏原先的内容，只有写入时才修改原来所存储的内容。断电后 RAM 存储的内容会完全丢失，而且永远无法恢复。

内存通常是以字节为单位进行编址，1 字节由 8 个二进制位组成。目前，微型计算机内存容量一般在 16GB 以上。

2）外存

与内存相比，外存的特点是存储容量大，而且在断电的情况下也可以长期保存信息，因此也称为永久性存储器。目前常用的外存有硬磁盘、固态硬盘、光盘和移动存储设备等。

（1）硬磁盘。硬磁盘（hard disk）简称硬盘，是微型计算机系统中的主要外存，如图 1-2 所示。

硬盘有一个重要的性能指标是存取速度。影响硬盘存取速度的主要因素有平均寻道时间、数据传输率、盘片的旋转速度和缓冲存储器容量。一般来说，转速越高的硬盘，寻道的时间越短，数据传输率也越高。

常见的硬盘容量通常为 500GB、1TB、2TB 及以上。

（2）固态硬盘。固态硬盘（solid state drive，SSD）由控制单元和存储单元[Flash 芯片，动态随机存储器（dynamic random access memory，DRAM）芯片]组成，如图 1-3 所示。固态硬盘具有快速读写、质量轻、防振、能耗低及体积小等特点。固态硬盘在接口的规范和定义、功能及使用方法上与普通硬盘完全相同，在产品外形和尺寸上基本与普通硬盘一致，新一代的固态硬盘普遍采用串行先进技术总线附属接口（serial advanced technology attachment interface，SATA）中的 SATA-2、SATA-3、串行连接小型计算机系统接口（serial attached small computer system interface，SAS）、微型 SATA（MSATA）、外围组件互连高速（peripheral component interconnect express，PCI-e）接口、M.2 接口、CFast 接口、SFF-8639 接口和非易失性存储器快速接口（Non-Volatile Memory Express，NVMe）协议/高级主机控制器接口（Advanced Host Controller Interface，AHCI）协议。

常见的固态硬盘容量可达 128GB、256GB、512GB、1TB、2TB 及以上。

（3）光盘。光盘是一种大容量辅助存储器，如图 1-4 所示。

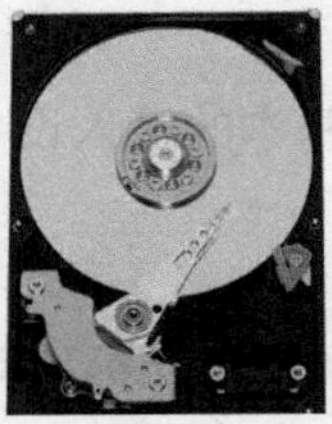

图 1-2 硬盘

图 1-3 固态硬盘

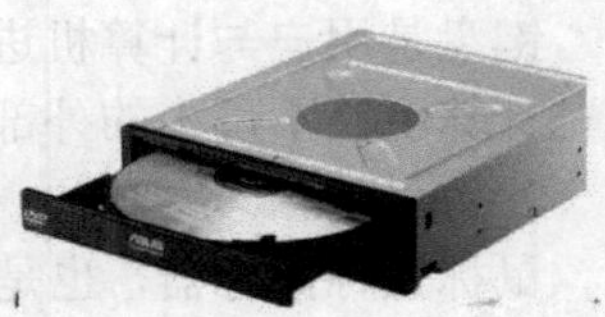

图 1-4 光盘

根据性能不同，光盘可以分为 3 类：只读型光盘（compact disc read-only memory，CD-ROM）、一次写入型光盘（write once read many，WORM）和可擦除型光盘（CD-ReWritable，CD-RW）。

（1）只读型光盘：光盘中的数据由生产厂家预先写入，用户只能读取其中的数据而无法进行修改。一张 CD-ROM 的存储容量为 650MB。

（2）一次写入型光盘：光盘中的数据可由用户写入，但只能写一次，写入后不能擦除修改。一次写入多次读取的 WORM 适用于存储不允许用户随意更改的文档。

（3）可擦除型光盘：光盘允许用户多次进行读、写操作。

根据存储介质的不同，光盘又可分为 DVD 光盘和 CD 光盘。

DVD 光盘与 CD 光盘大小相同，但存储密度高。120mm 的单面单层 DVD 光盘盘片容量为 4.7GB。类似于 CD 光盘，DVD 光盘也可进一步细分为 DVD-ROM、DVD-R、DVD-RAM、DVD-Video 和 DVD-Audio 5 类。

（4）移动存储设备。

移动硬盘：移动硬盘的优点是体积小、质量小、容量大、存取速度快，如图 1-5 所示。USB 1.1 标准接口的传输率是 12MB/s，USB 2.0 的传输率是 480MB/s，USB 3.0 的传输率是 5GB/s。移动硬盘可以通过 USB 接口即插即用。当前的计算机都配有 USB 接口，Windows 2000 及以后版本的操作系统无须驱动程序，可直接热插拔移动硬盘，使用非常方便。

优盘（U 盘）：U 盘是利用闪存（flash memory）在断电后还能保持存储数据不丢失的特点而制成的一种存储器。其优点是质量小、体积小，一般只有拇指大小，故又称拇指盘，如图 1-6 所示。U 盘通过计算机的 USB 接口即插即用，使用方便，容量从几 MB 到几 TB，常见的有 16GB、32GB、64GB、128GB、256GB 等。

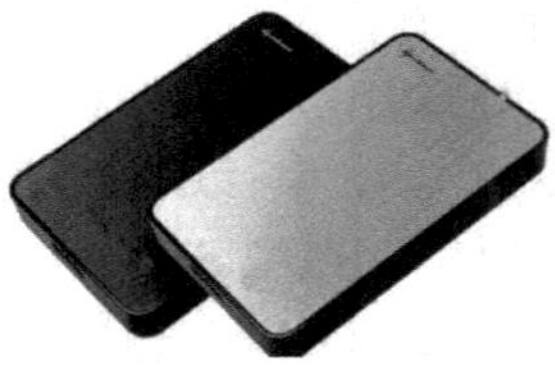

图 1-5　移动硬盘

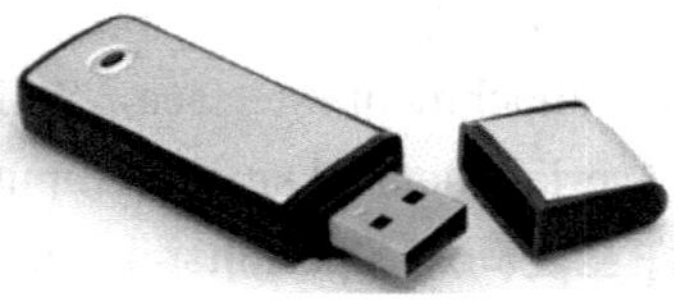

图 1-6　U 盘

4. 输入设备

计算机输入设备主要有键盘、鼠标和其他输入设备。

1）键盘

键盘是用户与计算机进行交流的主要工具，是计算机最常用、最基本的输入设备，也是计算机必不可少的外部设备。

2）鼠标

鼠标又称鼠标器，也是计算机上的一种常用输入设备，是控制显示屏上光标移动位置的一种指点式设备。在软件系统中，常通过鼠标上的按钮，向计算机发出输入命令或完成某种特殊的操作。

3）其他输入设备

除了键盘和鼠标，计算机的输入设备还有扫描仪、条形码阅读器、手写笔、触摸屏、声音输入设备（麦克风）、图像输入设备（数码相机）和光学字符阅读器（optical character reader，OCR）等。

5. 输出设备

输出设备的任务是将信息传送到 CPU 之外的介质上。显示器和打印机是计算机中常用的两种输出设备。

1）显示器

显示器的类型：可用于计算机的显示器有许多种，常用的有液晶显示器（liquid crystal display，LCD）和发光二极管（light emitting diode，LED）显示器。

显示器的性能指标：衡量显示器的一个常用性能指标是分辨率，目前显示器的分辨率通常为 1920 像素×1080 像素、2560 像素×1440 像素和 3840 像素×2160 像素等。分辨率越高，显示器的性能越好。

显示器的尺寸：以显示屏对角线的长度来度量。常见的显示器尺寸有 14 英寸①、24 英寸、27 英寸、32 英寸等。

显示器的调整：显示器上设有电源开关与调整亮度、对比度的旋钮。部分显示器还提供有其他调整旋钮，如画面水平或垂直移动旋钮、画面大小调整旋钮等。

2）打印机

打印机的作用是将计算机中的数据或输出结果输出到打印机上打印。目前市场上销售的打印机主要分为针式打印机、喷墨打印机和激光打印机。其中激光打印机打印效果

① 1 英寸=2.54 厘米。

最佳，且打印速度快、噪声低；缺点是耗材贵、价格高。

衡量打印机好坏的技术指标主要有分辨率和打印速度等。

3）其他输出设备

在微型计算机上使用的其他输出设备有绘图仪、视频投影仪、声音输出设备（音箱或耳机）等。

1.2.2 计算机软件系统

根据控制计算机层次的不同，计算机软件又分为系统软件和应用软件两大类。

1. 系统软件

系统软件是指用于管理计算机资源、分配和协调计算机各部分工作、增强计算机功能的程序。系统软件由一组控制计算机系统并管理其资源的程序组成，其主要功能包括启动计算机，存储、加载和执行应用程序，对文件进行排序、检索，将程序语言翻译成机器语言等。实际上，系统软件可以看作用户与计算机的接口，为应用软件和用户提供控制、访问硬件的手段，这些功能主要由操作系统完成。此外，编译系统和各种工具软件也属此类，它们从另一方面辅助用户使用计算机。

1）操作系统

操作系统是计算机软件中最基础的部分，是用户和计算机之间的接口，是系统软件的核心。其作用是使用户更方便地使用计算机，以提高计算机的利用率。操作系统主要完成以下4个方面的工作。

（1）对存储器进行管理和调度。

（2）对CPU进行管理和调度。

（3）对输入/输出（input/output，I/O）设备进行管理。

（4）对文件系统及数据库进行管理。

2）语言处理系统（翻译程序）

机器语言是计算机唯一能够直接识别和执行的程序语言。用高级语言编写的程序（源程序），计算机不能直接运行，必须经过语言处理程序的编译或解释，才能形成计算机能够识别和执行的机器语言程序（目标程序）。如果在计算机上运行高级语言程序，就必须配备程序语言翻译程序，它本身也是一组程序，属于系统软件。

对于高级语言来说，翻译的方法有两种：解释和编译。

（1）解释：直接调用机器配备的解释程序，在运行高级语言源程序时，逐条对源程序语句进行解释和执行，此种方法不保留目标程序代码，即不产生可执行文件。由于每次运行都要经过解释，边解释边执行，因此这种方法速度较慢。

（2）编译：调用相应语言的编译程序，把源程序变成目标程序，然后用连接程序将目标程序与库文件连接形成可执行文件。形成的可执行文件可以反复执行，因此这种方法速度较快。

3）数据库管理系统

为了解决大量数据的存储、处理、利用和管理，并使用户能够共享存储在计算机中的数据，20世纪60年代诞生了数据库管理系统（database management system，DBMS）。

目前比较流行的数据库管理系统有 SQL 服务器（SQL Server）、甲骨文（Oracle）、IBM 通用数据库（IBM UDB/DB2）、英飞思（Informix）、塞百思（Centaur Sybase）、微软 Access 等。

4）服务程序

服务程序能够提供一些常用的服务性功能，它们为用户开发程序和使用计算机提供了方便，如微型计算机上经常使用的诊断程序、调试程序、编辑程序等均属于服务程序。

2. 应用软件

应用软件是为解决实际问题而设计的一类程序，如图书管理程序、人事管理程序、办公自动化软件等。应用软件可以在市场上购买，也可以自行开发。

常见的应用软件大致分为以下几种。

（1）办公自动化软件：微软公司的 Office 系列软件、金山公司的 WPS 系列软件等。

（2）图形、图像处理软件：Photoshop、Adobe Animate 等。

（3）网络软件：Dreamweaver、Fireworks、腾讯 QQ 等。

（4）媒体播放软件：PotPlayer、KMPlayer、暴风影音等。

（5）杀毒及安全防护软件：金山毒霸、360 杀毒、诺顿、卡巴斯基、腾讯电脑管家等。

（6）管理和财务处理软件：用友公司的 CRM、ERP 系列软件。

1.2.3 计算机的主要性能指标

计算机的种类繁多，型号和性能也各异，衡量计算机优劣的主要性能指标有以下几种。

1. 字长

字长是指计算机能够直接处理的二进制数的位数，它标志着计算机处理数据的精度。字长越长，计算机的精度越高。字长一般都是 8 的倍数，如 286 机的字长为 8 位，386 机和 486 机的字长为 32 位，奔腾系列机的字长为 64 位等。

2. 运算速度

运算速度是指计算机每秒钟能执行的指令条数，一般用百万条指令每秒（million instructions per second，MIPS）来描述。由于计算机的指令集不同，其 MIPS 值也不同，因此它只能在一定程度上反映计算机的性能指标。

3. 时钟主频

时钟主频是指 CPU 在单位时间内发出的脉冲数，它通常以赫兹（Hz）为单位。时钟主频越高，计算机的运算速度越快。

4. 内存容量

内存容量用字节（byte）数来表示，通常以千字节（KB）、兆字节（MB）、吉字节（GB）为单位。度量存储容量的基本的单位是字节，最小的单位是二进制位（bit），它们之间的关系如下：

1B＝8bits

1KB＝1024B＝2^{10}B

1MB＝1024KB＝1024×1024B＝2^{20}B

1GB＝1024MB＝1024×1024KB＝1024×1024×1024B＝2^{30}B

1TB＝1024GB＝1024×1024MB＝1024×1024×1024KB＝1024×1024×1024×1024B＝2^{40}B

1PB＝1024TB＝1024×1024GB＝1024×1024×1024MB=1024×1024×1024×1024KB＝1024×1024×1024×1024×1024B＝2^{50}B

内存容量反映的是内存存储数据的能力，容量越大，计算机能处理的数据越多，运算速度也越快。

5. 存取周期

内存的存取周期也是影响整个计算机性能的主要指标之一。简单来说，内存的存取周期就是 CPU 从内存中存取数据所需的时间。目前，内存的存取周期一般为 7～70ns。

此外，可靠性、可维护性、平均无故障时间等也是评估微型计算机性能优劣的技术指标。

1.3 计算机的工作原理

1.3.1 指令和程序

1. 指令

简单来说，指令就是给计算机下达的一道命令，它告诉计算机每一步要执行什么操作、参与此项操作的数据来自何处、操作结果又将送往何处。因此，一条指令必须包括操作码和地址码（或称操作数）两部分。操作码指出该指令完成操作的类型，地址码指出参与操作的数据和操作结果存放的位置。一条指令完成一个简单的动作，一个复杂的操作由许多简单的操作组合而成。通常，一台计算机能够完成多种类型的操作，而且允许使用多种方法表示操作数的地址。因此，一台计算机可能有多种多样的指令，这些指令的集合称为计算机的指令系统。

2. 程序

计算机程序是一组计算机能识别和执行的指令，它们运行在计算机上，满足人们的某种需求。它用程序设计语言编写而成，并运行在某种目标结构体系上。通常，计算机程序需要经过编译和链接而成为一种人们不易直接阅读而计算机可解读的格式，然后运行。

3. 程序设计语言

像人们交往需要语言一样，人与计算机交往也要使用一种能够相互理解的语言，以便人们把意图告诉计算机，计算机将工作结果告诉人们。人们用以与计算机进行交互的符号和规则体系称为程序设计语言。程序设计语言通常分为机器语言、汇编语言和高级语言 3 类。

1）机器语言

机器语言是计算机唯一能够识别和执行的语言。它与其他程序设计语言相比，执行率高。用机器语言编写的程序称为机器语言程序，机器语言中每条指令都是一串二进制代码，可读性差，不易记忆；编写程序既复杂又烦琐，容易出错；程序的调试和修改难度也很大。此外，因为机器语言直接依赖于机器，所以在某种类型计算机上编写的机器语言程序不能在另一类型计算机上使用，即机器语言的可移植性差。

2）汇编语言

汇编语言是符号化的机器语言。虽然与机器语言相比较，汇编语言在编写、修改和阅读程序等方面都有了相当的改进，但是它仍然是一种依赖于机器的语言。

用汇编语言编写的程序称为汇编语言源程序，计算机不能直接识别和运行，必须先翻译成机器语言程序（目标程序），这个翻译过程是由事先存放在机器中的“汇编程序”完成的，称为汇编过程。

3）高级语言

为了使程序设计语言独立于机器，从根本上摆脱语言对机器的依赖，使语言从面向机器改为面向过程，人们开发了高级语言。用高级语言编写的程序可以在各类计算机上运行，其表达方式接近数学语言和人们日常的语言习惯。

高级语言的使用，大幅提高了编写程序的效率，改善了程序的可读性。用高级语言编写的程序称为高级语言源程序。计算机不能直接识别和执行高级语言源程序，同样需要先翻译成语义等价的机器语言程序（目标程序）才能执行。把高级语言源程序翻译成机器语言有解释和编译两种方法。

目前流行的高级语言如 C、C++、Java 都采用编译的方法。编译是指用相应语言的编译程序先把源程序编译成机器语言的目标程序，然后把目标程序和各种标准库函数装配成一个完整的可执行的机器语言程序并执行。简单来说，一个高级语言源程序必须经过编译和连接装配两步后才能成为可执行的机器语言程序。

1.3.2 工作原理

计算机的工作原理具体如下：计算机在运行时，先从内存中取出第一条指令，通过控制器的译码，按指令的要求，从存储器中取出数据进行指定的运算和逻辑操作等加工，然后按地址把结果送到内存中。接下来，取出第二条指令，在控制器的指挥下完成规定操作。依次进行下去，直至遇到停止指令。程序与数据一样存取，按程序编排的顺序，一步一步地取出指令，自动地完成指令所规定的操作是计算机最基本的工作原理。由于这一原理最初是由美籍匈牙利数学家冯·诺依曼于 1945 年提出来的，故称为冯·诺依曼原理。冯·诺依曼体系结构计算机的工作原理可以概括为 8 个字：存储程序、程序控制。

存储程序——将解题的步骤编写程序代码（通常由若干指令组成），并把程序存储在计算机的存储器中（指主存或内存）。

程序控制——从计算机主存中读取指令并送到计算机的控制器中，控制器根据当前指令的功能，控制全机执行相应的操作，完成指令所规定的任务。重复这一操作，直到程序中的指令执行完毕。

1.4 计算机的常用数制

1.4.1 数制概述

1. 数制的概念

人们在生产实践和日常生活中创造了多种表示数的方法，如 1 小时＝60 分钟、1 天＝24 小时、1 公斤＝2 斤、1 斤＝500 克等，这些数的表示规则称为数制。

2. 数制的二要素

1）基数

一个计数制所包含的数字符号的个数称为该数制的基数（R）。

（1）十进制（D）：任意一个十进制数可用 0、1、2、3、4、5、6、7、8、9 共 10 个数字符号组合的数字字符串来表示，它的基数 $R=10$。

（2）二进制（B）：任意一个二进制数可用 0、1 两个数字符号组合的数字字符串来表示，它的基数 $R=2$。

（3）八进制（O）：任意一个八进制数可用 0、1、2、3、4、5、6、7 共 8 个数字符号组合的数字字符串来表示，它的基数 $R=8$。

（4）十六进制（H）：任意一个十六进制数可用 0、1、2、3、4、5、6、7、8、9、A、B、C、D、E、F 共 16 个数字符号组合的数字字符串来表示，它的基数 $R=16$。

2）权

任何一个 R 进制的数都是由一串数码表示的，其中每一位数码所表示的实际大小，除数码本身的数值外，还与它所处的位置有关，由位置决定的值称为权（位值）。权可用基数 R 的 i 次幂 R^i 表示。

假设一个 R 进制数具有 n 位整数，m 位小数，那么其权为 R^i，其中 i 取值 $-m \sim n-1$。

显然，对于任一 R 进制数，其最右边数码的权最小，最左边的权最大。

3. 数制的表示

为区分不同数制，本书约定对于任一 R 进制的数 N，记作 $(N)_R$；不用括号及下标的数，默认为十进制数，如 $(1010)_2$、$(703)_8$、$(\mathrm{AE05})_{16}$、101 等。

人们习惯于在一个数的后面加上一个大写的英文字母来表示它是什么进制数，即 D（十进制）、B（二进制）、O（八进制）、H（十六进制）。例如，1010B 表示二进制数 1010，AE05H 表示十六进制数 AE05。

4. 数制的按权展开式

假设一个 R 进制数可表示为各位数码本身的值与其权的乘积之和。

任意一个具有 n 位整数和 m 位小数的 R 进制数 N 的按权展开为

$$(N)_R = a_{n-1} \times R^{n-1} + a_{n-2} \times R^{n-2} + \cdots + a_2 \times R^2 + a_1 \times R^1 \\ + a_0 \times R^0 + a_{-1} \times R^{-1} + \cdots + a_{-m} \times R^{-m}$$

例如，十进制数按权展开式为

$$278.32D = 2\times10^{2}+7\times10^{1}+8\times10^{0}+3\times10^{-1}+2\times10^{-2}$$

二进制数按权展开式为

$$101.11B = 1\times2^{2}+0\times2^{1}+1\times2^{0}+1\times2^{-1}+1\times2^{-2}$$

八进制数按权展开式为

$$1036O = 1\times8^{3}+0\times8^{2}+3\times8^{1}+6\times8^{0}$$

十六进制数按权展开式为

$$AB2FH = 10\times16^{3}+11\times16^{2}+2\times16^{1}+15\times16^{0}$$

不同数制间的对照如表 1-2 所示。

表 1-2　不同数制间的对照

数制	数字符号	基数	权
十进制（D）	0、1、2、3、4、5、6、7、8、9	10	10^{i}
二进制（B）	0、1	2	2^{i}
八进制（O）	0、1、2、3、4、5、6、7	8	8^{i}
十六制（H）	0、1、2、3、4、5、6、7、8、9、A、B、C、D、E、F	16	16^{i}

1.4.2　不同数制间的转换

进制转换

1. 十进制和非十进制间的转换

1）非十进制数转换为十进制数

方法：按权展开然后求和。

【例 1-1】 将二进制数 1011.101 转换成十进制数。

$$1011.101B = 1\times2^{3}+0\times2^{2}+1\times2^{1}+1\times2^{0}+1\times2^{-1}+0\times2^{-2}+1\times2^{-3}$$
$$= 8+2+1+0.5+0.125 = 11.625D$$

【例 1-2】 将八进制数 235 转换为十进制数。

$$235O = 2\times8^{2}+3\times8^{1}+5\times8^{0} = 128+24+5 = 157D$$

【例 1-3】 将十六进制数 2DA 转换为十进制数。

$$2DAH = 2\times16^{2}+13\times16^{1}+10\times16^{0} = 512+208+10 = 730D$$

2）十进制数转换为非十进制数

方法：反复除以基数取余数，直到商为 0 为止，然后反向取余数。

【例 1-4】 将十进制数 57 转换为二进制数。

具体转换过程如图 1-7 所示。

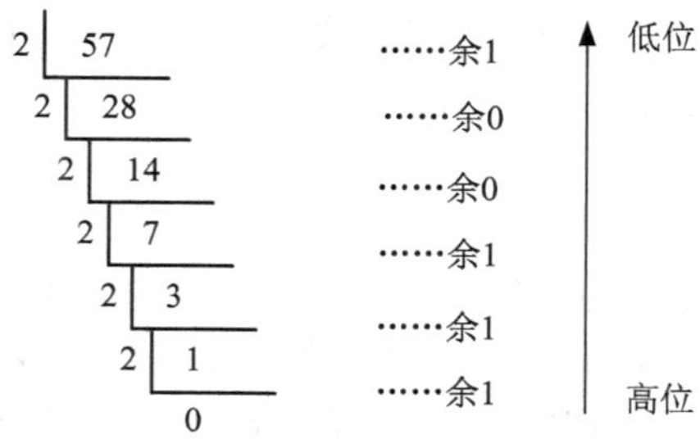

图 1-7　进制转换计算

方法：除以 2，直到商为 0 为止，然后反向取余数。

所得二进制数为 111001。

2. 二进制数和八进制、十六进制数间的转换

1）二进制数转换为八进制数

方法：整数部分，从个位数开始向左按每 3 位二进制数为一组划分，不足 3 位的组前面用 0 补足；小数部分，从个位数开始向右按每 3 位二进制数为一组划分，不足 3 位的组后面用 0 补足，然后将每组 3 位二进制代之以 1 位八进制数。

【例 1-5】将二进制数 1101001 转换为八进制数。

二进制数 001 101 001

八进制数 1 5 1

1101001B＝151O。

2）二进制数转换成十六进制数

方法：整数部分，从个位数开始向左按每 4 位二进制数为一组划分，不足 4 位的组前面用 0 补足；小数部分，从个位数开始向右按每 4 位二进制数为一组划分，不足 4 位的组后面用 0 补足，然后将每组 4 位二进制代之以 1 位十六进制。

【例 1-6】将二进制数 1011100110001 转换为十六进制数。

二进制数 0001 0111 0011 0001

十六进制数 1 7 3 1

1011100110001B＝1731。

3）八进制数转换为二进制数

方法：八进制数转换为二进制数的转换原则是“一分为三”，即从八进制数的低位开始，将每一位上的八进制数写成对应的 3 位二进制数。若有小数部分，则从小数点开始，分别向左右两边按上述方法进行转换。

【例 1-7】将八进制数 162 转换为二进制数。

八进制数 1 6 2

二进制数 001 110 010

162O＝001110010B。

4）十六进制数转换为二进制数

方法：十六进制数转换为二进制数的转换原则是“一分为四”，即从十六进制数的低位开始，将每一位上的十六进制数写成对应的 4 位二进制数。若有小数部分，则从小数点开始，分别向左右两边按上述方法进行转换。

【例 1-8】将十六进制数 3B7 转换为二进制数。

十六进制数 3 B 7

二进制数 0011 1011 0111

3B7H＝001110110111B。

二进制、十进制、十六进制 3 种数制间的对应关系如表 1-3 所示。

表 1-3　二进制、十进制、十六进制 3 种数制间的对应关系

十进制	二进制	十六进制	十进制	二进制	十六进制
0	0000	0	6	0110	6
1	0001	1	7	0111	7
2	0010	2	8	1000	8
3	0011	3	9	1001	9
4	0100	4	10	1010	A
5	0101	5	11	1011	B

1.5　计算机中常用的信息编码

1.5.1　西文字符编码

字符是计算机中的常用信息形式之一，是人与计算机进行通信、交互的重要媒介。在计算机中，要为每个字符指定一个确定的编码作为识别与使用这些字符的依据，而这些编码的值又是用一定位数的二进制编码给出的。

计算机中常用的西文字符编码有美国信息交换标准码（American Standard Code for Information Interchange，ASCII）和统一码（Unicode）。

1. ASCII

ASCII 是美国国家标准学会制定的统一字符编码标准后被国际标准化组织指定为国际标准。标准 ASCII 字符集如表 1-4 所示。

表 1-4　标准 ASCII 字符集

$b_3\,b_2\,b_1\,b_0$	$b_6\,b_5\,b_4$							
	000	001	010	011	100	101	110	111
0000	NUL	DLE	SP	0	@	P	、	p
0001	SOH	DC1	!	1	A	Q	a	q
0010	STX	DC2	“	2	B	R	b	r
0011	ETX	DC3	#	3	C	S	c	s
0100	EOT	DC4	$	4	D	T	d	t
0101	ENQ	NAK	%	5	E	U	e	u
0110	CK	SYN	&	6	F	V	f	v
0111	BEL	ETB	‘	7	G	W	g	w
1000	BS	CAN	（	8	H	X	h	x
1001	HT	EM	）	9	I	Y	i	y
1010	LF	SUB	*	：	J	Z	j	z
1011	VT	ESC	+	；	K	[	k	{

续表

$b_3\,b_2\,b_1\,b_0$	$b_6\,b_5\,b_4$							
	000	001	010	011	100	101	110	111
1100	FF	FS	,	<	L	\	l	|
1101	CR	GS	-	=	M	]	m	}
1110	SO	RS	.	>	N	^	n	~
1111	SI	US	/	?	O	_	o	DEL

（1）ASCII 是为大小写英文字母、阿拉伯数字、标点符号及控制符等特殊符号规定的编码。

（2）ASCII 有 7 位码和 8 位码两种版本。国际通用的 7 位 ASCII 采用 7 位二进制数表示一个字符，其编码范围从 0000000B 到 1111111B（0D～127D），共有 2^7＝128 个不同字符的编码。

（3）在计算机内部用 1 字节（8 个二进制位）存放一个 7 位 ASCII 字符，最高位为 0。

（4）ASCII 大小比较规则如下。

① 26 个英文字母按其排列顺序 ASCII 值依次递增，并且相邻之间差值为 1。

② 大写英文字母的 ASCII 值要小于小写英文字母的 ASCII 值。

③ 同一个英文字母大小写十进制 ASCII 值差值为 32。

④ 字符 A 的十进制位 ASCII 值为 65。

⑤ 阿拉伯数字的 ASCII 值小于小写英文字母的 ASCII 值。

⑥ 阿拉伯数字的 ASCII 值按其本身的大小来进行比较。

⑦ DEL 的 ASCII 值最大。

2. 统一码（Unicode）

使用 128 个符号编码（如 ASCII）基本可满足其表示需求，但是面对全球丰富多彩的语言文字，128 个符号的编码无法涵盖这些语言的所有字符。此外，不同国家有不同的字母，即使同一种符号代表的意义也有可能不同。为了解决这些问题，产生了 Unicode。正如其名，这是一个包含世界上所有符号的编码，每个符号的编码都不一样。

Unicode 是一个符号集，只规定了符号的二进制代码，却没有规定如何存储这个二进制代码。因此出现了多种存储方式。互联网的普及，强烈要求出现一种统一的编码方式。统一码转换格式-8 位（unicode transformation format，UTF-8）就是在互联网上使用最广的一种 Unicode 的实现方式。UTF-8 是针对 Unicode 的一种可变长度字符编码。它可以用来表示 Unicode 标准中的任何字符，而且其编码中的第一个字节仍与 ASCII 相容，使得原来处理 ASCII 字符的软件无须或只进行少部分修改后，便可继续使用。因此，UTF-8 逐渐成为电子邮件、网页及其他存储或传送文字的应用中优先采用的编码。

UTF-8 由 4 种编码方式实现，即 UTF8-1、UTF8-2、UTF8-3 和 UTF8-4，如表 1-5 所示。

表 1-5 UTF-8 进制编码表

编码方式	编码范围
UTF8-1	0x00～0x7F

续表

编码方式	编码范围
UTF8-2	0xC2～0xDF 0x80～0xBF
UTF8-3	0xE0 0xA0～0xBF 0x80～0xBF 0xE1～0xEC 0x80～0xBF 0x80～0xBF 0xED 0x80～0x9F 0x80～0xBF 0xEE～0xEF 0x80～0xBF 0x80～0xBF
UTF8-4	0xF0 0x90～0xBF 0x80～0xBF 0x80～0xBF 0xF1～0xF3 0x80～0xBF 0x80～0xBF 0x80～0xBF 0xF4 0x80～0x8F 0x80～0xBF 0x80～0xBF

每种编码可能有多个编码范围，每个编码范围之间以空格作为每个字节的分隔符。例如，在 UTF8-3 编码中，3 字节编码的第一个字符的字节序列规则如下：第一个字节取值必须为 0xE0，第二个字节的取值范围为 0xA0～0xBF，第三个字节的取值范围为 0x80～0xBF。

1.5.2 汉字的编码

ASCII 只对英文字母、数字和标点符号等特殊符号做了编码。为了用计算机处理汉字，同样也需要对汉字进行编码。从汉字编码的角度看，计算机对汉字信息的处理过程实际上是各种汉字编码间的转换过程。这些编码主要包括汉字信息交换码、汉字输入码、汉字内码、汉字字形码和汉字地址码。

1. 汉字信息交换码

汉字信息交换码是用于汉字信息处理系统之间或者与通信系统之间进行信息交换的汉字编码，简称交换码，也称国标码。

（1）常用汉字及其分级。汉字信息交换码规定了进行汉字信息处理时所用的 7445 个字符编码，其中包括 682 个非汉字图形字符和 6763 个汉字的编码。汉字代码中又有一级常用汉字 3755 个；二级常用汉字 3008 个。一级常用汉字按汉语拼音字母排序，二级常用汉字按偏旁部首排列，部首顺序依笔画多少排序。

（2）一个汉字信息交换码用 2 字节来存储。

（3）汉字信息交换码的编码范围为 2121H～7E7EH。

（4）区位码。类似于 ASCII 表，汉字也有一张汉字信息交换码表。简单来说，把 7445 个汉字信息交换码放置在一个 94 行×94 列的阵列中，阵列的每一行称为一个汉字的“区”，用区号表示；每一列称为一个汉字的“位”，用位号表示。显然，区号的范围是 1～94，位号的范围也是 1～94。这样一个汉字在表中的位置可用它所在的区号与位号来确定。一个汉字的区位号的组合就是该汉字的“区位码”。区位码的形式是最高两位为区号，低两位为位号，如“中”字的区位码是 5448，即 54 区 48 位。区位码与每个汉字具有一一对应关系。

（5）汉字信息交换码在区位码中的安排：1～15 区是非汉字图形字符区，16～55 区是一级常用汉字区；56～87 区是二级常用汉字区，88～94 区是保留区。

（6）汉字区位码转换为汉字信息交换码的方法：将一个汉字的十进制区号与位号分别转换为十六进制，然后分别加上 20H，即汉字信息交换码＝汉字区位码＋2020H。

例如，“家”的区位码是 2850，分别将其区号 28 转换为十六进制数 1CH，位号 50 转换为十六进制数 32H；再分别加上 20H，于是得到“家”字的汉字信息交换码是 1C32H＋2020H＝3C52H。

2. 汉字输入码

为将汉字输入计算机而编制的代码称为汉字输入码，也称外码。目前流行的汉字输入码方案有很多，主要分为音码、形码和音形码三大类。音码是指根据汉字的发音来进行编码，常用的有全拼输入法、智能 ABC 输入法、双拼输入法、微软拼音输入法、狂拼输入法、紫光拼音输入法、郑码输入法等；形码根据汉字的字形结构进行编码，五笔输入法就是典型的形码；音形码以拼音为主，辅以字形字义进行编码，如自然码输入法等。

3. 汉字内码

汉字内码是为在计算机内部对汉字进行存储、处理和传输而编制的汉字编码。一个汉字输入计算机后必须转换为汉字内码，才能在机器内流动、处理。

对应于汉字信息交换码，一个汉字的内码也用 2 字节存储，并把每个字节的最高二进制位置 1 作为汉字内码的标识，以免与单字节的 ASCII 产生歧义。因此，汉字的汉字信息交换码与其内码存在以下关系。

汉字内码＝汉字的汉字信息交换码＋8080H＝汉字的区位码＋A0A0H

例如，“家”字的汉字信息交换码为 3C52H，则根据上式得“家”的内码＝“家”字的汉字信息交换码 3C52H＋8080H＝BCD2H。

4. 汉字字形码

经过计算机处理的汉字信息，如果要显示或打印出来阅读，则必须将汉字内码转换为汉字字形码。汉字字形码是表示汉字字形的字模数据，通常用点阵字形、轮廓字形来表示。

简易型汉字为 16×16 点阵，提高型汉字有 24×24 点阵、32×32 点阵、48×18 点阵等。

计算机中，8 位二进制位组成 1 字节，它是度量存储空间的基本单位，可见一个 16×16 点阵的字形码需要 16×16/8＝32 字节存储空间。同样，24×24 点阵的字形码需要 24×24/8＝72 字节存储空间，32×32 点阵的字形码需要 32×32/8＝128 字节存储空间。

5. 各种汉字编码之间的关系

从汉字编码转换的角度，一般可以把汉字信息处理系统抽象为一个结构模型，如图 1-8 所示。

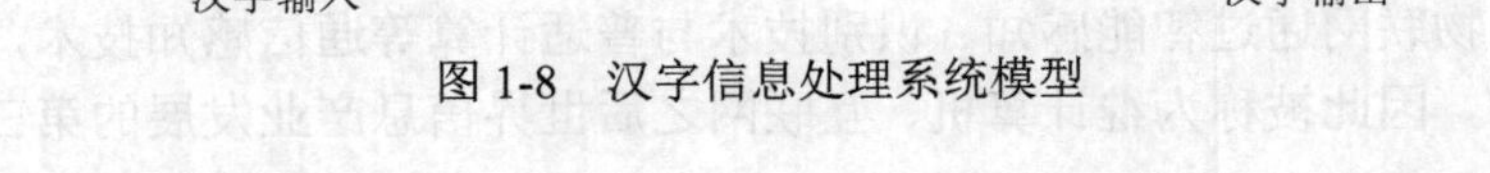

图 1-8 汉字信息处理系统模型

1.6 计算机领域的新技术及典型应用

1.6.1 人工智能

人工智能（artificial intelligence，AI）是研究、开发用于模拟、延伸和扩展人的智能的理论、方法、技术及应用系统的一门新的技术科学。人工智能是计算机科学的一个分支，它企图了解智能的实质，并生产出一种新的能以人类智能相似的方式做出反应的智能机器。人工智能是对人类意识、思维的信息处理过程进行模拟，实际应用包括机器视觉、指纹识别、人脸识别、视网膜识别、虹膜识别、掌纹识别、专家系统、自动规划、智能搜索、定理证明、博弈、自动程序设计、智能控制、机器人学、语言和图像理解、遗传编程等。

1.6.2 大数据

大数据（big data）是需要新处理模式才能具有更强的决策力、洞察发现力和流程优化能力来适应海量、高增长率和多样化的信息资产。它是一种规模大到在获取、存储、管理、分析方面大大超出传统数据库软件工具能力范围的数据集合。大数据具有海量的数据规模、快速的数据流转、多样的数据类型和价值密度低四大特征。

大数据是互联网发展到现今阶段的一种表象或特征，在以云计算为代表的技术创新大幕的衬托下，这些原本看起来很难收集和使用的数据开始容易被利用起来，通过各行各业的不断创新，大数据将逐步为人类创造更多的价值。图 1-9 所示为大数据平台。

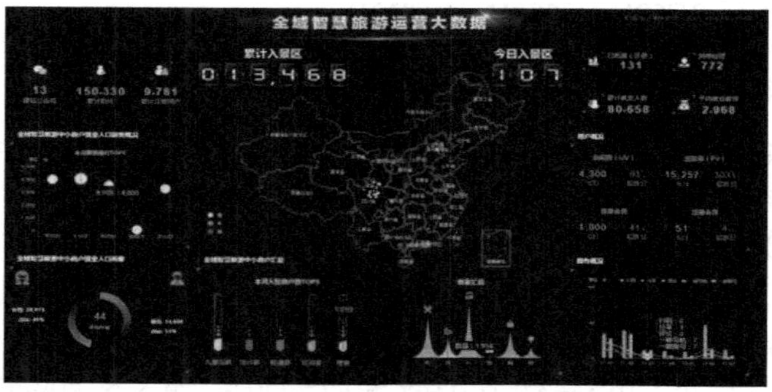

图 1-9 大数据平台

1.6.3 物联网

物联网（internet of things，IoT）是新一代信息技术的重要组成部分，也是信息化时代的重要发展阶段。顾名思义，物联网就是物物相连的互联网，如图 1-10 所示。物联网有两层意思：其一，物联网的核心和基础仍然是互联网，是在互联网基础上延伸和扩展的网络；其二，其用户端延伸和扩展到了任何物品与物品之间进行信息交换和通信，即物物相连。物联网通过智能感知、识别技术与普适计算等通信感知技术，被广泛应用于网络融合中，因此被称为继计算机、互联网之后世界信息产业发展的第三次浪潮。物联网是互联网的应用拓展，与其说物联网是网络，不如说物联网是业务和应用。因此，应用创新是物联网发展的核心，以用户体验为核心的创新 2.0 是物联网发展的灵魂。

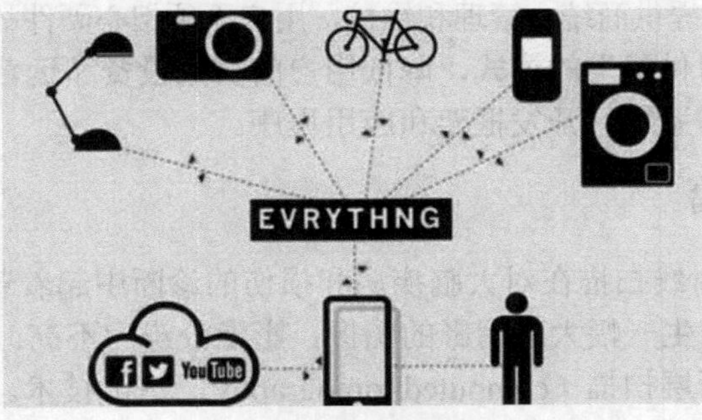

图 1-10 物联网模式

1.6.4 虚拟现实

虚拟现实（virtual reality，VR）技术是一种可以创建和体验虚拟世界的计算机仿真系统。虚拟现实利用计算机生成一种模拟环境，实现一种多源信息融合的、交互式的三维动态视景和实体行为的系统仿真，使用户沉浸到该环境中，如图 1-11 所示。

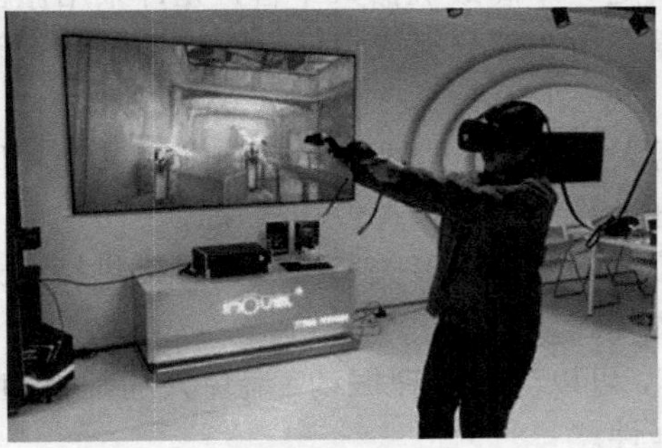

图 1-11 虚拟现实体验

虚拟现实在医学方面的应用具有重要的现实意义。在虚拟环境中，可以建立虚拟的人体模型，借助跟踪球、头戴式显示器（head mounted display，HMD）、感觉手套，医学生可以很容易地了解人体内部各器官的结构，还可以在虚拟实验室中进行“尸体”解剖和各种手术练习。使用这项技术，不受标本、场地等的限制，培训费用大幅降低。一些用于医学培训、实习和研究的虚拟现实系统，仿真程度非常高，其优越性和效果不可估量，也是其他学习途径不可比拟的。外科医生在真正实施手术之前，可以通过虚拟现实技术的帮助，在显示器上重复地模拟手术，移动人体内的器官，寻找最佳手术方案并提高熟练度。

1.6.5 云计算

云计算是一种通过互联网提供计算资源（如服务器、存储、数据库、网络、软件等）的技术和服务模式。用户无须购买和维护硬件设备，而是按需租用云服务提供商的资源，实现弹性扩展和高效管理。云计算的技术特点具体如下。

（1）用户可以根据需求随时获取和释放资源，无须提前购买硬件。

（2）能够根据业务负载动态调整资源分配，适应高峰和低谷。

（3）资源由云服务提供商统一管理和维护，用户无须担心硬件故障和运行维护问题。

（4）采用“按使用付费”的模式，降低用户的初始投资和运营成本。

（5）支持多种操作系统、开发框架和应用程序。

1.6.6 计算机断层扫描

计算机辅助的X射线扫描在对大脑疾病和损伤的诊断中起着革命性的作用。传统的X射线检查最多只能产生一幅大脑阴影的图像，影像分辨力不高。为了解决这个问题，研究者开发了计算机断层扫描（computed tomography，CT）技术。CT是以X射线从多个方向沿着头部某一选定断层层面进行照射，测定透过的X射线量，数字化后经计算机算出该层面组织各个单位容积的吸收系数，然后重建图像的一种技术。这是一种图质好、诊断价值高而又无创伤、无痛苦、无危险的诊断方法。通过该方法人们能够在任何深度或任何角度重建脑的各种层面结构。

1.6.7 达芬奇手术机器人

达芬奇外科手术系统是一个高级机器人平台，允许采用微创的方法，实施复杂的外科手术。达芬奇手术机器人由3部分组成：外科医生控制台、床旁机械臂系统、成像系统。其主要优点如下。

（1）达芬奇手术机器人采用双通道光源和高清晰度三维立体成像系统，提供清晰的手术图像，使医生能更好地辨认和保护神经血管束。

（2）达芬奇手术机器人的手臂由多关节组成，可提供接近人手的旋转和弯曲动作，增加手术的精确性和灵敏度。

（3）通过机械臂操作，可以滤除生理振动，避免人的呼吸和生理颤抖对操作的影响，提高手术的稳定性和安全性。

1.6.8 临床决策支持系统

临床决策支持系统（clinical decision support system，CDSS）是一种计算机化的信息系统，旨在直接向医疗专业人员提供临床决策支持。这种系统利用患者的医疗数据、最新的医学知识及临床指南和规则，辅助医生和其他医疗工作者在诊断、治疗、患者管理及其他临床决策过程中做出更加准确和有效的选择。临床决策支持系统主要应用人工智能技术、数据挖掘和联机分析技术、知识库和推理机制、云计算、大数据、物联网、区块链和移动互联网技术等。

1.7 键盘的认识和文字录入

1.7.1 认识键盘

键盘是计算机中频繁使用的输入设备之一，用户的很多操作（如输入数据、执行命令等）都要用到键盘。键盘操作主要涉及两个问题，一是保持正确的姿势，二是采用正确的击键方法。

1. 键盘的分区

键盘是计算机最常用、最基本的输入设备，大致可以分为以下4个区。

1）主键盘区

主键盘区位于键盘左下部，主要由两部分组成：一是位于该区域中部的26个英文字母、0～9十个数字、标点符号、特殊符号和空格键；二是专用控制键，如制表键Tab、大小写字母锁定键Caps Lock、换档键Shift、控制键Ctrl、切换键Alt、退格键←、回车键Enter等。

2）功能键区

功能键区位于键盘左上部，由12个特殊功能键Fl～F12、Esc键、屏幕打印键Print Screen、显示内容滚动键Scroll Lock和暂停键Pause组成。

3）数字键盘区

数字键盘区也称小键盘区，位于键盘右部。其左上角有NumLock键（数字锁定键），这是开关式键，NumLock键指示灯亮，数字键代表键上的数字；NumLock键指示灯灭，小键盘上的各键代表键面上的下档字符，用于移动光标。

4）光标控制移动键区

光标控制移动区位于键盘中间偏右部分，包括上、下、左、右4个光标及移动键、插入键、删除键和翻页键等，主要用于编辑和修改。

2. 键盘常用功能键的作用

下面介绍几个比较常用的功能键的作用。

（1）换档键Shift：键盘上数字、标点符号键的键面上都有两个字符。若直接按这些键，将输入下档字符；如果按住Shift键的同时按这些键，则输入对应的上档字符。同时，Shift键还用于大小写字母转换，即当输入英文字母时，如果大写锁定键Caps Lock为关，则在按住Shift键的同时按字母键可输入对应的大写英文字母。

（2）大小写字母锁定键Caps Lock：Caps Lock键是开关键，即第一次按Caps Lock键是“开”，第二次按Caps Lock键是“关”。该键只对26个英文字母起作用，该键“开”时可输入大写字母（如A），“关”时可输入小写字母（如a）。

（3）退格键←：用于消除光标前的字符。

（4）回车键Enter：输入完一条命令或一段文字后，需要按Enter键，计算机才会执行该命令或另起一段。简言之，Enter键的作用就是换行或者确认前面的操作。

（5）数字锁定键NumLock：NumLock键也是一个开关键，按NumLock键后右边数字小键盘的10个数字键用于输入数字，未按NumLock键时小键盘的数字键可用于移动光标。

（6）Esc键：在大多数情况下，Esc键用于结束当前操作，返回上一层。

（7）暂停键 Pause：用于暂停程序执行。例如，在打印时如果希望暂停打印，可按Pause键。

（8）屏幕打印键 PrintScreen：在 DOS 操作系统下用于输出屏幕，在 Windows 等操作系统下用于将屏幕图像送至剪贴板。

字符键、数字键、Enter 键等常用键的功能在各种操作系统和应用软件中大致相同，但 F1、F2、F3、…、F12，PrintScreen、Pause、Scroll Lock 等功能键的作用通常并不固定。

1.7.2 键位指法

通常情况下，用户应将各手指放在基准键位上。基准键位位于键盘的第 3 行，共有 8 个键，其中 F、J 键是中心键，它们与手指的对应位置如图 1-12 所示。

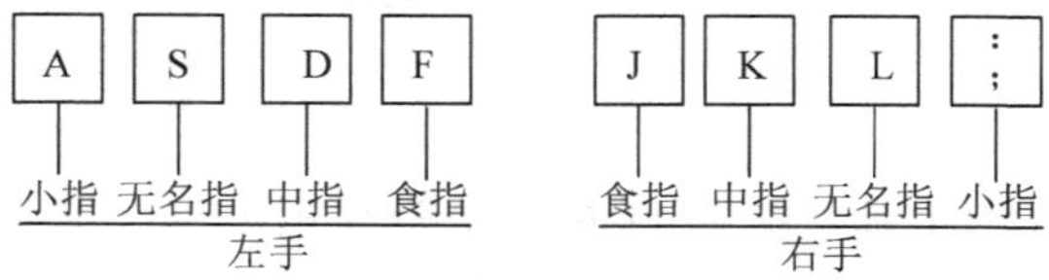

图 1-12 基准键位与手指的对应位置

在基准键位的基础上，对于其他字母、数字、符号都采用与基准键位相对应的位置来记忆。指法分区如图 1-13 所示，指法分区的目的是使手指分工操作，便于操作和记忆。

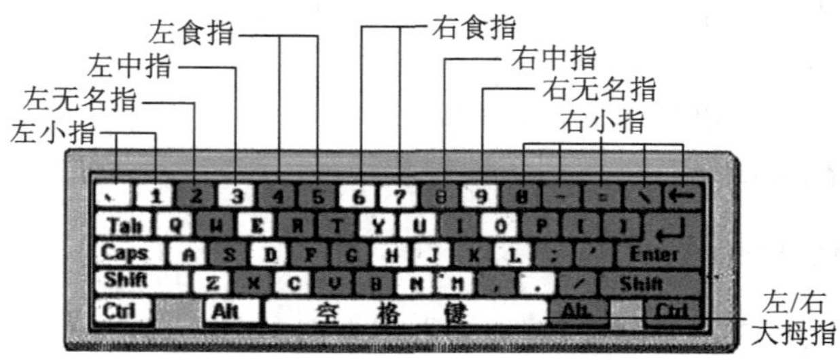

图 1-13 指法分区

本 章 小 结

本章主要介绍了计算机的一些基础知识。通过本章的学习，读者可以熟悉计算机系统的组成，对计算机有一个充分的认识，为以后使用计算机奠定坚实的基础。此外，学习者还应熟练掌握全国计算机等级考试二级选择题部分的考核知识点。

第 2 章 操作系统基础

本章导读

微软公司的 Windows 操作系统系列是目前用户最多、应用最普遍的操作系统。本章主要介绍 Windows 10 操作系统的基本操作、文件和文件夹的管理、系统设置和用户管理等，以帮助读者快速掌握 Windows 10 操作系统的使用方法。

本章要点

- 操作系统作用。
- Windows 10 操作系统的启动和退出。
- 认识 Windows 10 操作系统桌面。
- 文件与文件夹的基本操作。
- 设置个性化系统。
- 添加/删除程序。

2.1 操作系统概述

2.1.1 操作系统的概念

操作系统（operating system，OS）是配置在计算机硬件上的第一层软件，是计算机系统中的核心软件，负责管理和控制计算机硬件与软件资源，提供用户与计算机之间的接口，合理组织计算机的工作流程，以便有效、安全、简单地对系统资源进行管理，实现对计算机硬件的扩充。

2.1.2 操作系统的作用

1. 用户与计算机硬件系统之间的接口

若计算机未配备操作系统，用户只能利用机器语言编写程序并运行，造成了使用上的极大困难。操作系统位于用户与计算机硬件系统之间，是用户与硬件交互的桥梁。用户可以通过多种方式与操作系统进行通信并获取服务，这些方式包括命令行方式、系统调用方式以及图形用户界面（如图标和窗口）。因此，有了操作系统后，用户能够方便、快捷、可靠地操作计算机硬件及运行程序。

2. 高效管理系统资源

计算机系统集成了多种硬件资源及软件资源，把这些资源进行归纳可分为4类：处理器、存储器、I/O设备及文件（数据和程序）。引入操作系统后，处理器负责调度、管理和分配并控制程序的执行；存储器负责内存的分配与回收；I/O设备负责I/O设备的分配（回收）与操作；文件管理负责文件的存取、共享和保护。

3. 程序执行管理

操作系统负责程序的加载、运行和终止，为程序提供必要的运行环境。操作系统通过进程管理、线程管理、同步与互斥机制等技术手段，实现程序的并发运行，提高计算机系统的效率。当计算机资源发生冲突时，操作系统对使用资源的请求进行授权，协调用户对资源的共享。

4. 系统安全保障

操作系统通过访问控制、加密解密、防火墙等技术手段保护计算机系统的安全，防止病毒等恶意程序的攻击。操作系统还提供数据备份和恢复机制，以确保数据的完整性和可用性。

2.1.3 操作系统的分类

操作系统可以根据不同的分类标准进行分类。

1. 根据用户界面的使用环境和功能特征分类

操作系统根据用户界面的使用环境和功能特征，可分为以下几类。

（1）批处理操作系统：用户将一批作业交给系统操作员，系统操作员在系统的控制下自动完成这批作业，并依次输出。

（2）分时操作系统：允许多个用户通过终端以交互的方式使用计算机，系统将处理器时间与内存空间按一定的时间间隔，轮流地、循环地为各个终端用户服务。

（3）实时操作系统：当外部事件或数据产生时，能够对其予以接收并以足够快的速度进行处理，其处理的结果又能在规定的时间内控制生产过程或对处理系统做出快速响应，调度一切可利用的资源完成实时任务，并控制所有实时设备和实时任务协调一致工作。

（4）网络操作系统：基于计算机网络在各种计算机操作系统上按网络体系结构协议标准开发，包括网络管理、网络服务、网络通信、资源管理和安全保证等功能的操作系统。

（5）分布式操作系统：这是一种在计算机网络上运行的操作系统，将分布在不同计算机上的物理和逻辑资源连接成一个大的系统资源集，为用户提供统一的、透明的高性能服务，使网络上的多台计算机可以透明地协同工作。

（6）嵌入式操作系统：运行在嵌入式智能芯片环境中，对整个智能芯片及其所操作、控制的各种部件装置等资源进行统一协调、调度、指挥和控制。

2. 根据用户数量分类

操作系统根据用户数量，可分为以下几类。

（1）单用户操作系统：只允许一个用户上机操作的操作系统。

（2）多用户操作系统：允许多个用户通过终端与主机交互操作，共享主机中的软件资源及硬件资源。

3. 根据运行环境分类

操作系统根据运行环境，可分为以下几类。

（1）桌面操作系统：运行在个人计算机（personal computer，PC）上的操作系统，如 Windows 操作系统、mac OS、Linux 操作系统等。

（2）服务器操作系统：运行在服务器上，用于管理和控制网络资源的操作系统，如 Windows Server、Linux（各种发行版如 Ubuntu Server、CentOS 等）、UNIX（如 FreeBSD、Solaris 等）。

（3）移动操作系统：运行在移动设备（如智能手机、平板电脑等）上的操作系统，如 Android 操作系统、iOS、鸿蒙操作系统（HarmonyOS）等。

2.1.4 典型操作系统

1. MS-DOS 操作系统

MS-DOS（微软磁盘操作系统）是由美国微软公司提供的磁盘操作系统，于 1981 年由微软公司基于西雅图电脑产品公司（Seattle Computer Products）为 IBM PC 开发的 86-DOS 操作系统修改和扩展而成。在美国微软公司推出 Windows 1.0、Windows 3.0 及 Windows 95 之前，MS-DOS 是 IBM PC 机及兼容机中的基本配备，也是个人计算机中普遍使用的磁盘操作系统之一。

MS-DOS 属于单用户单任务操作系统，用于单用户环境，每次只能执行一个任务。MS-DOS 基于命令行界面，用户通过输入命令来与操作系统进行交互，而非使用图形用户界面（graphical user interface，GUI）与用户交互。在后期的版本中，MS-DOS 也开始支持图形模式，通过调用相应的 DOS 中断来进入图形界面程序进行操作。

2. Windows 操作系统

Windows 操作系统是由微软公司开发的一系列计算机操作系统。自 1985 年 Windows 1.0 发布以来，Windows 操作系统经历了多个版本的更新和演进，成为全球广泛使用的操作系统之一。Windows 操作系统采用图形用户界面，具有多任务处理能力出色、设备兼容性强、支持多种应用程序、安全性较高、易用性好、可定制性强、网络功能丰富、游戏性能强及易于更新和维护等特点。

3. UNIX 操作系统

UNIX 操作系统是一款强大、灵活且可移植的操作系统，最初由贝尔实验室于 20 世纪 60 年代末至 70 年代初设计和开发。UNIX 是一款多用户、多进程的操作系统，支持多种处理器架构，属于分时操作系统。UNIX 操作系统提供良好的用户界面，具有使用方便、功能齐全、清晰灵活、易于扩充和修改等特点。

4. Linux 操作系统

Linux 操作系统是一款免费使用和自由传播的类 UNIX 操作系统，由林纳斯・本纳第克特・托瓦兹（Linus Benedict Torvalds）于 1991 年 9 月 17 日首次发布。Linux 操作系统支持 32 位和 64 位硬件，能够运行主要的 UNIX 工具软件、应用程序和网络协议。同时，Linux 操作系统支持字符界面和图形界面，用户可以通过键盘输入指令或使用鼠标对其进行操作。

5. macOS

macOS 是一款由苹果公司开发的运行于 Macintosh 系列计算机上的操作系统，于 1984 年 1 月 24 日首次发布。macOS 首次发布时未进行命名，由于其注重用户体验，使得操作系统易于学习和使用，成为首个商用的图形用户界面操作系统。macOS 基于 XNU 混合内核，采用了 Aqua 用户界面风格，具有简洁、直观和美观的用户界面。

6. 典型移动操作系统

1）Android 操作系统

Android 操作系统是一款基于 Linux 内核的移动操作系统，由 Android 公司开发，该公司于 2005 年被 Google 公司收购。Android 操作系统主要用于智能手机、平板电脑及可穿戴设备等移动设备，具有开放、自由、高度可定制等特点。目前 Android 操作系统已成为全球应用广泛的移动操作系统之一。

2）iOS

苹果公司在 2007 年 1 月 9 日的 Macworld 大会上首次公布了 iOS（最初称为 iPhone OS），并于同年 6 月发布了第一版 iOS，可在包括 iPhone 和 iPad 在内的多种移动设备上使用。iOS 提供了直观、易用的用户界面，与 macOS 一样都属于类 UNIX 商业操作系统，与其他操作系统应用软件的兼容性较差。

3）鸿蒙操作系统（HarmonyOS）

鸿蒙操作系统（HarmonyOS）是华为公司于 2019 年 8 月推出的分布式操作系统。该操作系统基于微内核开发，支持多种设备，包括手机、平板电脑、智能穿戴设备、智慧屏、智能车载系统等，为多场景不同类型终端的智能化、互连和协作提供了统一的解决方案。鸿蒙操作系统是华为公司经过多年积累自主研发的具有强大竞争力的国产操作系统，在科技竞争日益加剧的背景下，鸿蒙操作系统的诞生及其生态系统的构建对于中国科技产业具有重要的意义。

2.2 Windows 10 操作系统的基本操作

2.2.1 Windows 10 操作系统的启动

首先打开计算机外部设备（如显示器）的电源开关，然后打开主机电源开关，计算机会自动启动 Windows 10 操作系统。Windows 10 操作系统启动后首先进行自检，然后显示登录提示，要求选择一个用户名，此时单击所希望登录的用户名即可进入相应的用户界面。如果选中的用户没有设置密码，系统将直接登录。如果选中的用户设置了密码，系统会要求访问者输入密码，此时在密码框内输入正确的密码，然后按 Enter 键或单击密码框右侧箭头按钮，即可正常登录。

注意: 若用户计算机安装了多个版本的操作系统，则计算机自检信息后，会显示系统选择菜单，用户在此可以选择要启动的操作系统。

2.2.2 Windows 10 操作系统的退出

当不再使用计算机时，应关闭所有应用程序，返回 Windows 桌面，然后按正确顺序关闭 Windows 10 操作系统，否则可能会对一些未保存的文件和正在运行的程序造成破坏。具体操作步骤如下：选择“开始” | “电源”命令，在打开的列表中单击“关机”按钮，此时系统会自动切断电源，最后关闭外部电源。

2.2.3 Windows 10 操作系统的桌面

Windows 10 操作系统启动完成后，所显示的整个屏幕称为桌面。桌面是用来显示窗口、图标、菜单和对话框的一个区域，在桌面上可进行各种操作。

Windows 10 操作系统的桌面组成及其功能如下。

1. 桌面图标

桌面图标由文字和图片组成，双击图标可以启动相应的文件或应用程序。通常 Windows 10 操作系统桌面上默认的图标是“此电脑”“网络”“回收站”“个人文件夹”“Edge 浏览器”。

2. 任务栏

任务栏主要用来显示打开的文件和程序，以及固定在任务栏的程序自左向右依次是“开始”按钮，“CORTANA（小娜）”“任务视图”“文件资源管理器”“浏览器”和提示区（通常有“音量控制”“语言指示器”“系统时钟”）等按钮。

注意: 每当启动一个应用程序或打开一个窗口后，任务栏上就会显示一个代表该程序或窗口的任务按钮，其中处于按下状态的任务按钮表示当前活动的应用程序。单击所需的任务按钮，可以在多个应用程序窗口之间进行切换。

3. 桌面背景

桌面背景用于美化桌面，用户可以自定义桌面背景图片，具体操作见 2.5.2 节。

2.2.4 Windows 10 操作系统的窗口

Windows 10 操作系统的窗口是屏幕中一块可见的矩形区域，周围有一个边框，各种窗口间会有所差别，但大多数窗口都有一些共同组件。下面以程序文件窗口为例介绍这些组件，窗口的主要组成如图 2-1 所示。

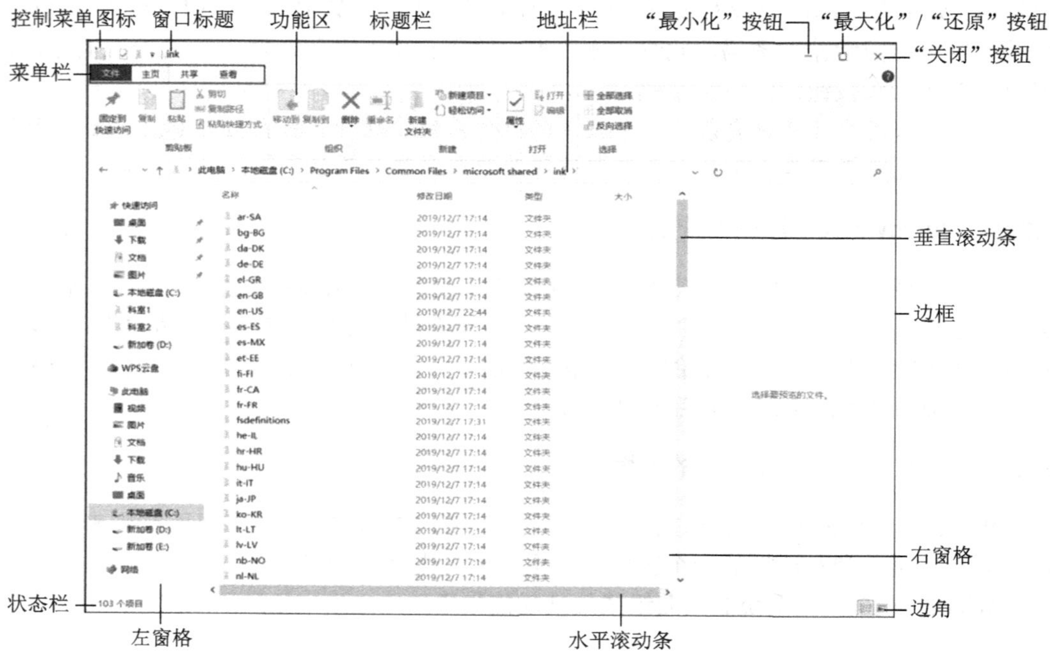

图 2-1　窗口的主要组成

1. 标题栏

标题栏位于窗口顶部第一行，包含窗口标题、控制菜单图标、“最小化”按钮、“最大化”/“还原”按钮和“关闭”按钮。

窗口标题是当前所打开的程序或文件夹的名称，图 2-1 中的窗口标题表示当前的文件夹名称为 ink。

控制菜单图标位于窗口左上角，不同的应用程序有不同的图标。单击控制菜单图标，可以打开控制菜单，利用其中的命令对窗口进行操作，如移动、放大、缩小和关闭窗口。

“最小化”按钮、“最大化”/“还原”按钮、“关闭”按钮位于标题栏右侧，用于调整窗口大小和关闭窗口。

拖动标题栏可以改变窗口的位置。双击标题栏可以放大显示窗口或恢复窗口原来的大小与位置。

2. 菜单栏

菜单栏位于标题栏之下，菜单栏中列出了可选用的菜单项。单击菜单项可以打开对应的下拉菜单或对应的功能区，每个功能区包含一组命令或动作，供用户选用。

3. 功能区

功能区通常位于菜单栏之下，窗口有多个功能区选项卡，可显示也可隐藏。功能区中的每个小图标对应下拉菜单中的一个常用命令，当将鼠标指针悬停到小图标上时会出现相应的提示，使用它可提高工作效率。

4. 地址栏

地址栏通常位于功能区之下，标识当前窗口所处的位置。通过地址栏下拉列表，可以将窗口切换到其他位置。

5. 状态栏

状态栏位于窗口的底端，显示与当前操作、当前系统状态有关的信息。

6. 左、右窗格

窗口的左窗格用于显示文件夹树；右窗格用于显示已打开文件夹的内容。

7. 边框和边角

每个窗口都有一个双线边界框，用以标识窗口的边界。边角是窗口的四个角，拖动它可以同时改变窗口水平和垂直方向的大小。

8. 水平和垂直滚动条

当窗口的内容无法同时在窗口内全部显示时，窗口的底端或（和）右端会分别出现水平和垂直滚动条。通过拖动滚动条上的滑块，可以查看窗口内尚未显示的内容。

2.3 Windows 10 操作系统的交互操作

2.3.1 鼠标操作

Windows 10 操作系统中的操作主要依靠鼠标来执行，因此熟练掌握鼠标操作可以提高工作效率。鼠标操作的方法和名称如下。

（1）指向：移动鼠标指针到某一对象上。

（2）单击：迅速按下并立即释放鼠标左键。

（3）右击：迅速按下并立即释放鼠标右键。

（4）双击：快速地连续两次按下并立即释放鼠标左键。

（5）拖动：按住鼠标左键不放，移动鼠标指针到另一位置并释放鼠标左键。

（6）右拖动：按住鼠标右键不放，移动鼠标到另一位置并释放鼠标右键。

注意：本书中如无特殊说明，“单击”“双击”“拖动”均指鼠标左键操作；当要使用鼠标右键时，会用“右击”“右拖动”来明确表示。

2.3.2 桌面操作

桌面上的项目是可以变化的，对桌面项目熟练进行操作有利于提升工作效率。

1. 添加新对象

方法：拖动对象到桌面；或者在桌面空白处右击，在弹出的快捷菜单中选择“新建”命令，在打开的子菜单中选择所需对象类型，建立对象。

2. 删除已有的对象

方法：选中欲删除的对象，按 Delete 键；或右击，在弹出的快捷菜单中选择“删除”命令，在弹出的“删除文件”对话框中单击“是”按钮，即可将该对象移动到“回收站”中。

3. 排列图标

方法：在桌面空白处右击，在弹出的快捷菜单中选择“排列图标”命令，在打开的子菜单中选择排列方式（名称、大小、类型和修改时间），即可进行自动排列。

4. 启动程序或打开窗口

方法：双击要启动的程序或要打开的窗口图标，或右击对象，在弹出的快捷菜单中选择“打开”命令，即可启动程序或打开对应的窗口。

5. 任务栏的操作

任务栏一般位于桌面的底端，用户可以根据自己的需要自定义任务栏。在未锁定状态栏的情况下可以对任务栏进行以下操作。

1）重设大小

方法：将鼠标指针指向任务栏的边框处，当指针变为双向箭头状时，拖动鼠标即可改变其大小。

2）重新定位

方法：将鼠标指针指向任务栏的空白处，拖动鼠标时会显示虚框，到达指定位置后释放鼠标左键即可。

3）自动隐藏

方法：选择“开始” | “设置” | “个性化” | “任务栏”命令，打开如图 2-2 所示的对话框，将“在桌面模式下自动隐藏任务栏”设置为开。

说明：为描述方便，本书统一用“操作 1 | 操作 2 | … | ”方式来表示依次执行的命令。

4）管理任务栏

在任务栏的空白处右击，弹出图 2-3 所示的快捷菜单。在该菜单中可以通过各种命令对任务栏进行操作，如在多窗口显示的情况下直接显示桌面，打开任务管理器查看计算机当前运行状态，或者对任务栏进行个性化设置。也可以将最常用的应用程序快捷方式拖放到任务栏，方便快速找到该应用程序。另外，通过工具栏子菜单中的“新建工具栏”命令，可以自定义一个任务栏上的工具栏。

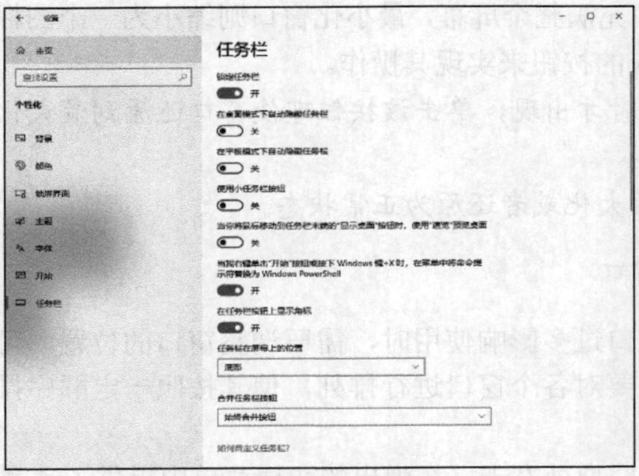

图 2-2 任务栏设置窗口

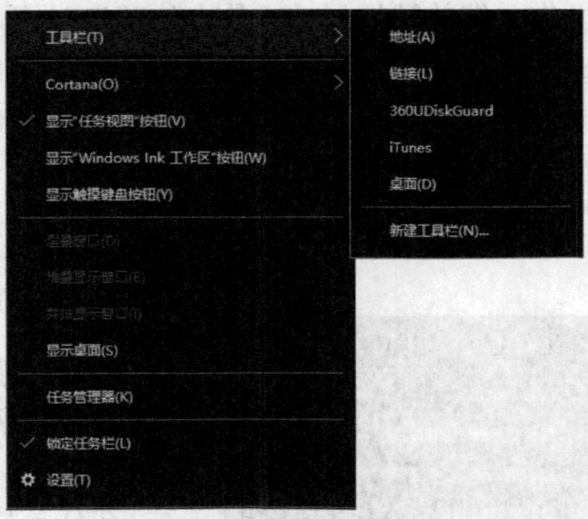

图 2-3 管理任务栏

5）“开始”按钮

单击“开始”按钮可以打开“开始”菜单，“开始”菜单中提供了启动应用程序，管理软件、硬件系统，注销用户与关闭计算机等命令，包含 Windows 10 操作系统的大部分功能。

2.3.3 窗口操作

Windows 10 操作系统的操作主要在系统提供的不同窗口中进行，窗口的基本操作包括窗口的切换（激活）、移动、放大、缩小、关闭、排列及窗口内容复制等。

1. 切换窗口

Windows 10 是一款多任务操作系统，支持同时运行多个程序，如边使用媒体播放机欣赏歌曲，边使用文字处理软件写文章。当同时运行多个程序时，需要经常在不同的程序之间进行切换。切换窗口有以下 3 种方法。

方法 1：在所要切换的窗口内任意处单击。

方法 2：单击任务栏中相应的任务按钮。

方法 3：使用组合键 Alt＋Tab 在多个窗口间进行切换。

2. 移动窗口

方法：将鼠标指针指向标题栏，拖动鼠标至适当位置。

注意：移动窗口时必须保证窗口未处于最大化状态。

3. 改变窗口大小

方法：当窗口未处于最小化状态时，将鼠标指针指向窗口的边框或边角，鼠标指针变成双箭头状时拖动鼠标，即可改变窗口的大小。

4. 最大化、最小化、还原和关闭窗口

窗口一般以 3 种状态出现：正常大小、最大化和最小化。正常大小时窗口为 Windows 操作系统的默认尺寸，最大化窗口时窗口充满整个屏幕，最小化窗口则缩小为一个图标或者按钮。可以通过单击标题栏右边相应的按钮来实现其操作。

注意：“还原”按钮只在窗口最大化时才出现，单击该按钮可使窗口还原到最大化前的状态。

提示：双击窗口标题栏可以使窗口最大化或者还原为正常状态。

5. 排列窗口

当桌面窗口过多影响使用时，需要调整窗口的位置。可以根据实际需要对各个窗口进行排列，使其按照一定顺序排列在屏幕上。

在任务栏空白处右击，在弹出的快捷菜单中提供了 4 种不同的排列方式供用户选择：“层叠窗口”“堆叠显示窗口”“并排显示窗口”“显示桌面”，如图 2-4 所示。

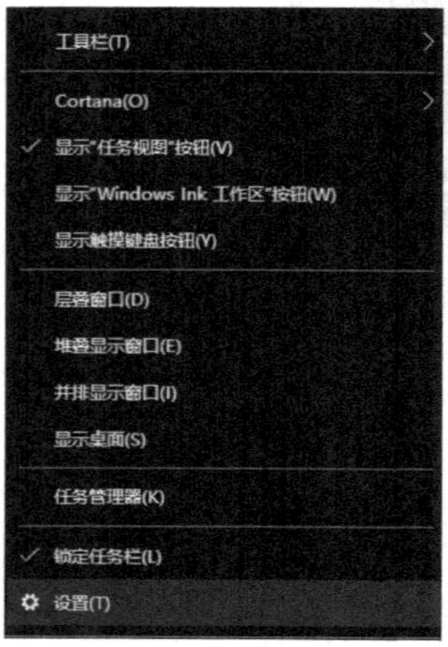

图 2-4 排列窗口的快捷菜单

6. 复制窗口内容

若需要把某个窗口的内容复制到另一些文档或图像中，可按 Alt+PrintScreen 组合键将整个窗口的内容放入剪贴板，再进入处理文档或图像的窗口进行粘贴操作。若想复制整个桌面内容，可按 PrintScreen 键实现。

2.3.4 菜单操作

菜单是一张命令列表，是程序与用户交互的主要方式。用户可以从中选择所需的命令来指示应用程序执行相应的动作。

Windows 10 操作系统中包括菜单栏与功能区、快捷菜单、“开始”菜单及其他形式的菜单（如弹出菜单）。

对菜单的操作有打开菜单、选择菜单和关闭菜单。

1. 菜单栏与功能区

打开 Windows 资源管理器，可见菜单栏与功能区中的相关内容。单击菜单栏中的选项卡，可切换到相应的功能区。右击菜单栏空白处，在弹出的快捷菜单中选中“最小化功能区”复选框，可取消常态下功能区的显示。此时单击菜单栏中的选项卡可显示对应的功能区，单击菜单栏空白处会取消功能区的显示。

选择功能区中的相关选项组或命令，可以执行相关操作。

2. 快捷菜单

快捷菜单是右击对象而打开的菜单。快捷菜单中包含了操作该对象的常用命令。

（1）打开快捷菜单：右击所选中的对象。

（2）选择快捷菜单命令：选择相应的命令。

（3）关闭快捷菜单。

方法 1：单击快捷菜单以外任何位置。

方法 2：按 Esc 键、Alt 键或 F10 键。

3. “开始”菜单

“开始”菜单是一个级联式菜单，又称系统菜单。

1）打开“开始”菜单

打开“开始”菜单有以下 3 种方法。

方法 1：单击“开始”按钮。

方法 2：按 Ctrl＋Esc 组合键。

方法 3：按键盘上的 Windows 键（此键在 Ctrl 键和 Alt 键之间）。

2）选择菜单项

前面提及“开始”菜单是一个级联式菜单，其主菜单上主要有以下选项，选择某个选项，即可执行相应操作。

（1）程序：当鼠标指针指向程序菜单项时，可以通过快捷菜单将程序固定在“开始”菜单、添加到桌面或者任务栏。单击此菜单项上的程序名，Windows 10 操作系统即可启动该程序。

（2）“用户”：显示当前用户头像，单击可以对当前账号进行操作。

（3）“设置”：含有对 Windows 操作系统的所有设置。

（4）“运行”：可执行 DOS 的外部命令、运行应用程序或打开文件夹。

（5）“电源”：可以使计算机进入关机、重启、注销、休眠等状态。

3）关闭“开始”菜单

方法 1：单击桌面上“开始”菜单以外的任何位置。

方法 2：按 Esc 键。

4. 弹出菜单

选择以下特殊命令后，将弹出菜单。

（1）带省略号（…）的命令。选择该命令后，会弹出一个相应的对话框，要求进一步输入某种信息或改变某些设置。

（2）带符号 ▾ 的命令。选择该命令后，会弹出其子菜单。如图 2-5 所示，选择带符号 ▾ 的“排序方式”命令后会弹出其子菜单。

（3）名称前带符号✔的命令。该符号是一个选择标记，当命令前有此符号时表示该命令有效；再次选择该命令可删除此选择标记，使它不再起作用。如图 2-5 所示的“排序方式”子菜单中的“递增”命令。

（4）名称前带符号 ● 的命令。该符号表示该项已经选用。在同组的这些选项中，只能有一个且必须有一个被选用，被选用的菜单项前显示 ●。如图 2-5 所示的“排序方式”子菜单中的“名称”命令。

（5）名称后带组合键的命令。该组合键是该命令的快捷键，用户直接按该组合键就可以执行菜单命令。

提示：“复制”命令组合键为 Ctrl＋C，“粘贴”命令组合键为 Ctrl＋V，“剪切”命令组合键为 Ctrl＋X，“保存”命令组合键为 Ctrl＋S，“打开”命令组合键为 Ctrl＋O。

（6）带用户信息的菜单。如图 2-6 所示，此菜单中有最近用户的信息。选择“开始”|“文档”命令，就会打开一个用户最近打开过的文件名列表（若文件仍存在，双击即可打开相应的文件）。

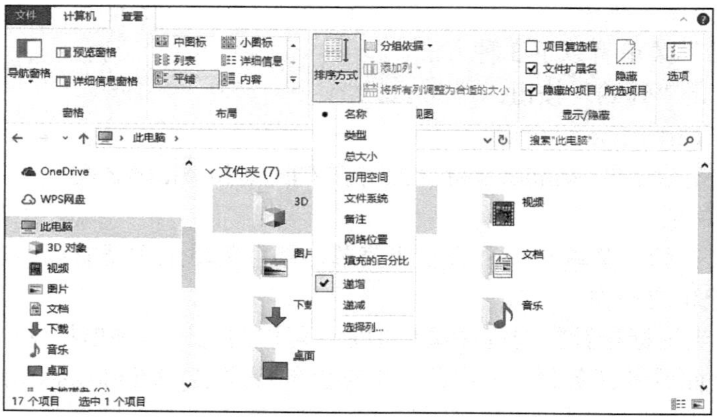

图 2-5　弹出下一级子菜单

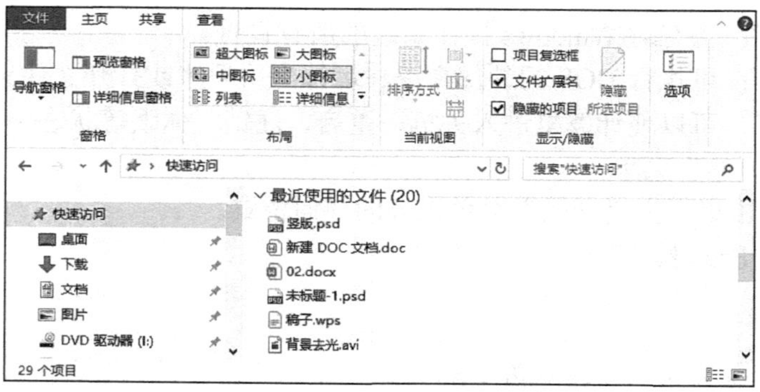

图 2-6　用户最近打开过的文件名

2.4　文件和文件夹的管理

2.4.1　文件资源管理器

文件是存储在计算机系统中的一组信息的集合。在计算机系统中，用户日常操作的文档与运行的程序等软件资源都属于文件。文件夹就如同日常生活中的公文袋，一般将相关的文件存储在同一个文件夹中，以便更好地查找和管理这些文件。

Windows 10 操作系统提供了两套管理计算机资源的系统，分别是“资源管理器”和“此电脑”窗口，它们都是组织管理用户文件、文件夹及其他资源的有效工具。资源管理器是一个功能强大的程序，可以迅速地对磁盘文件和文件夹进行复制、移动、删除和查找等操作。

1. 启动资源管理器

启动资源管理器的方法有如下 3 种。

方法 1：按 Windows＋E 组合键。

方法 2：选择“开始”｜“文件资源管理器”命令。

方法 3：单击任务栏上的资源管理器图标。

2. 退出资源管理器

退出资源管理器的方法有如下两种。

方法 1：单击“资源管理器”窗口标题栏右上角的“关闭”按钮。

方法 2：在“资源管理器”窗口标题栏空白处右击，在弹出的快捷菜单中选择“关闭”命令。

3. 调整“资源管理器”窗口的显示方式

1）文件内容的显示方式

“查看”选项卡的“布局”选项组中包含多种文件列表显示方式的命令，如“超大图标”“大图标”“中图标”“小图标”“列表”“详细信息”等，如图 2-7 所示，用户可根据个人需要选择一种显示方式。

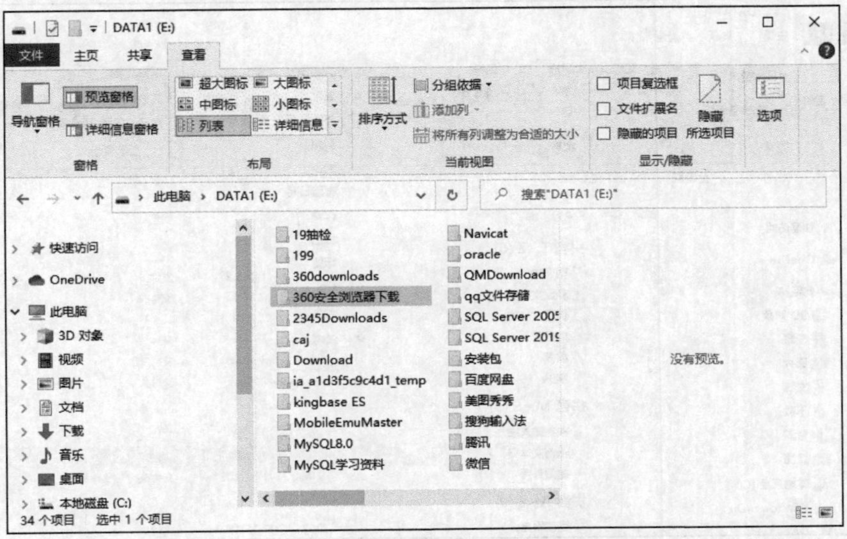

图 2-7　文件列表的显示方式

注意： 如果文件夹中的内容是图片，则还会提供“幻灯片”命令以供选择。

选择“详细信息”命令时，在文件列表框内将显示文件的名称、大小、类型及修改日期等信息，如图 2-8 所示。

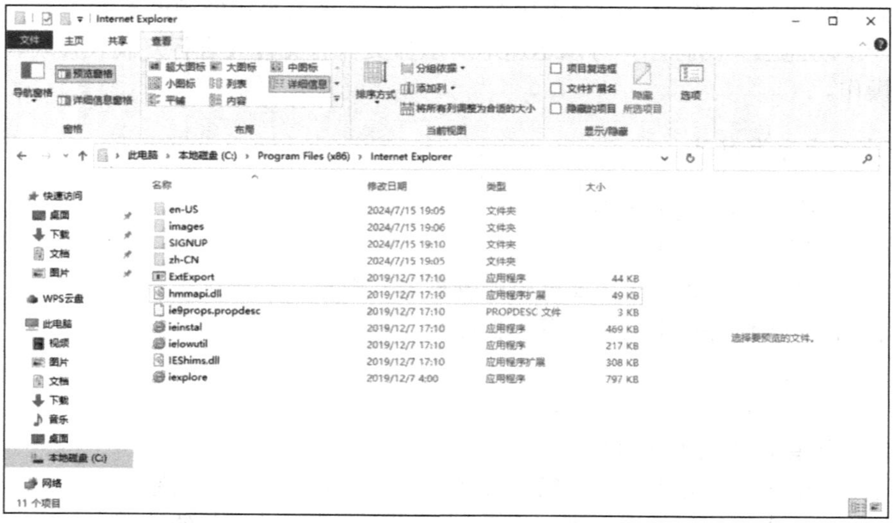

图 2-8　文件列表采用“详细信息”显示方式的效果

2）排列图标

单击“查看”｜“当前视图”｜“排序方式”按钮，在打开的列表中选择相应命令，可将文件或文件夹按名称、大小、类型、修改日期等进行排序。

此外，Windows 10 操作系统还提供了一种分组显示文件夹文件的新方法：单击“查看”｜“当前视图”｜“分组依据”命令，在弹出的子菜单中选择按“名称”将文件分组显示，如图 2-9 所示。

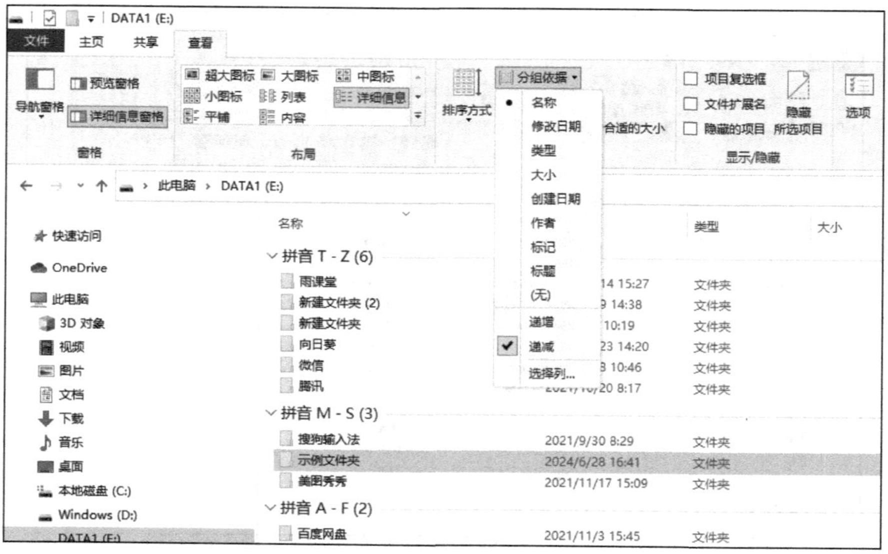

图 2-9　按名称分组显示文件

2.4.2　文件或文件夹的基本操作

1. 创建文件或文件夹

为了便于系统、有效地管理文件，用户可创建文件夹，将不同类型或用途的文件分别放在不同的文件夹中。

在任意磁盘驱动器或者文件夹目录下，都可以创建新的文件和文件夹。现以文件夹的创建为例，讲解具体的创建过程，文件的创建与之类似。

（1）选中要创建的文件夹所在的位置。

（2）右击空白处，在弹出的快捷菜单中选择“新建”命令。

（3）在打开的级联菜单中选择“文件夹”命令，如图 2-10 所示，新建一个文件夹，然后给新建文件夹命名。

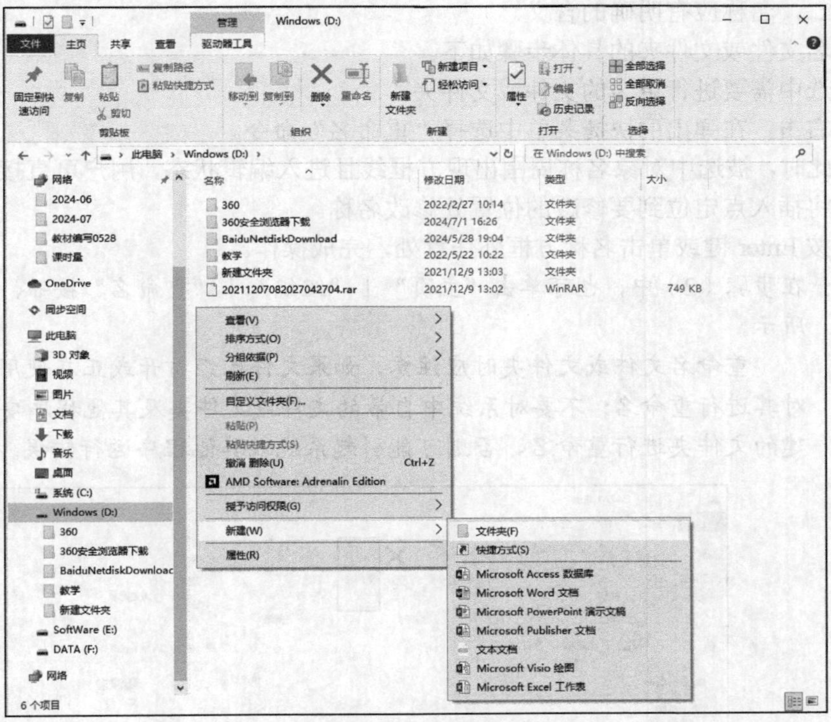

图 2-10　新建文件夹

2. 选择文件或文件夹

在操作文件或文件夹时，必须先确定操作对象，即选择文件或文件夹。在系统中用户可以选择单个或多个文件和文件夹。

（1）选择单个对象。直接单击要选择的文件或文件夹，即可将其选中。

（2）选择连续的多个对象。

方法 1：单击要选择的第一个对象，按住 Shift 键不放并单击最后一个对象。

方法 2：按住鼠标左键不放，从连续对象区的任意一角处开始向对角方向拖动，这时就会出现一个虚线矩形框，用此矩形框框住所要选择的所有对象，然后释放鼠标左键。

（3）选择不连续的多个对象。按住 Ctrl 键不放，单击所要选择的每一个对象，然后释放 Ctrl 键。

（4）选择全部对象。单击“主页”｜“选择”｜“全部选择”按钮，即可选中当前驱动器或者文件夹目录下的全部对象。

此外，按 Ctrl＋A 组合键也可选中当前驱动器或者文件夹目录下的全部对象。

注意：只需在任意空白处单击，即可取消已选择对象的选中状态。

3. 重命名文件或文件夹

用户可随时修改文件或文件夹的名称，以满足管理的需要。一般来说，命名文件或文件夹需要遵循两个原则：第一，文件或文件夹名称不宜过长，否则系统不能显示全部名称；第二，名称应有明确的含义。

重命名文件或文件夹的具体步骤如下。

（1）选中需要进行更名的文件或文件夹。

（2）右击，在弹出的快捷菜单中选择“重命名”命令。

（3）此时，被选中对象名称周围出现方框线且进入编辑状态，用户可直接输入新的名称，或将插入点定位到要修改的位置处修改名称。

（4）按 Enter 键或单击名称方框外任意处，完成操作。

提示：在步骤（2）中，也可单击“主页”｜“组织”｜“重命名”按钮，如图 2-11 所示。

重命名文件或文件夹时应注意，如果文件已经打开或正在使用，则不能对其进行重命名；不要对系统中自带的文件或文件夹及其他程序安装时所创建的文件夹进行重命名，否则可能引起系统或其他程序运行错误。

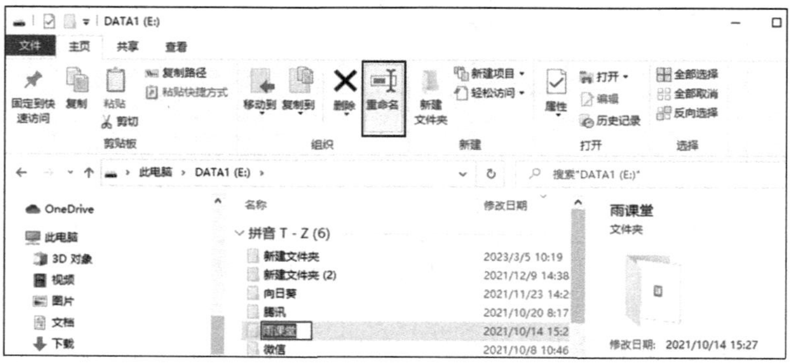

图 2-11　重命名文件或文件夹

4. 复制、移动文件或文件夹

在文件或文件夹的管理过程中，用户经常要对文件或文件夹进行复制或移动操作，以满足文件或文件夹的管理、备份的需要。

复制指原来位置上的源文件保留不动，而在指定位置上建立源文件的副本；移动指对象从原来位置上消失，而出现在指定的位置上。下面以复制对象为例，说明具体的操作步骤。

（1）使用菜单法。

① 选中要复制的一个或多个对象。

② 单击“主页”｜“组织”｜“复制到”按钮，选中要复制到的位置。

提示： 在上述操作过程中，可以使用快捷菜单中相应的命令，也可以直接按相应的组合键或者直接单击“主页”｜“剪贴板”｜“复制”按钮和“粘贴”按钮。只要剪贴板上的内容没有被破坏，就可以实现多次复制。

（2）使用鼠标右键组合键法。

① 选中要复制的一个或多个对象。

② 右击，在弹出的快捷菜单中选择“复制”命令。

③ 在要复制到的位置右击，在弹出的快捷菜单中选择“粘贴”命令。

5. 删除文件或文件夹

为了保持计算机中文件系统的整洁性和条理性，并节省磁盘空间，可以删除一些无用的或损坏的文件和文件夹。删除文件或文件夹的方法有如下4种。

方法1：使用菜单或工具按钮。选中要删除的对象，单击“主页”|“组织”|“删除”按钮。

方法2：直接使用Delete键删除。选中要删除的对象，按Delete键。

方法3：使用快捷菜单中的命令删除。右击要删除的对象，在弹出的快捷菜单中选择“删除”命令。

方法4：直接拖动到回收站。将要删除的对象拖动到“回收站”图标上，单击“删除文件”对话框中的“是”按钮。

注意：

① 如果要删除的对象保存在硬盘上，那么删除时该对象会被送至“回收站”文件夹中暂存起来，以备随时使用。如果希望直接删除硬盘上的对象而不送至“回收站”文件夹，只需按Shift＋Delete组合键，单击“删除文件”对话框中的“是”按钮。

② 如果要删除的对象是文件夹，则该文件夹中的所有对象将被同时删除。

③ 如果要删除的对象保存在可移动存储设备上，那么删除时该对象不送至“回收站”文件夹。

6. 撤销复制、移动和删除操作

如果在刚完成对象的复制、移动和删除操作后，用户希望回到刚才操作前的状态，可按Ctrl＋Z组合键。撤销操作可及时避免误操作，非常有用。

2.4.3 搜索文件和文件夹

Windows 10操作系统提供了强大的搜索功能，可以用此功能来搜索文件或文件夹、网络上的计算机、Internet中的数据或者用户。

用户可以根据某些相关的信息来搜索文件或文件夹。例如，可以根据文件名、文件类型、文件大小及文件的创建日期，甚至文件中的内容来搜索文件。具体步骤如下。

（1）右击“开始”按钮，在打开的列表中选择“文件资源管理器”命令。

（2）打开“文件资源管理器”窗口，在文本框中输入想要查找的文件名或文件夹名，等待系统搜索完毕即可。此时菜单栏将显示“搜索工具-搜索”选项卡，如图 2-12 所示。

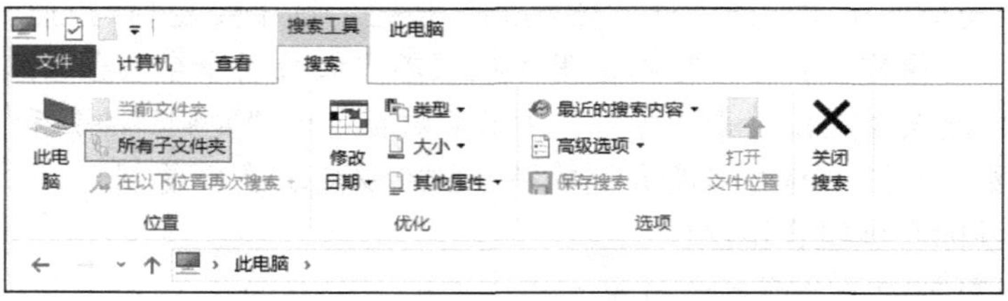

图 2-12 “搜索工具-搜索”选项卡

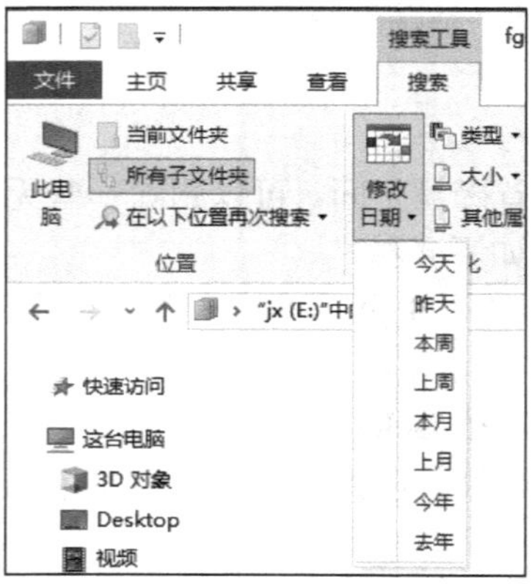

图 2-13 设置“日期”选项

（3）如果要设置更多的搜索选项，可在“搜索工具-搜索”选项卡中单击“修改日期”“类型”“大小”“高级选项”等按钮，在打开的列表选择相应选项。选中复选框时，系统会显示一些额外的控制方式。如图 2-13 所示，单击“修改日期”按钮，在打开的列表中显示要求用户设置的相关信息。

（4）当搜索完成之后，所有符合条件的文件或文件夹都会被显示出来。对于这些搜索结果，用户可以应用处理其他文件或文件夹的方式来进行相关操作，如移动、复制、删除文件或文件夹。

2.4.4 文件或文件夹的属性设置

1. 文件属性设置

文件属性对话框通常包括 4 个选项卡，下面以某 Word 文档为例展开介绍，如图 2-14 所示。

（1）“常规”选项卡：包括文件或文件夹的名称、文件类型、位置、大小、创建时间、最后一次访问时间及属性等。

（2）“安全”选项卡：可以设定对文件操作的用户及不同用户的权限。

（3）“详细信息”选项卡：列出了由用户提供的有关该文件的信息，包括标题、主题、类型和作者等。

（4）“以前的版本”选项卡：可定义以前的版本信息等。

在图 2-14 所示的文件属性对话框中，可以看到显示的文件属性有“只读”“隐藏”两种。用户可以根据需要选中相应的复选框设置文档的属性。具有只读属性的文件不能编辑，只能进行读操作，可以保护文件不被误删除或修改；具有隐藏属性的文件或文件夹没有设置为显示时，默认不显示；一般新建或修改后的文件自动具有存档属性。

2. 文件夹属性

Windows 10 操作系统和以前版本的 Windows 操作系统相比，在文件夹的设置方面有了更大的自由，可以进行多种多样的设置，使文件夹在外观及应用中具有更加灵活的表现方式。例如，可以给文件夹设置背景图片，使窗口更加个性化；给文件夹添加备注，用户能够更方便地使用文件夹；指定文件夹的打开方式，指定文件夹是否隐藏等。

文件夹和文件的属性很多性质相似，仅在属性对话框方面有一些区别，如图 2-15 所示，文件夹属性对话框中有“常规”“共享”“安全”“以前的版本”“自定义”5 个选项卡。

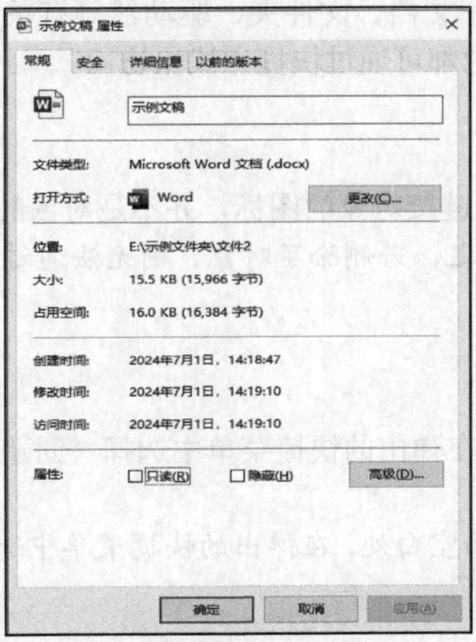

图 2-14　文件属性对话框

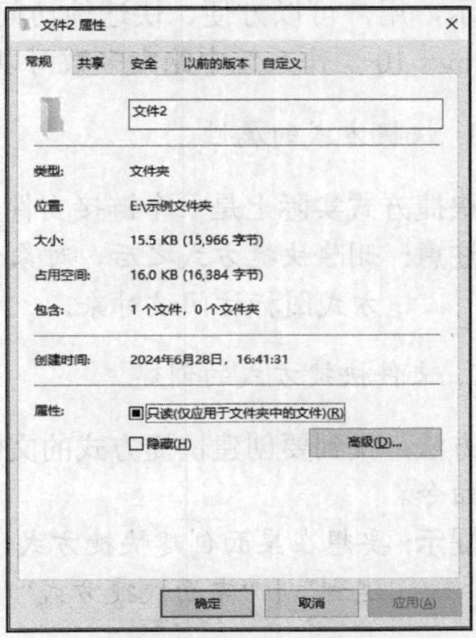

图 2-15　文件夹属性对话框

注意：因为文件类型不同，所以“属性”对话框也有所差别。

3. 设置文件夹选项

如果用户需要对文件夹进行一些高级设置，可以通过设置文件夹选项来实现。设置文件夹选项的具体步骤如下。

在 Windows 资源管理器或者任意一个文件夹窗口中，单击“查看”|“选项”按钮，弹出“文件夹选项”对话框，如图 2-16 所示。

（1）“常规”选项卡：用户可以分别在“浏览文件夹”“按如下方式单击项目”“隐私”选项区域按照个人操作习惯进行设置。例如，设置“浏览文件夹”选项为“在同一窗口中打开每个文件夹”。

（2）“查看”选项卡：在“文件夹视图”选项区域，单击“运用到所有文件夹”按钮，可使系

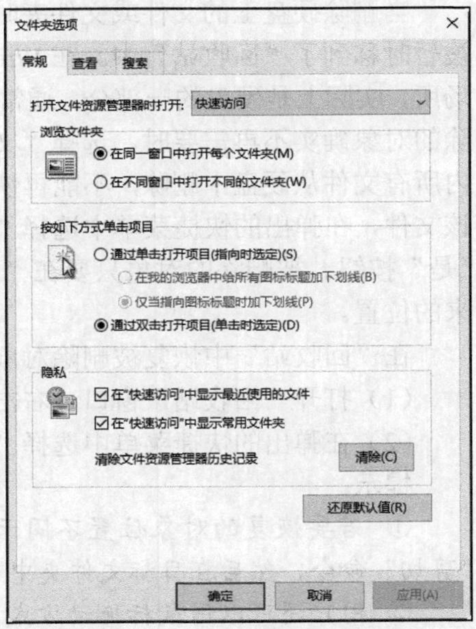

图 2-16　“文件夹选项”对话框

统中的所有文件夹都使用当前工作文件夹的视图设置；单击“重置文件夹”按钮，可恢复系统中默认的视图设置。在“高级设置”列表中，用户可以设置具有隐藏属性的文件和文件夹显示或者不显示，还可以设置文件扩展名的显示与隐藏。

（3）“搜索”选项卡：可以设置文件的搜索方式，以及在搜索未建立索引位置时的搜索范围。

2.4.5 快捷方式的创建

Windows 10 操作系统的快捷方式是一种对系统的各种资源的链接，一般通过图标来表示，用户可以方便、快速地访问应用程序、文档、文件夹、驱动器等有关资源。Windows 10 操作系统中绝大多数可以访问的资源都可通过快捷方式来访问。

1. 快捷方式的属性

快捷方式实际上是一个链接文件，只是一个链接对象的图标，并不是对象的本身。

注意： 删除快捷方式之后，对象仍存在；反之，若删除了对象，则无法通过其快捷方式图标访问该对象。

2. 文件快捷方式的创建

方法：找到要创建快捷方式的文件，右击，在弹出的快捷菜单中选择“创建快捷方式”命令。

提示： 要想在桌面创建快捷方式，可右击桌面空白处，在弹出的快捷菜单中选择“发送到”|“桌面快捷方式”命令。

2.4.6 回收站

当删除硬盘上的文件或文件夹时，被删除的对象并没有真正从计算机上消失，而是被暂时移到了“回收站”中。在 Windows 中，“回收站”是一个临时存储被删除对象的场所，实际上是硬盘的一部分，通常其所占用空间的默认值是磁盘容量的 10%。当被删除的对象确实不再需要时，选择“文件”|“清空回收站”命令可以永久地将“回收站”内所有文件从硬盘中删除，不能再恢复。若希望删除“回收站”中的某个文件，可右击该文件，在弹出的快捷菜单中选择“删除”命令，在打开的“删除文件”对话框中单击“是”按钮。被删除的对象只要在“回收站”中存在，就可以从“回收站”中恢复到原来的位置。

在“回收站”中恢复被删除对象的具体步骤如下。

（1）打开“回收站”窗口，右击要恢复的对象。

（2）在弹出的快捷菜单中选择“还原”命令，文件即可恢复到原来位置。

提示：

① 若要恢复的对象位置不同于原来位置，则可以在回收站中使用快捷菜单中的“剪切”命令，然后在目标文件夹中“粘贴”。

② 用户还可以用鼠标拖动方式，把要恢复的对象直接从“回收站”窗口拖到指定的文件夹窗口中恢复。

③ 回收站的属性设置。回收站也可以调整大小等，右击“回收站”中的对象，在弹出的快捷菜单中选择“属性”命令，在弹出的“回收站属性”对话框中进行设置。

2.4.7　文件操作综合练习

文件操作综合练习

练习文件和文件夹的基本操作。

（1）在 C 盘上建立一个名为“科室 1”的文件夹。在 D 盘上建立一个名为“科室 2”的文件夹。

（2）在“科室 1”文件夹下新建一个名为“简介 1.docx”的文件。

（3）在“科室 2”文件夹下新建一个名为“通信录.txt”的文件，并将其属性设为“只读”。

（4）将“简介 1.docx”复制到“科室 2”文件夹下，并重命名为“科室简介.docx”。

（5）用鼠标拖动法将 D 盘“科室 2”文件夹下的“通信录.txt”拖动到 C 盘“科室 1”文件夹下，并注意观察实现的操作到底是移动还是复制。

（6）用鼠标拖动法将 D 盘“科室 2”文件夹下的“通信录.txt”拖动到 D 盘下，并对比操作（5）和（6）。注意区分其操作的不同之处。

（7）练习用 3 种不同的方法为“科室 2”文件夹下的“科室简介.docx”创建名为“科室简介”的桌面快捷方式。

（8）将桌面上的“科室简介”快捷方式删除并查看“科室 2”文件夹下的“科室简介.docx”是否仍然存在，然后将删除的快捷方式还原。

（9）将桌面上的“科室简介”快捷方式彻底删除，并再次查看“科室 2”文件夹下的“科室简介.docx”是否仍然存在。注意比较删除与彻底删除的不同之处，以及快捷方式与对象本身的关系。

（10）用一种快捷的方法，在 C 盘的 Windows 文件夹下任选两个不连续的文件复制到“科室 1”文件夹下。

2.5　Windows 10 操作系统设置

2.5.1　控制面板

Windows 10 操作系统允许修改计算机和其自身绝大多数部件的外观和行为。现实可以控制和需要控制的部件的功能有很多，这自然导致修改时要使用的工具庞杂。为了便于使用和管理，所有这些工具被统一放在一个名为“控制面板”的系统文件夹内。

打开控制面板，可以采用以下方法。

方法 1：选择“开始” | “Windows 系统” | “控制面板”命令。

方法 2：选择“开始” | “设置”命令，打开“Windows 设置”窗口，在搜索框中输入“控制面板”。

2.5.2　外观和个性化设置

在使用 Windows 10 操作系统时，用户可以根据自己的需要进行相应的设置，让系统变得更加美观，如选择喜欢的图片作为桌面背景、设置窗口颜色的外观、美化字体或更改显示器分辨率等；同样也可以让系统更加实用，如设置屏幕保护程序、在“开始”菜单中添加选项等。

1. 设置桌面背景

桌面背景是 Windows 10 操作系统桌面的背景图案，又称为墙纸。初装完 Windows 10 操作系统启动计算机后，桌面显示的是系统默认的背景图案，用户可以根据自己的喜好更换桌面背景。其设置方法如下：右击桌面空白处，在弹出的快捷菜单中选择“个性化”命令，在打开的个性化“设置”窗口“背景”下拉列表中选择系统自带的一张图片作为桌面背景，也可以通过单击“浏览”按钮添加其他图片作为桌面背景，如图 2-17 所示。

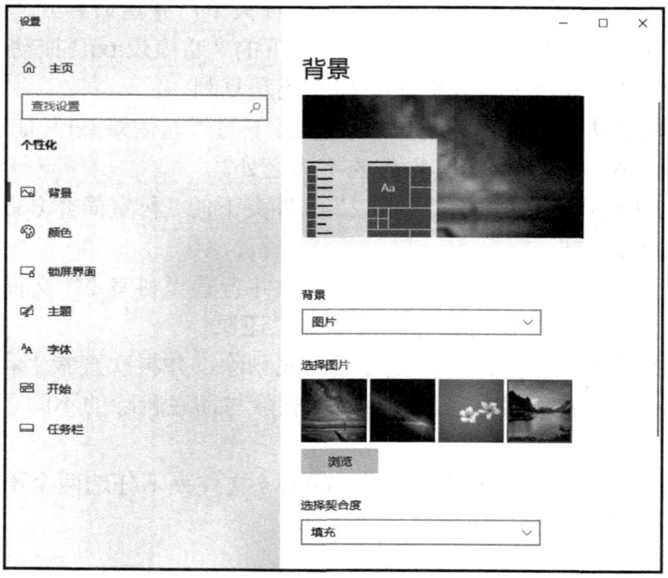

图 2-17　设置桌面背景

桌面背景有填充、适应、拉伸、平铺、居中、跨区 6 种显示方式，用户可根据自己的需要选择其中一种显示方式。

2. 设置外观颜色

在 Windows 10 操作系统中，用户可以自定义窗口、“开始”菜单及任务的颜色。

在个性化“设置”窗口中，可以从“背景”“颜色”“主题”等多个选项卡中选择要应用的显示方案，如图 2-18 所示。

3. 设置显示器分辨率

显示器分辨率是显示器所能显示的点的数量。显示器可显示的点数越多，画面就越清晰，屏幕区域内所显示的信息也就越多。右击桌面空白处，在弹出的快捷菜单中选择“显示设置”命令，打开如图 2-19 所示“屏幕”窗口，在此可以调整显示器分辨率等配置。

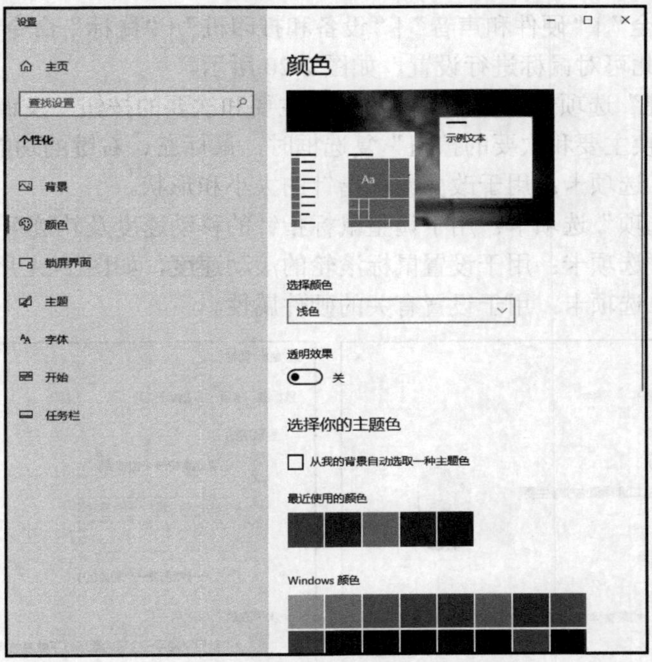

图 2-18　个性化“设置”窗口

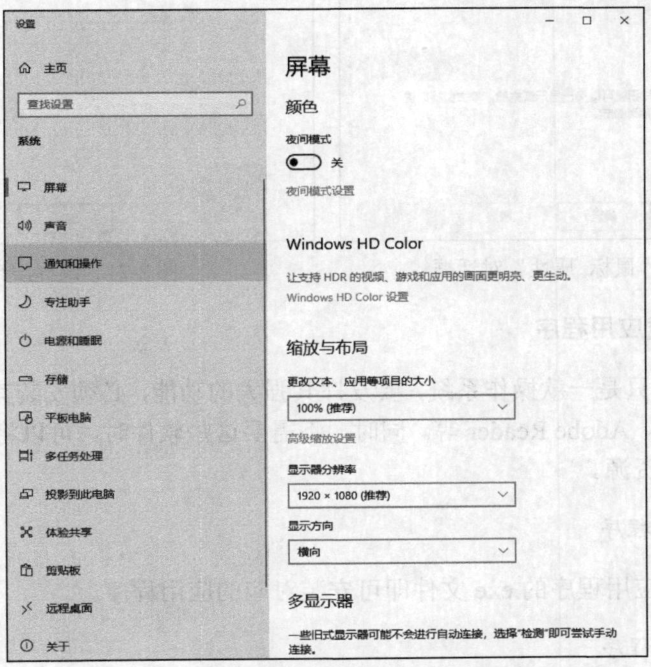

图 2-19　调整屏幕的显示器分辨率

2.5.3　鼠标设置

鼠标是当前计算机常用的输入设备之一，设置鼠标的具体操作如下：选择“控制面

板”|“系统和安全”|“硬件和声音”|“设备和打印机”|“鼠标”命令，弹出“鼠标 属性”对话框，在此可对鼠标进行设置，如图 2-20 所示。

（1）“鼠标键”选项卡：用于选择“切换主要和次要的按钮”及调整鼠标的双击速度。当选中“切换主要和次要的按钮”复选框时，鼠标左、右键的功能将被交换。

（2）“指针”选项卡：用于改变鼠标指针的大小和形状。

（3）“指针选项”选项卡：用于调整鼠标指针的移动速度及轨迹可见性。

（4）“滚轮”选项卡：用于设置鼠标滚轮的滚动速度，如图 2-21 所示。

（5）“硬件”选项卡：用于设置有关的硬件属性。

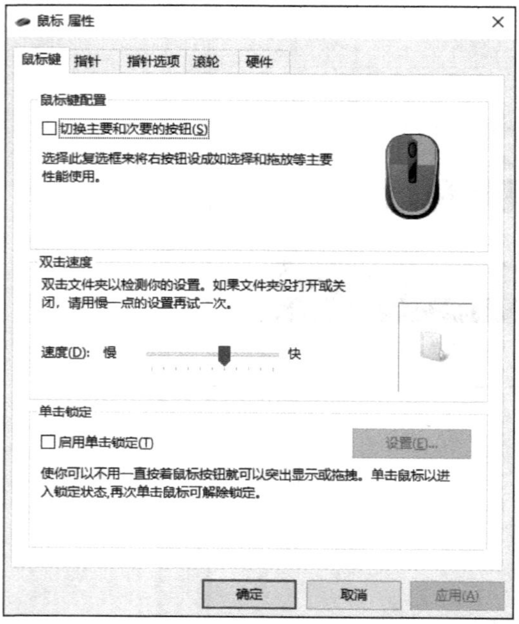

图 2-20 “鼠标 属性”对话框

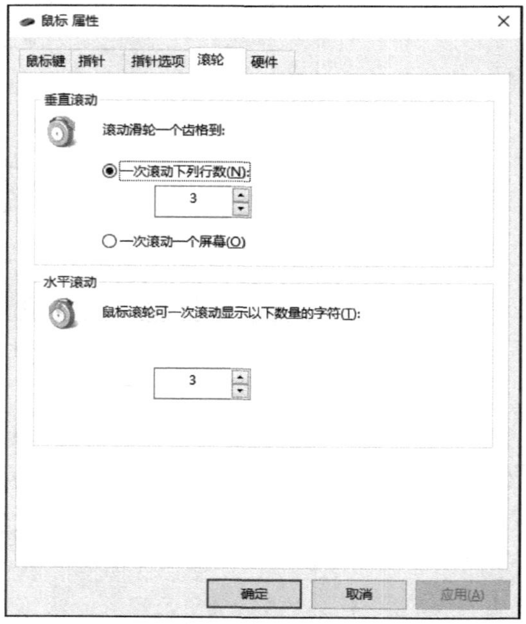

图 2-21 鼠标滚轮设置

2.5.4 安装/卸载应用程序

Windows 10 只是一款操作系统，要发挥其强大的功能，必须安装其他应用程序，如 Office、WinRAR、Adobe Reader 等。同时，不需要这些软件时，可以将它们从系统中卸载，以释放系统资源。

1. 安装应用程序

方法：双击应用程序的.exe 文件即可安装对应的应用程序。

2. 卸载应用程序

卸载一个应用程序，不能简单地删除硬盘上的文件，还要恢复被修改的系统文件，并删除应用程序的图标及文件夹等。卸载应用程序的步骤如下。

（1）右击“开始”按钮，在弹出的快捷菜单中选择“应用和功能”命令。

（2）打开“应用和功能”设置窗口，单击“程序和功能”超链接，打开“程序和功能”窗口，在“卸载或更改程序”列表中选择想要卸载的程序并右击，在弹出的快捷菜单中选择“卸载”命令。

2.5.5　中文输入法的安装与设置

Windows 10 操作系统内置了微软拼音和微软五笔输入法，用户也可以根据自己的需要安装其他中文输入法，如搜狗输入法、QQ 输入法等。

1. 安装中文输入法

中文输入法的安装步骤如下。

（1）右击“开始”按钮，在弹出的快捷菜单中选择“设置”|“时间和语言”命令，打开“时间和语言”设置窗口。

（2）选择“语言”选项卡，打开如图 2-22 所示“语言”设置窗口，单击“中文（简体，中国）”超链接，如图 2-23 所示，单击“选项”按钮，打开如图 2-24 所示的“语言选项：中文（简体，中国）”设置窗口。

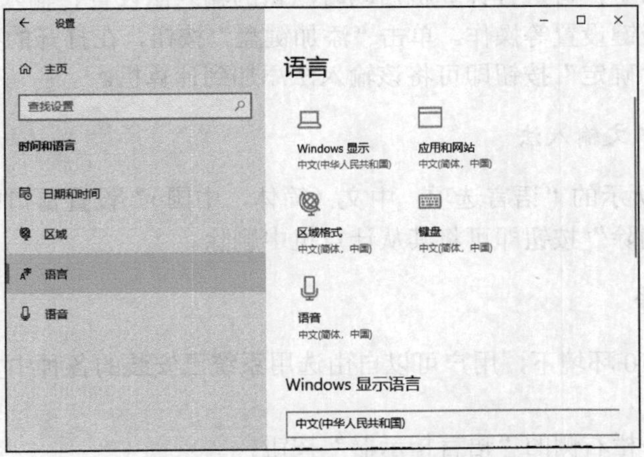

图 2-22　“语言”设置窗口

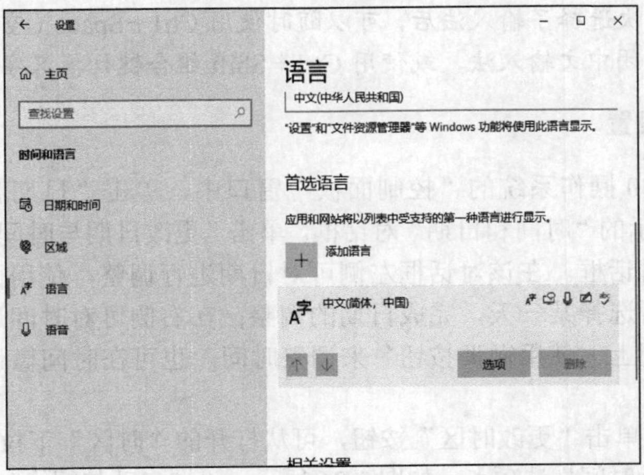

图 2-23　“中文（简体，中国）”对话框

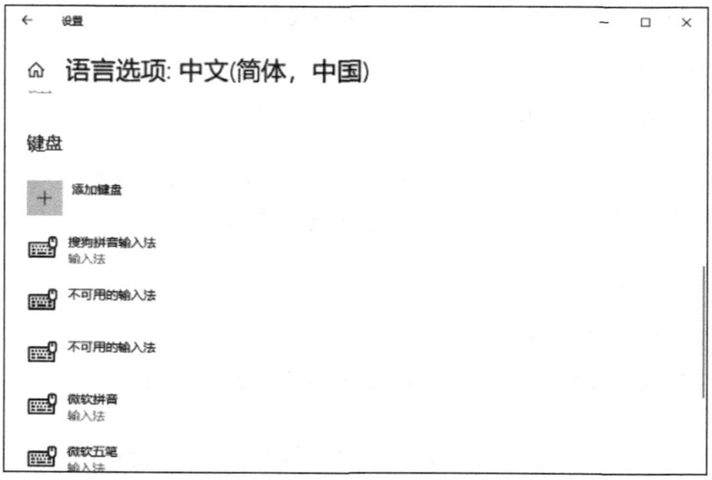

图 2-24 “语言选项：中文（简体，中国）”设置窗口

（3）在此窗口中，可进行计算机启动时默认的输入法设置、输入法的添加和删除、语言栏设置、高级键设置等操作。单击“添加键盘”按钮，在打开的列表中选择要添加的输入法，单击“确定”按钮即可将该输入法添加到计算机。

2. 删除某一中文输入法

在如图 2-24 所示的“语言选项：中文（简体，中国）”设置窗口中，选中要删除的输入法，单击“删除”按钮即可将其从计算机中删除。

3. 切换输入法

在 Windows 10 环境下，用户可以自由选用系统已安装的各种中文输入法，具体步骤如下。

（1）单击任务栏右侧的“语言指示器”按钮。

（2）单击要选用的输入法。

提示： *在第一次选择了输入法后，可以随时使用 Ctrl＋Space（空格键）组合键来启动或关闭中文输入法，或使用 Ctrl＋Shift 组合键切换汉字输入法。*

2.5.6 日期时间设置

在 Windows 10 操作系统的“控制面板”窗口中，单击“日期和时间”超链接，弹出如图 2-25 所示的“时间和日期”对话框。单击“更改日期与时间”按钮，弹出“日期和时间设置”对话框。在该对话框左侧可对日期进行调整，使用微调按钮，可调整年份、月份，然后选择某一天，完成日期的调整；在右侧可对时间进行调整，可将鼠标指针定位在时间上，使用微调按钮来调整时间，也可在时间微调框中输入正确的时间。

返回上一级，单击“更改时区”按钮，可从打开的“时区”下拉列表中选择时区。

选择“Internet 时间”选项卡，如图 2-26 所示，设置自动与网络时间服务器同步。

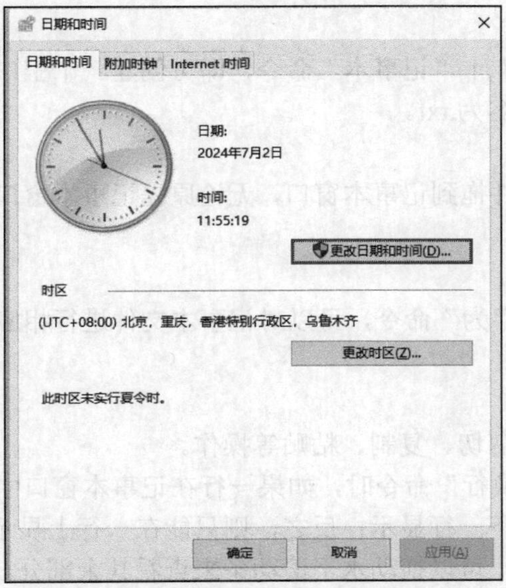

图 2-25 “日期和时间”对话框

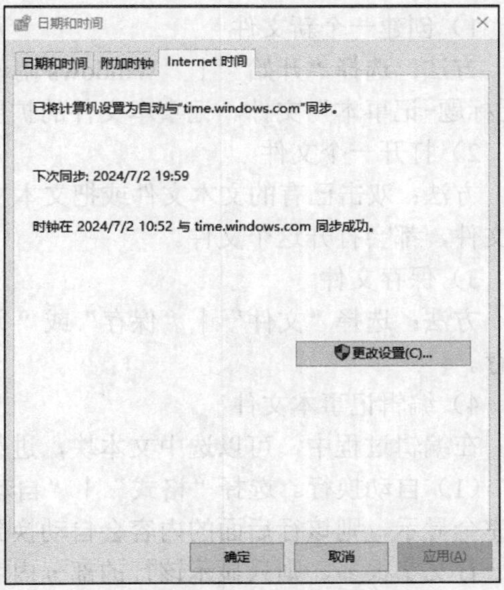

图 2-26 “Internet 时间”选项卡

2.6 常 用 工 具

2.6.1 记事本

记事本和写字板都是 Windows 10 操作系统附件中的文本编辑应用程序，二者都以简单易用著称，适合用于编写备忘录、便条等简短文本。本节主要介绍记事本程序。虽然记事本的功能相较于写字板稍显简洁，但它运行速度快，占用系统资源少，使用起来便捷。

选择“开始”|“Windows 附件”|“记事本”命令，即可打开记事本窗口，如图 2-27 所示。

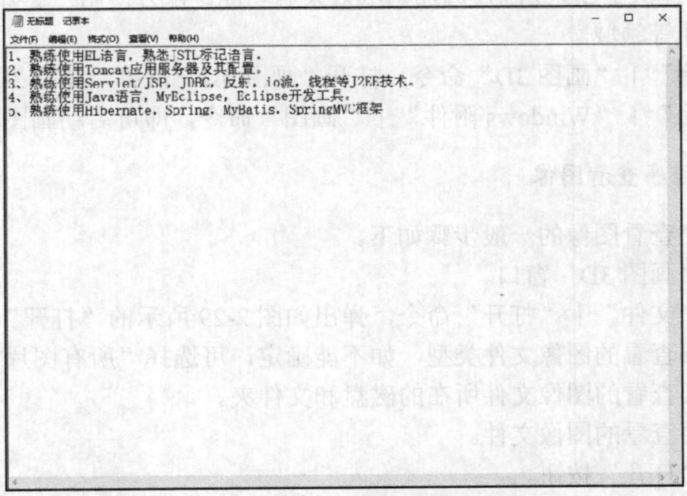

图 2-27 “记事本”窗口

1）创建一个新文件

方法：选择“开始”｜“Windows 附件”｜“记事本”命令，即可创建一个空白的“无标题-记事本”文件。记事本文件的扩展名为.txt。

2）打开一个文件

方法：双击已有的文本文件或把文本文件拖到记事本窗口，无论原先记事本窗口有无文件，都会打开这个文件。

3）保存文件

方法：选择“文件”｜“保存”或“另存为”命令，可以对记事本文件进行相应的保存。

4）编辑记事本文件

在编辑过程中，可以选中文本块，进行剪切、复制、粘贴等操作。

（1）自动换行。选择“格式”｜“自动换行”命令时，如果一行在记事本窗口中无法完全显示，则该行后面的内容会自动换到下一行显示；反之，则只能在一行上显示，若一行文字很多，则只显示该行的部分内容，可以拖动水平滚动条来查看其余部分。

（2）设置文本的显示效果。选择“格式”｜“字体”命令，在弹出的“字体”对话框中可以对窗口显示文字的字体和字号进行设置。

注意：所选择的字体和字号只是作为显示效果，并不会对文本本身有任何影响。

2.6.2 画图程序

画图程序是 Windows 操作系统提供的绘图、作图工具，可以用来创建简单或者精美的图画，并可以将其存为桌面背景或者粘贴到另一个文档中进行编辑。

1. 启动画图程序

“画图 3D”是微软公司在历代 Windows 操作系统中包含的“画图”工具基础上，提供的功能更强大的图形图像绘制软件。在早期 Windows 版本“画图”工具基础上，“画图 3D”为用户提供了 3D 绘制及添加贴纸效果等功能，以方便用户更好地应用在教育、娱乐及专业设计等领域。

选择“开始”｜“画图 3D”命令，打开“画图 3D”窗口，如图 2-28 所示。

选择“开始”｜“Windows 附件”｜“画图”命令，即可启动画图程序。

2. 用画图程序查看图像

用画图程序查看图像的一般步骤如下。

（1）打开“画图 3D”窗口。

（2）选择“文件”｜“打开”命令，弹出如图 2-29 所示的“打开”对话框。

（3）选择要查看的图像文件类型，如不能确定，可选择“所有图片文件”选项。

（4）选择要查看的图像文件所在的磁盘和文件夹。

（5）选择要查看的图像文件。

（6）单击“打开”按钮。

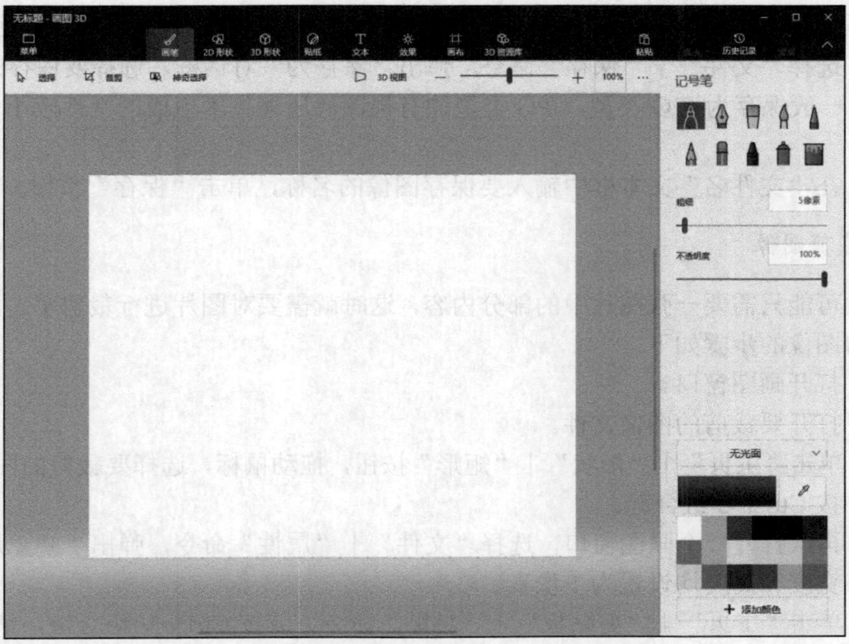

图 2-28　“画图 3D”窗口

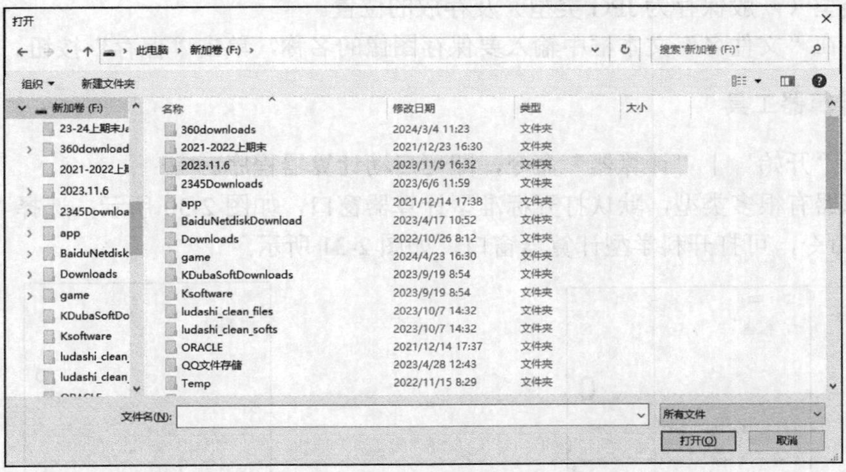

图 2-29　“打开”对话框

3. 抓取图像

有时可能希望将屏幕上的图像抓取下来，除了用专门的抓图软件外，还可以使用画图程序来实现。将屏幕图像或窗口图像保存为文件的操作步骤如下。

（1）将屏幕图像或窗口图像放到剪贴板上。

（2）打开画图窗口。

（3）选择“文件”｜“属性”命令，弹出“映象属性”对话框，将宽度和高度均设置为 1 像素。

（4）选择“主页”｜“剪贴板”｜“粘贴”命令，或按 Ctrl＋V 组合键，粘贴图像。

（5）选择“文件”｜“保存”命令，弹出“保存为”对话框，选择要保存的图像文件类型（一般保存为 JPG 类型，JPG 类型的有损图像压缩技术生成的文件较小）及存放的位置。

（6）在“文件名”文本框中输入要保存图像的名称，单击“保存”按钮。

4. 裁剪图像

有时可能只需要一张图片中的部分内容，这时就需要对图片进行裁剪了。使用画图工具裁剪图像的步骤如下。

（1）打开画图窗口。

（2）打开要裁剪的图像文件。

（3）单击“主页”｜“形状”｜“矩形”按钮，拖动鼠标，选择要裁剪的图像区域。

（4）按 Ctrl＋C 组合键。

（5）再次打开一个画图窗口，选择“文件”｜“属性”命令，弹出“映象属性”对话框，将宽度和高度均设置为 1 像素。

（6）单击“主页”｜“剪贴板”｜“粘贴”命令，或按 Ctrl＋V 组合键，粘贴图像。

（7）选择“文件”｜“保存”命令，在弹出的“保存为”对话框中选择要保存的图像文件类型（一般保存为 JPG 类型）及存放的位置。

（8）在“文件名”文本框中输入要保存图像的名称，单击“保存”按钮。

2.6.3 计算器工具

选择“开始”｜“计算器”命令，即可启动计算器程序。

计算器有很多类型，默认打开标准型计算器窗口，如图 2-30 所示；选择“≡”｜“科学”命令，可打开科学型计算器窗口，如图 2-31 所示。

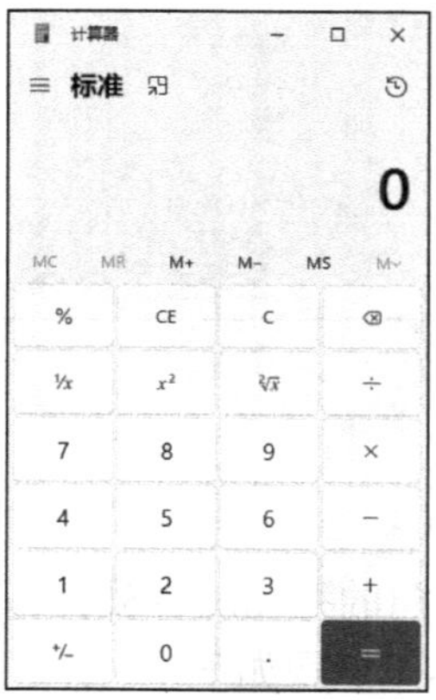

图 2-30　标准型计算器窗口

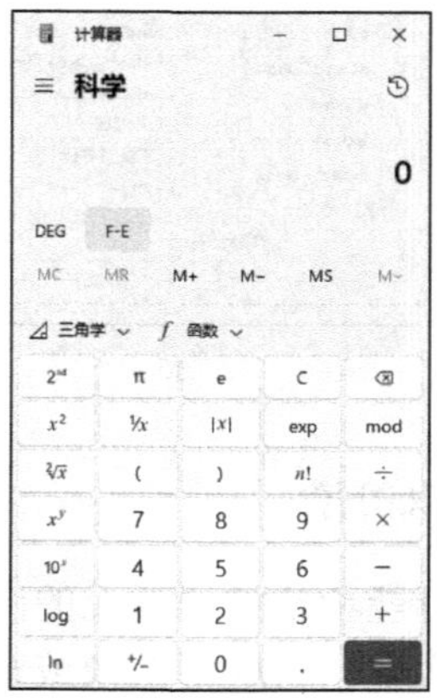

图 2-31　科学型计算器窗口

科学型计算器可进行二进制、八进制、十进制和十六进制间的转换操作。

本 章 小 结

本章详细介绍了 Windows 10 操作系统的各种基本操作。通过本章的学习，读者应掌握文件和文件夹的基本操作、系统环境的设置及 Windows 实用工具的应用等基础知识。

第 3 章

办公应用软件 Word 高级应用技术

本章导读

Word 是微软公司推出的文字处理软件，使用它可以方便地对文字、图形、图像和数据进行处理，是常用的文档处理软件之一。

本章要点

- Office 软件简介。
- 文档的新建、打开、保存与保护。
- 文本的插入与删除、选定、复制与移动、查找与替换等基本编辑技术。
- 字符格式、段落格式、页面格式等基本排版技术。
- 表格的制作与修饰、表格内数据的计算与排序。
- 图形或图片的插入、图表的绘制和编辑。
- 文档的打印。

3.1　Office 2016 概述

Office 2016 是微软的一个庞大的办公软件集合，包括 Word 2016、Excel 2016、PowerPoint 2016、Access 2016、Outlook 2016、Publisher 2016、OneNote 2016、Office SharePoint Designer 2016 等组件和服务。

3.1.1　Office 2016 常用组件

1. Word 2016

Word 2016 是一款图文编辑软件，常用于创建和编辑具有专业外观的文档。其功能强大，可用于文字处理、表格制作、图形绘制、图片处理和版式设置等操作，使办公变得更为简单快捷。用户运用 Word 2016 可以制作出精美的办公文档与专业的信函文件，图 3-1 所示为运用 Word 2016 制作的文档。

2. Excel 2016

Excel 2016 是一款电子表格处理软件，广泛应用于数据分析、财务计算和项目管理。Excel 2016 提供了丰富的数据处理功能，包括数据输入、排序、筛选、图表生成等。用户可以通过公式和函数进行复杂的计算，Excel 的图表功能允许用户将数据可视化，以便更直观地理解数据。

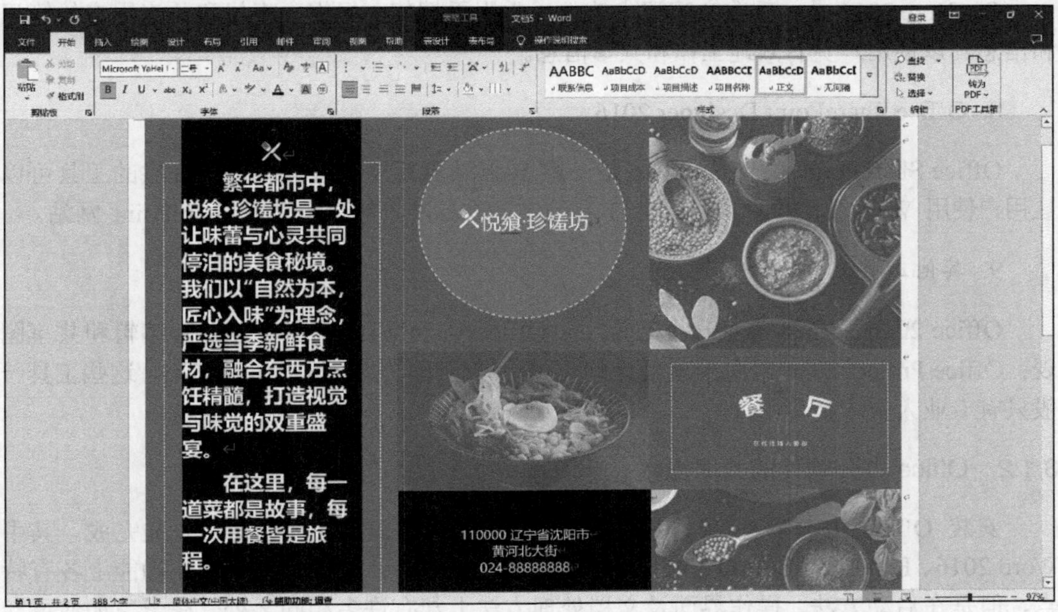
繁华都市中，悦飨·珍馐坊是一处让味蕾与心灵共同停泊的美食秘境。我们以“自然为本，匠心入味”为理念，严选当季新鲜食材，融合东西方烹饪精髓，打造视觉与味觉的双重盛宴。
在这里，每一道菜都是故事，每一次用餐皆是旅程。
悦飨·珍馐坊
餐　厅
110000 辽宁省沈阳市
黄河北大街
024-88888888

图 3-1　运用 Word 2016 制作的文档

3. PowerPoint 2016

PowerPoint 2016 是一款用于制作和处理演示文稿的软件，常用于产品演示、广告宣传、会议流程、销售简报、业绩报告等方面电子文稿的制作，并以幻灯片的形式播放制作完成的文稿，使其达到更好的效果。在办公事务中合理地运用 PowerPoint 制作相应的办公类演示文稿，可大大简化事务的说明过程。

4. Access 2016

Access 2016 是一种桌面数据库管理系统，可以用来创建数据库应用程序，并跟踪与管理数据库信息。

5. Outlook 2016

Outlook 2016 作为电子邮件客户端，是一个全面的时间与信息管理器，可以用来发送和接收电子邮件，管理日程、联系人和任务，以及记录各种活动。

6. Publisher 2016

Publisher 2016 是一款出版物制作软件，常用于打印桌面及 Web 发布的应用程序，其中包括用户创建 Web 出版物所需要的工具。

7. OneNote 2016

OneNote 2016 是一款数字笔记本软件，常用于搜集、组织、查找和共享用户的笔记和信息，以便用户更有效地工作和共享信息。

8. Office SharePoint Designer 2016

Office SharePoint Designer 2016 是一款 Web 站点开发与管理软件，提供的工具可以让用户使用 Web 设计技术，以及在 IT 环境中确立标准，构建和管理 SharePoint 网站。

9. 其他工具

Office 2016 中还有其他一些工具，如 Office Visio 2016 常用于创建、编辑和共享图表；Office Project 2016 常用于项目计划、跟踪和管理，以及与工作组交流。这些工具一般只有专业人员才会使用。

3.1.2 Office 办公软件的共同操作

安装 Office 办公软件后，其集成的不同功能的处理软件也会随之安装完成。其中 Word 2016、Excel 2016、PowerPoint 2016 这 3 款常用办公处理软件虽然在功能上各有特点，但是在启动方法、操作界面及文档处理方法上却有许多相同之处。在学习如何灵活运用这 3 款软件之前，有必要先了解一下 Office 办公软件的常见操作。

1. 启动 Office 办公软件

运用这 3 款办公软件进行操作，需要先启动并运行它们。下面以启动 Word 2016 为例讲解如何启动这 3 款常用办公软件。

注意： 这 3 款办公软件各有不同的图标，文字处理软件 Word 的图标是蓝色的；电子表格处理软件 Excel 的图标是绿色的；演示文稿制作和处理软件 PowerPoint 的图标是红色的。了解这些图标，有助于用户识别各软件。

方法 1：利用“开始”菜单命令启动。当 Office 办公软件安装完成时，会自动添加到“开始”菜单中。选择“开始”｜“程序”｜“Office 2016”｜“Word 2016”命令，即可启动 Word 2016。

方法 2：利用快捷方式启动。在桌面上双击 Word 2016 快捷方式图标，即可启动 Word 2016。

方法 3：双击扩展名为.docx 的 Word 文档。打开一个含有 Word 文档的文件夹，双击文件夹中的 Word 文档图标，如图 3-2 所示，即可启动 Word 2016。

2. 退出 Office 办公软件

这里仍以退出 Word 2016 为例展开介绍，其他两款软件的退出方法与其相同。

方法 1：选择“文件”｜“关闭”命令。

方法 2：单击标题栏右端的“关闭”按钮。

方法 3：按 Alt＋F4 组合键。

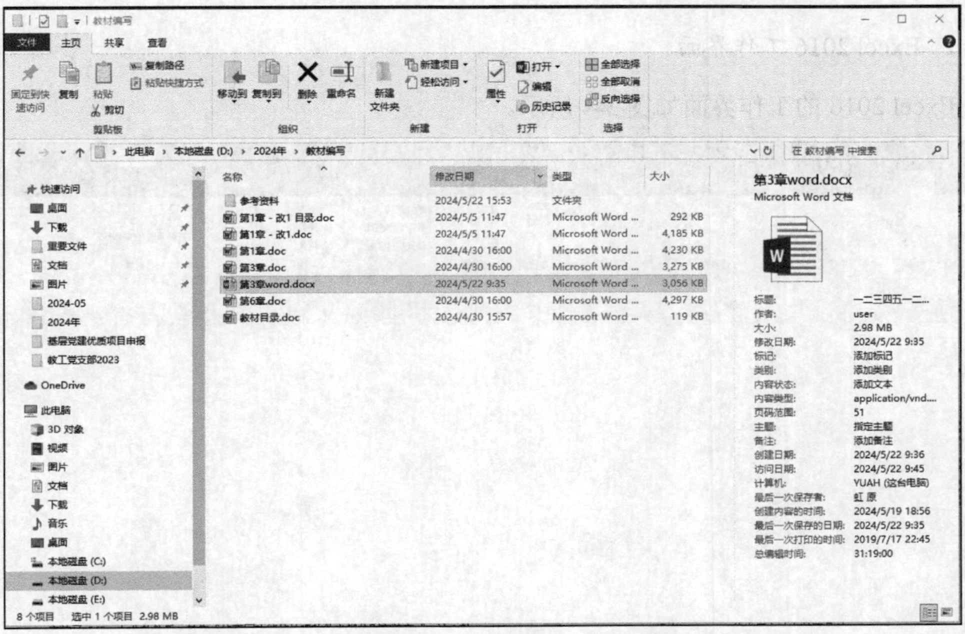

图 3-2　双击扩展名为.docx 的 Word 文档打开 Word 2016

3.1.3　Office 办公软件工作界面

启动办公软件后，即可运行软件进行操作。下面简单介绍上述 3 款办公软件的工作界面，以便读者在后续学习中能更快地掌握办公软件的操作方法。

1. Word 2016 工作界面

Word 2016 的工作界面如图 3-3 所示。

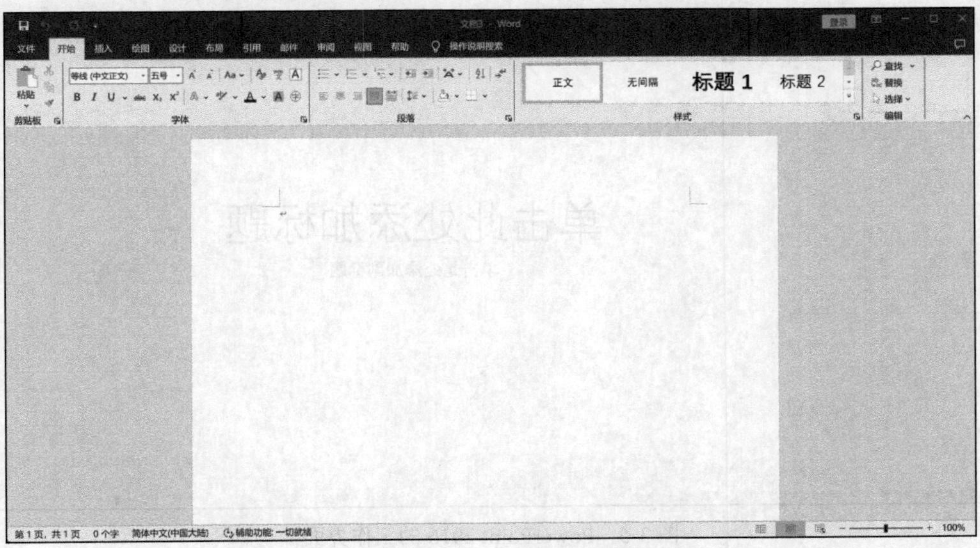

图 3-3　Word 2016 的工作界面

2. Excel 2016 工作界面

Excel 2016 的工作界面如图 3-4 所示。

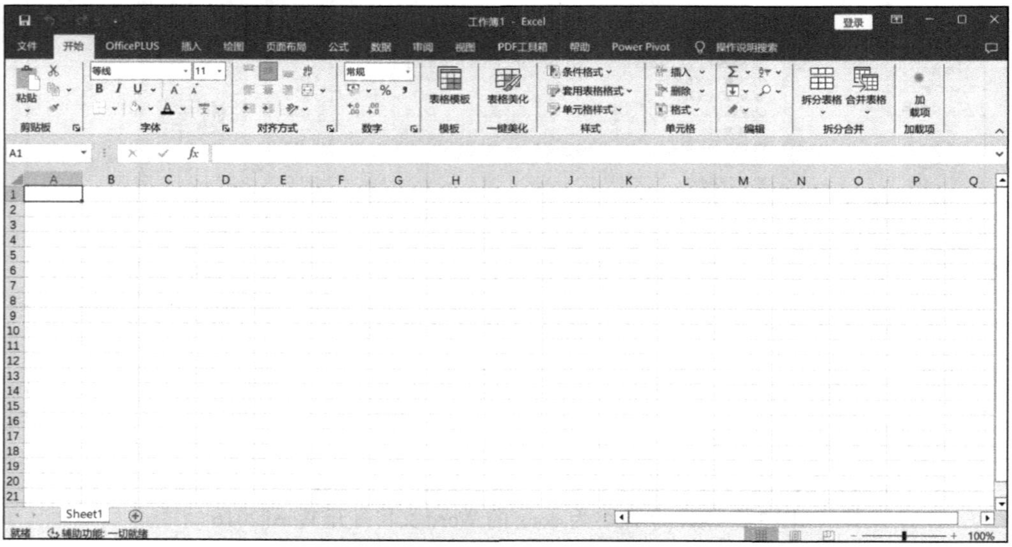

图 3-4 Excel 2016 的工作界面

3. PowerPoint 2016 工作界面

PowerPoint 2016 的工作界面如图 3-5 所示。

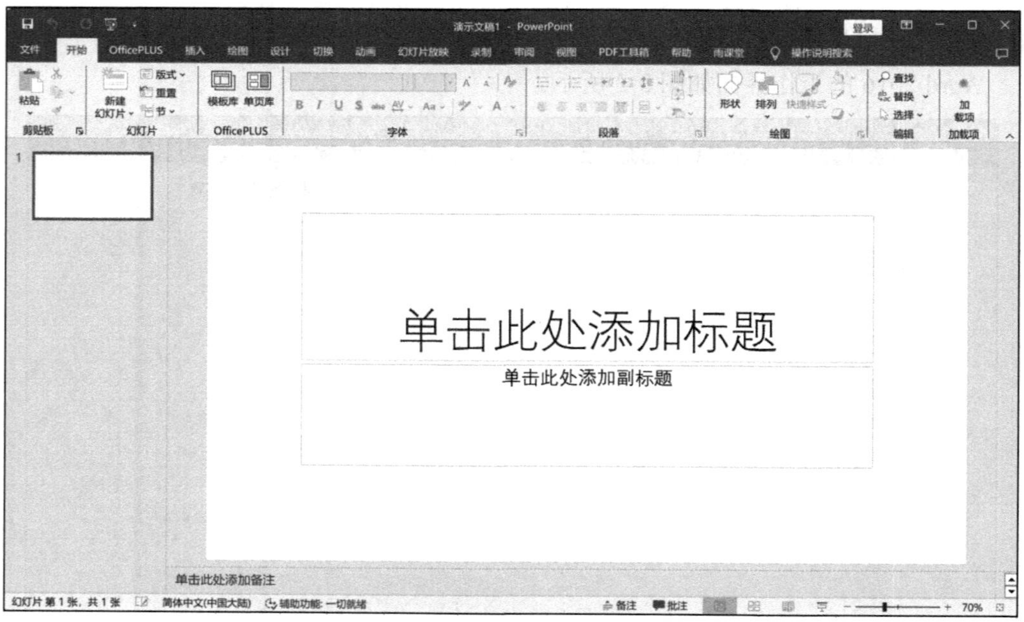

图 3-5 PowerPoint 2016 的工作界面

4. 关于本书操作的描述方式

Office 2016 操作涉及功能区、功能区中的选项卡和其中的按钮，描述较为烦琐，为了清晰表达操作过程，本书采用统一的文字描述。例如，要执行段落“居中”操作，可描述为单击“开始”选项卡“段落”选项组中的“居中”按钮。为阅读方便，本书表述为单击“开始”|“段落”|“居中”按钮。

3.2 Word 文档的基本操作

3.2.1 Word 2016 工作环境

Word 2016 窗口由标题栏、功能区（功能区选项卡和命令）、自定义快速访问工具栏、文档编辑区、状态栏及滚动条等部分组成，如图 3-6 所示。

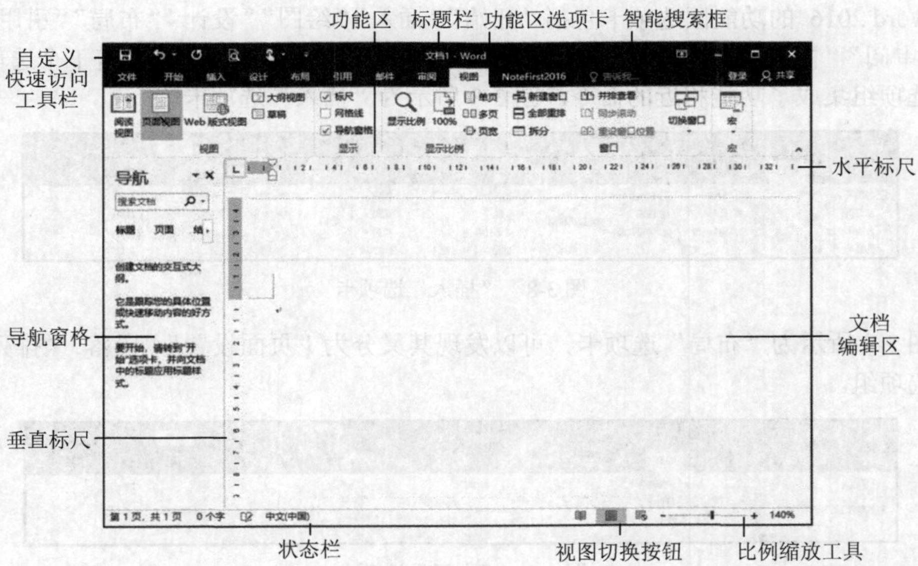

图 3-6 Word 2016 窗口

1. 标题栏

标题栏包括编辑文档的名称及右上角的控制按钮（“最小化”按钮、“向下还原”按钮、“关闭”按钮和“最大化”按钮）。

（1）单击“最小化”按钮，可以把 Word 窗口缩小到任务栏上。

（2）单击“向下还原”按钮，可以把 Word 窗口还原为原来的大小，这时“向下还原”按钮变为“最大化”按钮；再次单击，就会让 Word 窗口充满整个桌面。

（3）如果窗口不是处于最大化状态，可通过鼠标拖动标题栏来改变 Word 窗口在桌面上的位置。

2. 功能区

Word 2016 取消了传统的菜单操作方式，用功能区代替。在 Word 窗口上方看起来像菜单的名称，其实是功能区的名称，当单击这些名称时并不会打开菜单，而是选择与之相对应的功能区选项卡。

Microsoft Word 从 Word 2007 升级到 Word 2016，其最显著的变化就是使用“文件”选项卡代替了 Word 2007 中的 Office 按钮，提供了另一种风格的显示方式。图 3-7 所示为“开始”选项卡。

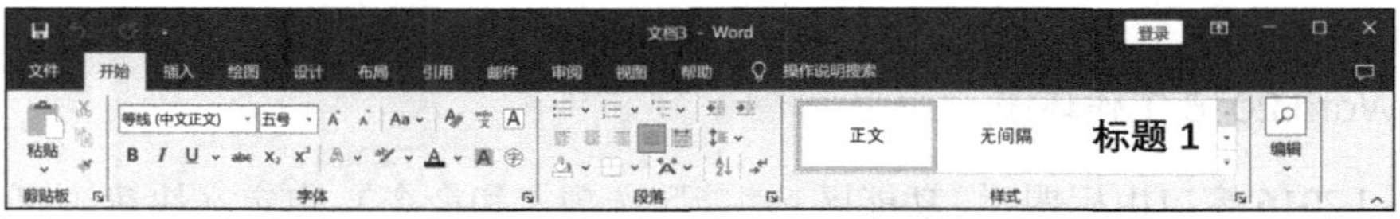

图 3-7 “开始”选项卡

Word 2016 的功能区选项卡包括“开始”“插入”“绘图”“设计”“布局”“引用”“邮件”“审阅”“视图”等。另外，每个功能区根据操作对象的不同又分为若干个选项组，每个选项组集成了功能相近的命令。图 3-8 所示为“插入”选项卡。

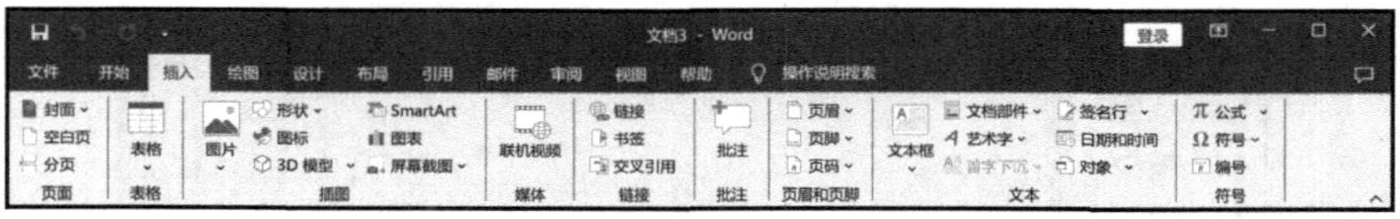

图 3-8 “插入”选项卡

图 3-9 所示为“布局”选项卡，可以发现其又分为“页面设置”“段落”“排列”等多个选项组。

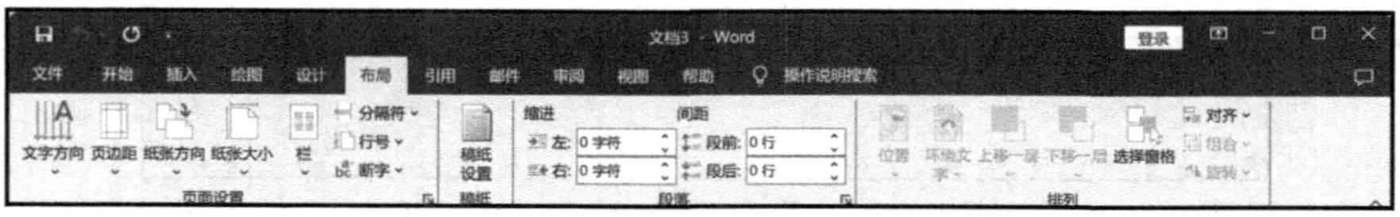

图 3-9 “布局”选项卡

由于选项卡占据了 Word 窗口的大部分，因此可以通过双击任意一个选项卡将其隐藏，如图 3-10 所示。

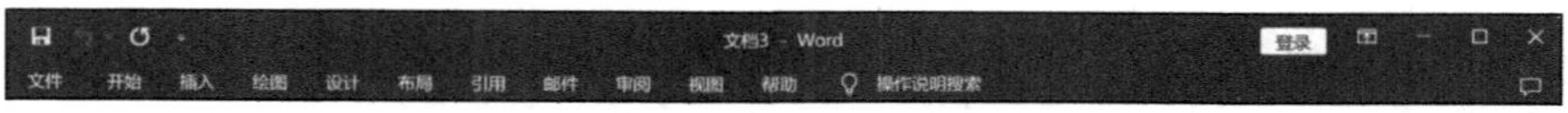

图 3-10 隐藏选项卡

3. 自定义快速访问工具栏

自定义快速访问工具栏，如图 3-11 所示。取代了早期版本中的工具栏，但它的主要作用没有改变，只是在形态上发生了变化。自定义快速访问工具栏可由用户自行添加编辑文档过程中常用的操作项。

当 Word 2016 第一次被打开时，自定义快速访问工具栏在标题栏左上角，如图 3-11 所示。单击“自定义快速访问工具栏”按钮，在弹出的下拉列表中选择“在功能区下方显示”命令，可将自定义快速访问工具栏放在功能区下方显示，如图 3-12 所示。

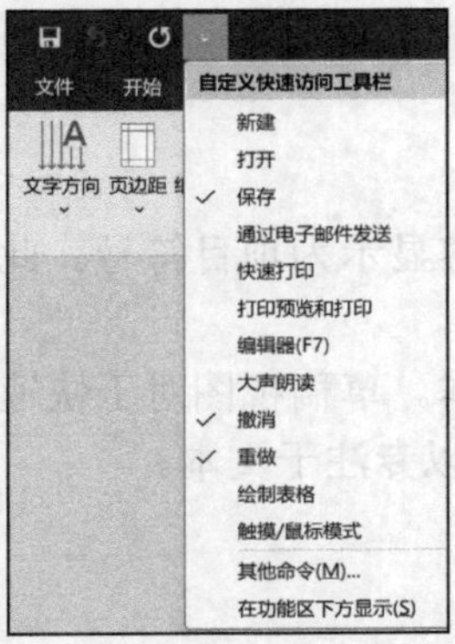

图 3-11　在标题栏左上角显示

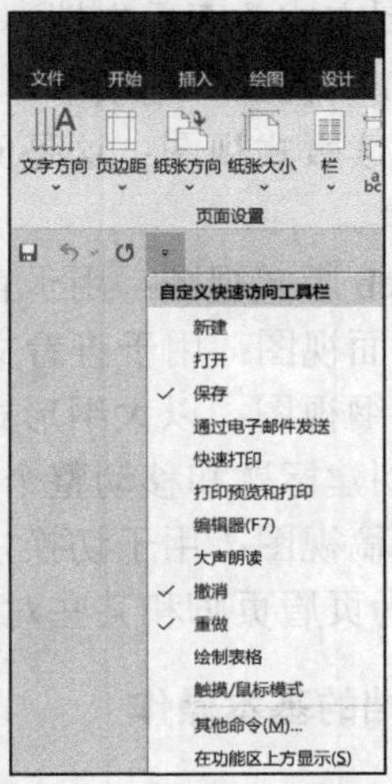

图 3-12　放在功能区下方显示

4. 文档编辑区

在文档编辑区中可以输入和编辑文字，具体操作方法与前期版本相同。

5. 状态栏

状态栏中显示一些状态数据，如本文档的总页数、当前所在页页码、输入语言种类、视图方法及缩放比例等，如图 3-13 所示。

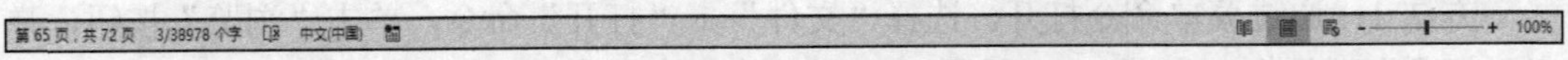

图 3-13　状态栏

6. 滚动条

窗口右侧配有滚动条，写作或者阅读时，把鼠标指针定位在上下滚动箭头上并按住鼠标左键不放，即可向上或向下逐一移动窗口中的文档；单击翻页滚动条箭头或，就会向前或向后翻一页。

沿着滚动条滑动的小方框称为滚动框或滑标，它显示当前窗口在整个文档中的相对位置，也可以通过拖动它来移动窗口中的文档。

3.2.2　文档的显示

为了方便用户编写、组织和查看文档，Word 提供了多种不同的文档显示方式，不同的视图方式分别从不同的角度按不同的方式显示文档，以适应不同的编辑目的和工作特点。采用适当的视图方式将有效地提高工作效率。

通常采用以下两种方法在各种视图之间进行切换。

（1）在水平滚动条的右端有 3 个视图方式切换按钮，它们从左向右分别对应阅读版式视图、页面视图和 Web 版式视图。单击其中某一个按钮，即可切换到相应的视图方式并查看文档。

（2）在“视图”选项卡“视图”选项组中选择某一视图方式。

① 阅读版式视图：这是阅读文档的最佳方式，包括一些专为阅读（而非撰写）所设计的工具。

② Web 版式视图：用于查看网页形式的文档外观。

③ 页面视图：用于查看文档的打印外观。

④ 大纲视图：以大纲形式查看文档，其中文档内容显示为项目符号。此视图对于在文档中创建标题和移动整个段落非常有用。

⑤ 草稿视图：用于切换视图，仅查看文档中的文本。草稿视图对于快速编辑非常有用，因为页眉页脚和某些对象不会显示，所以用户可以专注于文本。

3.2.3 文档的基本操作

1. 创建新文档

创建新文档可采用以下方法之一。

方法 1：启动 Word 2016 后，自动打开一个新的空白文档并暂时命名为“文档 1”。

方法 2：选择“文件” | “新建”命令。

方法 3：按 Ctrl＋N 组合键。

2. 打开文档

找开 Word 文档可采用以下方法之一。

方法 1：通过菜单命令打开。选择“文件” | “打开”命令，单击“浏览”按钮，弹出“打开”对话框，如图 3-14 所示，选择所需文件，单击“打开”按钮。

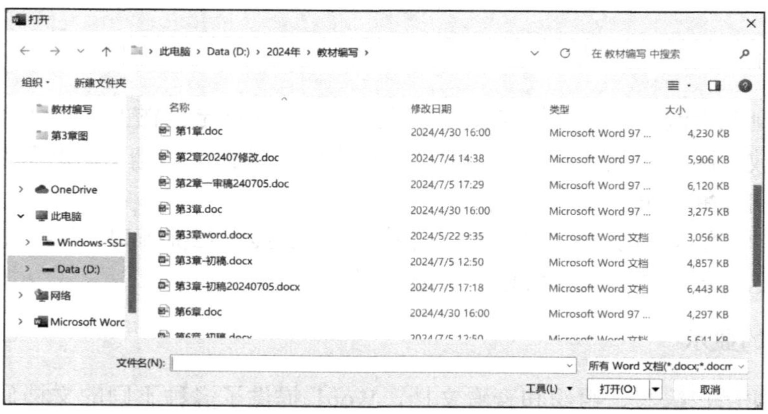

图 3-14 “打开”对话框

方法 2：通过最近的文档打开。选择“文件”菜单，在打开的窗口右侧显示最近编辑过的文档名，如图 3-15 所示，双击所需的文档名，即可快速打开相应的文档。

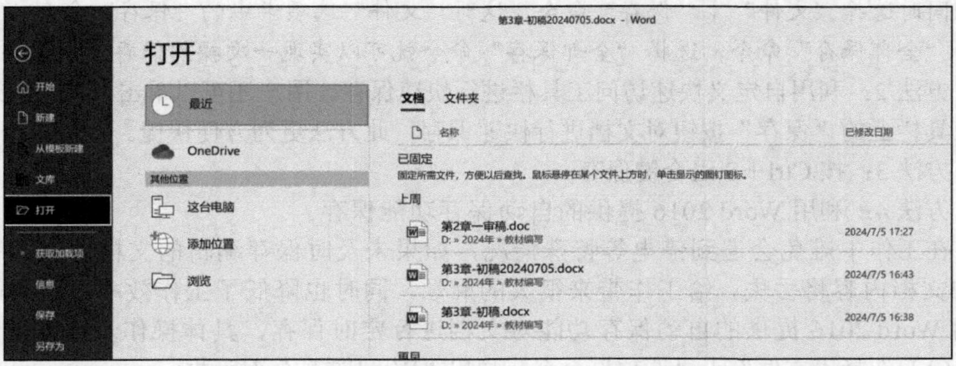

图 3-15　“文件”选项卡

方法 3：在文件夹中打开。打开存放文档的文件夹，再双击需要打开的.docx 文档，即可打开相应的 Word 文档。

3. 保存文档

创建好文档后，应及时进行保存，保存文档可采用以下方法之一。

方法 1：通过菜单命令保存。选择“文件”|“保存”命令，即可保存当前的文档。

提示：

① 如果用户是第一次保存该文档，则会弹出图 3-16 所示的“另存为”对话框。

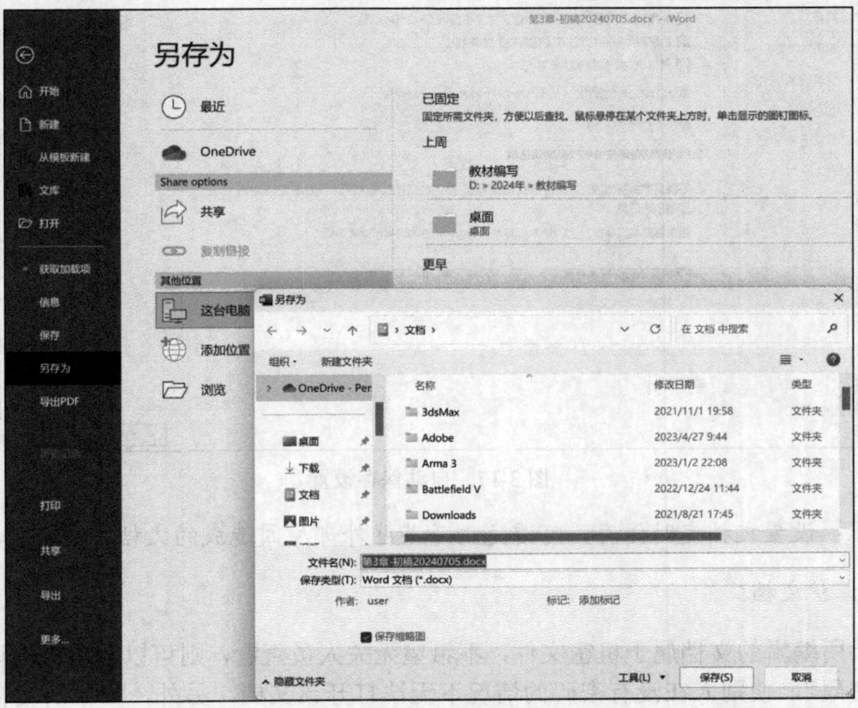

图 3-16　“另存为”对话框

② 如果想要一次操作保存多个已编辑修改后的文档，最简便的方法是，按住 Shift 键的同时选择“文件”|“保存”命令，这时“文件”选项卡中的“保存”命令，已变更为“全部保存”命令，选择“全部保存”命令就可以实现一次操作保存多个文档。

方法 2：利用自定义快速访问工具栏进行快速保存。用户还可以单击自定义快速访问工具栏上的“保存”按钮对文档进行快速保存，此方法更为方便快捷。

方法 3：按 Ctrl＋S 组合键保存。

方法 4：利用 Word 2016 提供的自动保存功能保存。

在工作中难免会遇到停电等特殊情况，如果未及时保存编辑的文档内容，制作好的文档内容将丢失，给工作带来很大的麻烦，同时也降低了工作效率。用户可以使用 Word 2016 提供的自动保存功能对文档进行定时保存，具体操作步骤如下。

（1）选择“文件”|“选项”命令，弹出“Word 选项”对话框。

（2）选择“保存”选项，在对话框右侧选中“保存自动恢复信息时间间隔”复选框，然后单击右侧文本框后的微调按钮，设置保存的时间间隔。

（3）设置完成后，单击“确定”按钮，如图 3-17 所示。

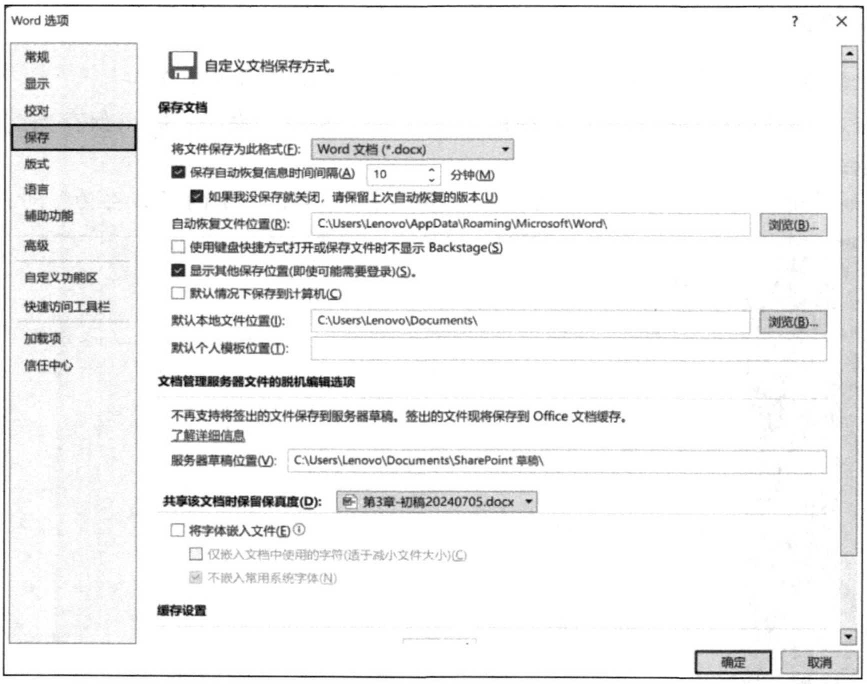
Word 选项
常规
显示
校对
保存
版式
语言
辅助功能
高级
自定义功能区
快速访问工具栏
加载项
信任中心
自定义文档保存方式。
保存文档
将文件保存为此格式(F): Word 文档 (*.docx)
保存自动恢复信息时间间隔(A) 10 分钟(M)
如果我没保存就关闭，请保留上次自动恢复的版本(U)
自动恢复文件位置(R): C:\Users\Lenovo\AppData\Roaming\Microsoft\Word\
浏览(B)...
使用键盘快捷方式打开或保存文件时不显示 Backstage(S)
显示其他保存位置(即使可能需要登录)(S)。
默认情况下保存到计算机(C)
默认本地文件位置(I): C:\Users\Lenovo\Documents\
默认个人模板位置(T):
文档管理服务器文件的脱机编辑选项
不再支持将签出的文件保存到服务器草稿。签出的文件现将保存到 Office 文档缓存。
了解详细信息
服务器草稿位置(V): C:\Users\Lenovo\Documents\SharePoint 草稿\
共享该文档时保留保真度(D): 第3章-初稿20240705.docx
将字体嵌入文件(E)
仅嵌入文档中使用的字符(适于减小文件大小)(C)
不嵌入常用系统字体(N)
缓存设置
确定
取消

图 3-17 自动保存设置

提示：设置文档定时保存，可避免由于某些外部原因造成的文档丢失。

4. 保护文档

如果所编辑的文档属于机密文件，不希望无关人员查看，则可以给该文档设置“打开权限密码”，使别人在没有密码的情况下无法打开该文档。另外，如果所编辑的文档允许别人查看，但禁止修改，则可以给该文档设置“修改权限密码”。设置了“修改权限密码”的文档，别人可以在不知道密码的情况下以“只读”方式查看，但无法修改。设置密码是保护文档的一种方法。

设置“打开权限密码”的操作步骤如下。

（1）选择“文件”|“另存为”命令，打开“另存为”窗口，双击“这台电脑”图标，弹出“另存为”对话框。

（2）在“工具”下拉列表中选择“常规选项”命令，弹出“常规选项”对话框，如图3-18所示。

（3）在“打开文件时的密码”和“修改文件时的密码”文本框中输入相应的密码。

（4）单击“确定”按钮，弹出如图3-19所示的“确认密码”对话框，要求用户重复输入设置的密码。

（5）如果密码核对正确，则返回“另存为”对话框；如果密码不正确，则弹出如图3-20所示的提示框，单击“确定”按钮，重新设置密码。

（6）返回“另存为”对话框后，单击“保存”按钮即可保存文档。

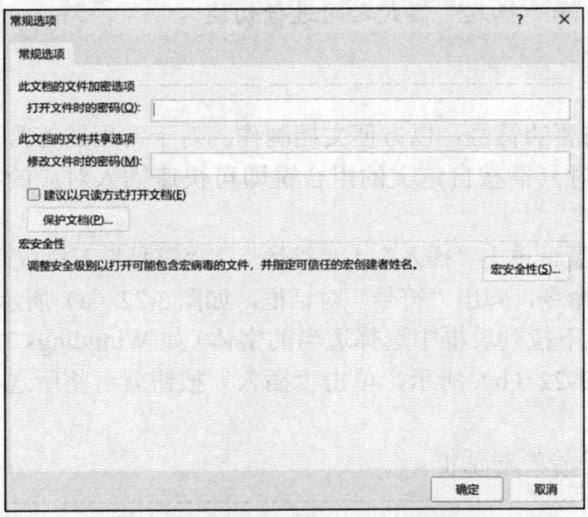

图3-18 “常规选项”对话框

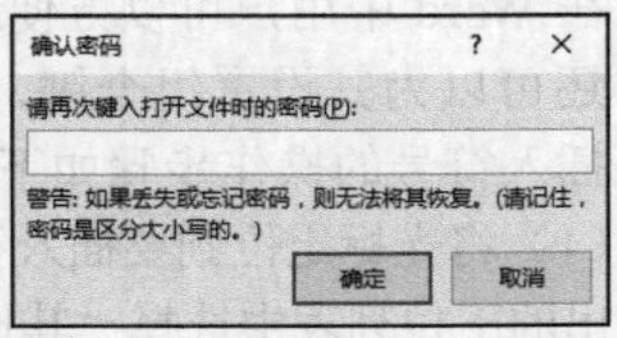

图3-19 “确认密码”对话框

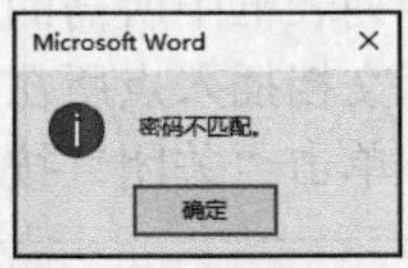

图3-20 密码不匹配提示框

5. 关闭文档

保存文档后，如果无须再对其进行编辑操作，则可以将其关闭。关闭文档可采用以下方法之一。

方法1：选择“文件”|“关闭”命令。

方法2：单击标题栏右端的“关闭”按钮。

方法3：按Alt＋F4组合键。

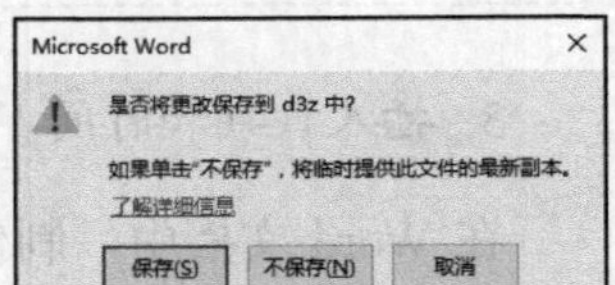

图3-21 关闭提示框

提示： 如果用户对需要关闭的文档做了修改或编辑，则应先对其进行保存。如果未保存而直接关闭，则会弹出如图3-21所示的对话框，提示用户是否保存修改后的文档，单击“保存”按钮对其修改进行保存，单击“不保存”按钮则不对其修改进行保存，单击“取消”按钮则返回本文档。

3.2.4 文本的编辑

1. 输入文本

新建一个空白文档后，即可输入文本。Word 工作区左上角有一闪烁的黑色光标，称为插入点，用于指示输入的字符将出现的位置。当输入文本时，插入点自左向右移动。如果输入了一个错误的字符或汉字，可以按 BackSpace 键删除该错字，然后继续输入。

Word 提供了自动换行的功能，当输入到达每行的末尾时不必按 Enter 键，Word 会自动换行；只有想要另起一个新的段落时才需要按 Enter 键。按 Enter 键表示一个段落的结束，一个新段落的开始。

在插入模式下，只需将插入点移到需要插入文本的位置，然后输入新文本。此时，插入点右侧的字符和文字会随着新文字的输入逐一向右移动，如果在改写模式下，则插入点右侧的字符或文字将被新输入的文字和字符替代。

提示：按 Insert 键，可在“改写”和“插入”模式之间进行切换。

2. 插入符号

在 Word 中用户可以方便地插入需要的符号，以方便文档制作。对于常用的符号，用户还可以为其设置组合键，在使用时只需按自定义的组合键即可快速插入对应的符号。插入符号的操作步骤如下。

（1）将光标定位到要插入符号的位置，单击“插入”｜“符号”｜“符号”下拉按钮，在弹出的下拉列表中选择“其他符号”命令，弹出“符号”对话框，如图 3-22（a）所示。

（2）在“符号”选项卡中的“字体”下拉列表框中选择适当的字体（如 Wingdings 2），单击符号列表框中所需的符号，如图 3-22（b）所示，单击“插入”按钮就可将所选符号插入到文档插入点所在处。

（3）单击“关闭”按钮，关闭“符号”对话框。

“符号”选项卡中的“字体”下拉列表中，“(普通文本)”的子集为“CJK 统一汉字”，如图 3-22（c）所示，利用它可以选用一些《信息交换用汉字编码字符集　基本集》(GB/T 2312—1980) 中不包含的生僻汉字。

3. 插入日期和时间

在 Word 文档中，制作通知、信函等文档内容时，可能需要直接输入日期和时间，或者插入日期和时间。在 Word 中插入日期和时间的具体操作步骤如下。

（1）将插入点移动到要插入日期和时间的位置。

（2）单击“插入”｜“文本”｜“日期和时间”按钮，弹出“日期和时间”对话框，如图 3-23 所示。

（3）在“语言（国家/地区）”下拉列表中选择“中文（中国）”或“英语（美国）”，在“可用格式”列表中选择所需的格式。如果选中“自动更新”复选框，则所插入的日期和时间会自动更新，否则保持原插入的值。

（4）单击“确定”按钮，即可在指定的插入点处插入当前的日期和时间。

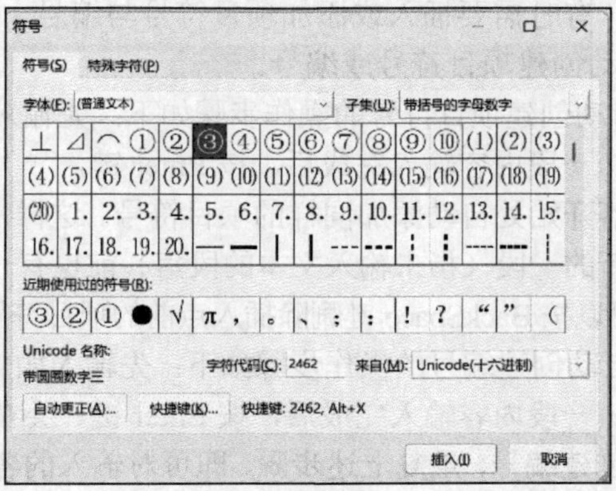

（a）“符号”对话框

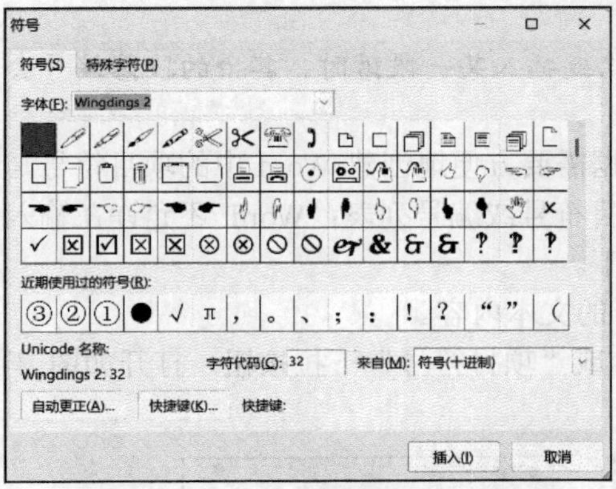

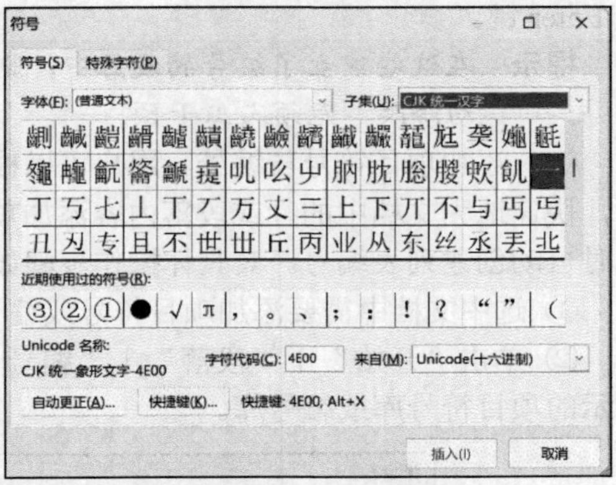

（b）字体“Wingdings 2”列表　　（c）子集“CJK 统一汉字”列表

图 3-22　“符号”选项卡

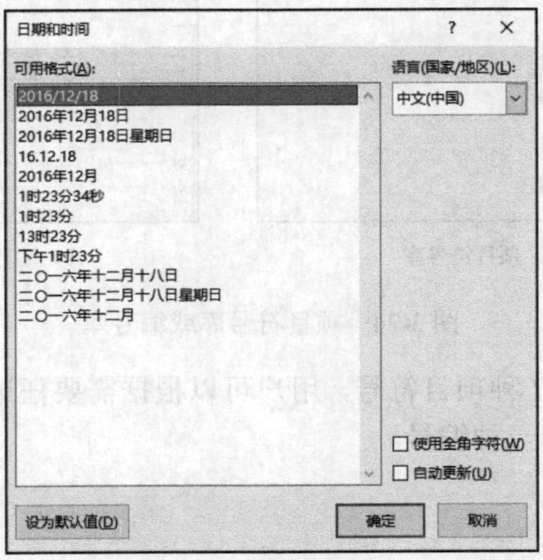

图 3-23　“日期和时间”对话框

4. 插入项目符号与编号

编辑 Word 文档时，有时需要插入或添加项目符号与编号。

（1）输入文本时自动创建项目符号或编号。

① 输入文本时，自动创建项目符号的操作步骤如下：先输入一个“*”，然后输入一个空格，最后输入文本，一段内容输入完成后，按 Enter 键，“*”会自动变成黑色圆点的项目符号，并在新的段落开始处自动添加同样的项目符号。这样，逐段输入，每一段落前都有一个项目符号，最新的一段（指未输入文本的段落）前也有一个项目符号。如果要结束自动创建项目符号，可以按 BackSpace 键删除插入点前的项目符号，或再按一次 Enter 键。

② 输入文本时，自动创建编号的操作步骤如下：先输入如“一”“(1)”等格式的起始编号，然后输入文本；一段内容输入完成后，按 Enter 键，会在新的段落开头处根据上一段落的编号格式自动创建编号，重复上述步骤，即可对输入的各段建立一系列的段落编号。如果要结束自动创建编号，则可以按 BackSpace 键删除插入点前的编号，或再按一次 Enter 键。

提示： 在这些建立了编号的段落中，删除或插入某一段落时，其余的段落编号会自动修改，无须人工干预。

（2）添加项目符号与编号。用户可以根据需要方便地创建 Word 中的项目符号与编号，快速地为文档中的行或段落内容添加项目符号或编号列表；Word 还允许在输入的同时自动创建列表编号。其具体操作步骤如下。

① 选中文档中需要添加项目符号或编号的文本内容。

② 单击“开始”｜“段落”｜“编号”或“项目符号”下拉按钮，打开如图 3-24 所示的项目符号库或编号库。

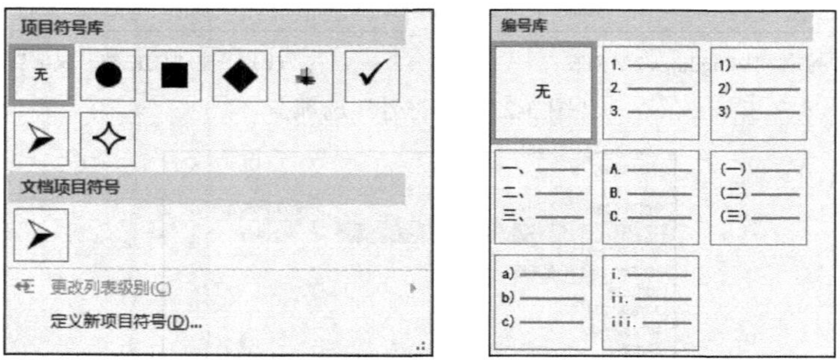

（a）项目符号库　　（b）编号库

图 3-24　项目符号库或编号库

③ 项目符号库中有 7 种项目符号，用户可以根据需要任选其一。如果要添加编号，用户只需在编号库中选择一种编号。

3.2.5　文本的操作

在制作文档的过程中，需要先选中文档中的文本内容，然后才能对其进行复制或删除操作。

1. 选中文本

（1）选中任意大小的文本。将鼠标指针移动到所要选中文本区的开始处，按住鼠标左键拖动，直到所选中文本区的最后一个文字，然后释放鼠标左键。这样，鼠标所拖过的区域即被选中。

（2）选中连续文本。单击所要选中区域的开始处，按住 Shift 键，再配合滚动条将文本翻到所要选中区域的末尾并单击，两次单击范围中包括的文本就被选中。

（3）选中一个句子。按住 Ctrl 键，在所要选中句子的任意处单击。

（4）选中一个段落。在所要选中段落的任意行处三击鼠标；或者将鼠标指针移动到所要选中段落左侧选中区，当鼠标指针变成指向右上方的箭头状时双击。

（5）选中一行或多行。将鼠标指针移动到要选中的一行的左端，当鼠标指针变成指向右上方的箭头状时单击，就可选中一行文本。如果拖动鼠标，则可选中若干行文本。

（6）选中整个文档。在 Word 中，若要选中整个文档，则可采用以下方法之一。

方法 1：直接按 Ctrl＋A 组合键选中全文。

方法 2：按住 Ctrl 键不放，在文档左侧所要选中区域单击。

方法 3：将鼠标指针移动到文档左侧所要选中区域，并连续快速三击鼠标。

2. 移动文本

在 Word 中，移动文本的具体操作步骤如下。

（1）选中需要移动的文本内容，并移动鼠标指针到需要移动的文档位置。

（2）释放鼠标左键，选中的文本内容即移动到设置的位置。

3. 复制、粘贴文本

在 Word 中，复制、粘贴文本的具体操作步骤如下。

（1）选中要复制的文本内容，按住 Ctrl 键，移动鼠标指针到需要复制文本的位置。

（2）释放鼠标左键，选中的文本内容就被复制到设置的位置。

4. 删除文本

如果用户需要删除 Word 文档中的文本内容，只需选中需要删除的文本内容，然后按 Delete 键。用户还可以选中需要删除的文本内容，单击“开始”|“剪贴板”|“剪切”按钮，直接删除文本内容。运用后一种方法删除的文本内容仍可以被用作复制，按 Ctrl＋V 组合键即可复制此文本内容。

3.2.6　文本的查找与替换

Word 的查找功能不仅可以查找文档中某一指定的文本，而且可以查找特殊符号（如段落标记、制表符等）。

1. 常规查找文本

常规查找文本的一般操作步骤如下。

目录生成

（1）单击“开始”｜“编辑”｜“替换”按钮，弹出“查找和替换”对话框，如图 3-25 所示。

（2）选择“查找”选项卡，在“查找内容”文本框中输入要查找的文本，如 “因特网”。

（3）单击“查找下一处”按钮开始查找。当查找到“因特网”一词后，就将该文本移入窗口工作区内，并反白显示所查找到的文本。

（4）如果此时单击“取消”按钮，则会关闭“查找和替换”对话框，插入点停留在当前查找到的文本处；如果需要继续查找下一个文本，可以再次单击“查找下一步”按钮，直到整个文档查找完毕。

2. 高级查找

单击“查找和替换”对话框中的“更多”按钮，弹出一个能设置各种查找条件的详细对话框，设置好这些选项后，可以快速查找符合条件的文本。高级功能的“查找和替换”对话框如图 3-26 所示，其中几个选项的功能介绍如下。

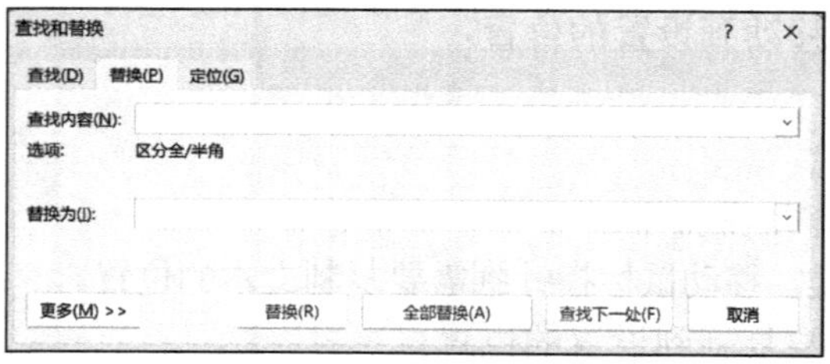

图 3-25 “查找和替换”对话框

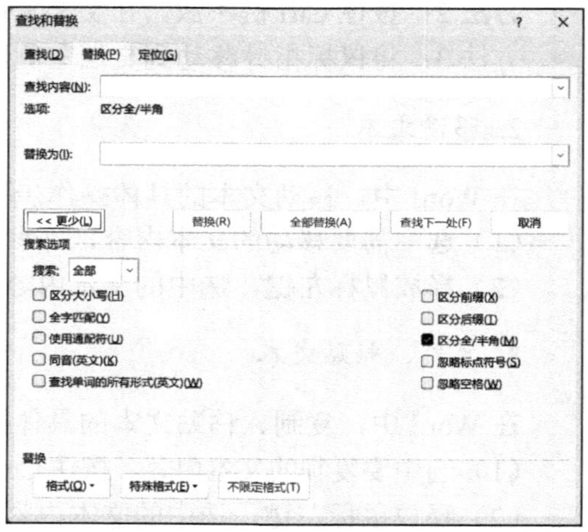

图 3-26 高级功能的“查找和替换”对话框

（1）查找内容：在“查找内容”文本框中输入要查找的文本；或者单击该文本框右侧的下拉按钮，打开的下拉列表中列出了最近 4 次查找过的文本供用户选用。

（2）搜索：在“搜索”下拉列表中有“全部”“向上”“向下”3 个选项。“全部”选项表示从插入点开始向文档末尾查找，然后从文档开头查找到插入点处；“向下”选项表示从插入点查找到文档末尾；“向上”选项表示从插入点开始向文档开头处查找。

（3）区分大小写和全字匹配：主要用于高效查找英文单词。

（4）使用通配符：选中该复选框，可在“查找内容”文本框中输入通配符，实现模糊查找。例如，输入“*网络”，那么查找时可以找到“计算机网络”“地球网络”等。单击下方的“特殊格式”按钮，可查看可用的通配符及其含义。

（5）区分全/半角：选中该复选框，可区分全角或半角的英文字符和数字，否则不予区分。

（6）“特殊格式”按钮：如果需要查找特殊字符，则可单击该按钮，在打开的下拉列表中选择所需的特殊字符。

（7）“格式”按钮：单击该按钮，在打开的下拉列表中选择“字体”选项，弹出“查找字体”对话框，在此可设置所要查找的指定文本的格式。

（8）“更少”按钮；单击该按钮，可返回常规查找方式。

3. 替换文本

“查找”除了是一种比“定位”更精确的定位方法外，还可以与“替换”密切配合，对文档中出现的错字/词进行更正。有时，需要将文档中多次出现的某些字/词替换为另一个字/词，如将“因特网”替换成“互联网”，这时利用“替换”功能会收到很好的效果。“替换”操作与“查找”操作类似，具体操作步骤如下。

（1）单击“开始”｜“编辑”｜“替换”按钮，弹出“查找和替换”对话框。此时在该对话框的“替换”选项卡中多了一个“替换为”文本框，见图 3-26。

（2）在“查找内容”文本框中输入要查找的内容。

（3）在“替换为”文本框中输入要替换的内容。

（4）单击“查找下一处”按钮，开始查找，找到目标后其会反白显示。

（5）如果确要替换，则单击“替换”按钮，否则再次单击“查找下一处”按钮继续查找。反复进行步骤（4）和（5），可以边查找边替换。如果需要全部替换，只需单击“全部替换”按钮。

3.2.7　拼写和语法的检查

Word 提供了很多智能化的自动功能，以帮助用户提高文档创建的效率。

当 Word 发现用户输入的文本可能存在拼写错误或语法错误时，会自动在错误文本下显示红色波浪线或绿色波浪线，前者表示拼写错误，后者表示语法错误。在错误之处右击，Word 会弹出修改建议。

3.3　文档格式的设置

在制作文档的过程中，常常需要将文档中的文本内容设置得更为美观。文档格式设置通常包括字符格式设置、段落格式设置和页面格式设置。用户可以通过字符格式设置为文档中的文字设置需要的字体样式和字体颜色，通过段落格式设置，使文档中的段落文本内容显示视觉效果变得更好。本节将对文档格式的设置方法展开详细讲解。

3.3.1　字符格式化

Word 默认的字体格式：汉字和西文均为等线、五号字，字形均为“常规”。

用户可以对文档内容设置字符格式。在选中需要设置的文档内容后，可以对其字体、字形、字号、字符间距和文字效果等进行自定义设置，具体操作步骤如下。

1. 设置字体、字形、字号、颜色、下划线和着重号

在“字体”对话框中可以对文字格式进行详细设置。在“字体”对话框中设置文字格式的操作步骤如下。

（1）选中要设置格式的文本。

（2）右击，在弹出的快捷菜单中选择“字体”命令，弹出如图 3-27 所示的“字体”对话框。

（3）选择“字体”选项卡，可以对字体进行设置。

（4）在“中文字体”下拉列表中选择所需字体。

（5）在“西文字体”下拉列表中选择所需字体。

（6）在“字形”和“字号”列表中选择所需字形和字号。

（7）在“字体颜色”下拉列表中选择所需的颜色。Word 中的默认字体颜色为黑色。

（8）在“下划线线型”下拉列表中选择所需线型。

（9）在“下划线颜色”下拉列表中选择所需颜色。

（10）在“着重号”下拉列表中选择所需着重号。

（11）在“效果”选项区域，选中相应效果的复选框，即可设置相应的效果，如图 3-28 所示。

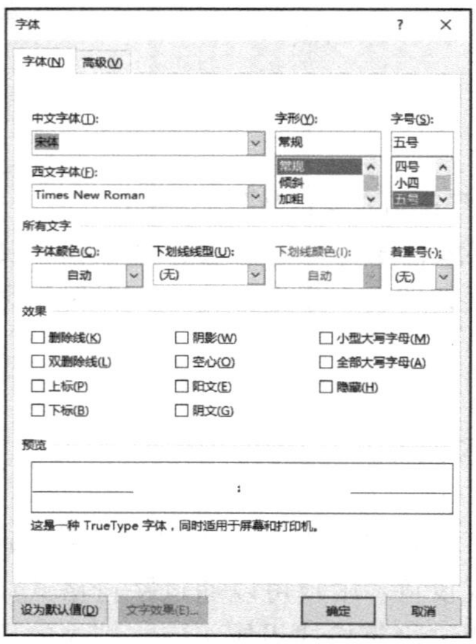

图 3-27 “字体”对话框

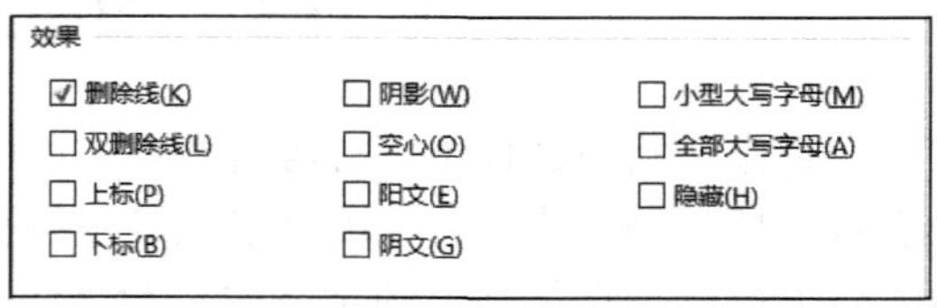

图 3-28 字体效果设置

（12）在预览框中查看所设置的字体，确认无误后单击“确定”按钮。

提示：常用的简单字体格式的设置也可以通过选择“开始”选项卡“字体”选项组中的命令来完成。

2. 设置字符间距

在 Word 中还可以设置字符间距，对字符的尺寸进行缩放以改变字符纵向和横向的比例。在 Word 中，设置字符间距的操作步骤如下。

（1）选中要设置字符间距的文本。

（2）右击，在弹出的快捷菜单中选择“字体”命令，弹出“字体”对话框。

（3）选择“高级”选项卡，如图 3-29 所示。

（4）在“间距”下拉列表中有标准、加宽和紧缩 3 种间距。选择“加宽”或“紧缩”间距时，应在其右侧的“磅值”微调框中设置具体的间距值。

（5）在“位置”下拉列表中有标准、提升和降低 3 种位置。选择位置为“提升”或“降低”时，应在其右侧的“磅值”微调框中设置具体的提升或降低值。

（6）在“缩放”下拉列表中可选择字符缩放的百分比。

（7）设置完成后，可在预览框中查看具体的设置效果，确认无误后单击“确定”按钮。

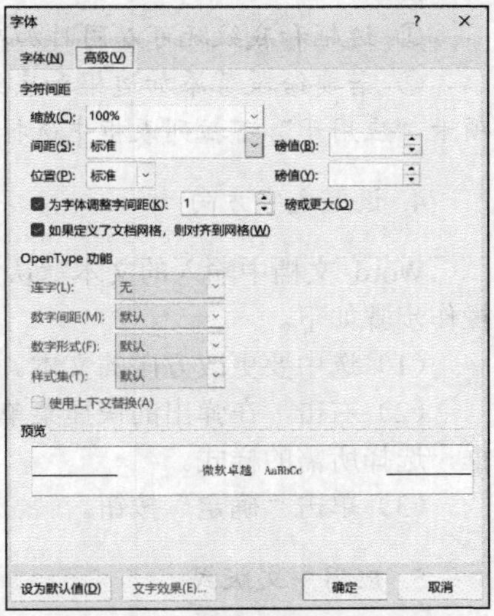

图 3-29　选择“高级”选项卡

3. 给文本添加边框和底纹

给文本添加边框和底纹的一般操作步骤如下。

（1）选中要添加边框和底纹的文本。

（2）单击“设计”｜“页面背景”｜“页面边框”按钮，打开图 3-30 所示的“边框和底纹”对话框。

（3）在“页面边框”选项卡的“设置”“样式”“颜色”“宽度”“艺术型”下拉列表中选择所需的参数。

（4）在“应用于”下拉列表中选择“整篇文档”选项。

（5）在预览框中可查看效果，确认无误后单击“确定”按钮。

（6）如果要添加“底纹”，则选择“底纹”选项卡，如图 3-31 所示。在该选项卡中选中底纹的颜色和样式，在“应用于”下拉列表中选择“文字”选项，在预览框中查看效果，确认无误后单击“确定”按钮。

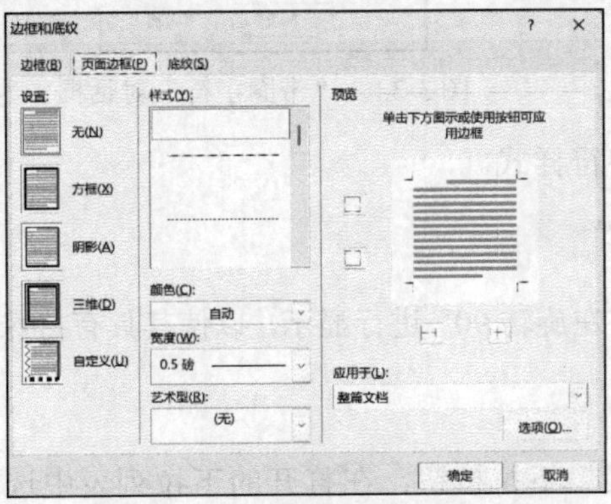

图 3-30　“边框和底纹”对话框

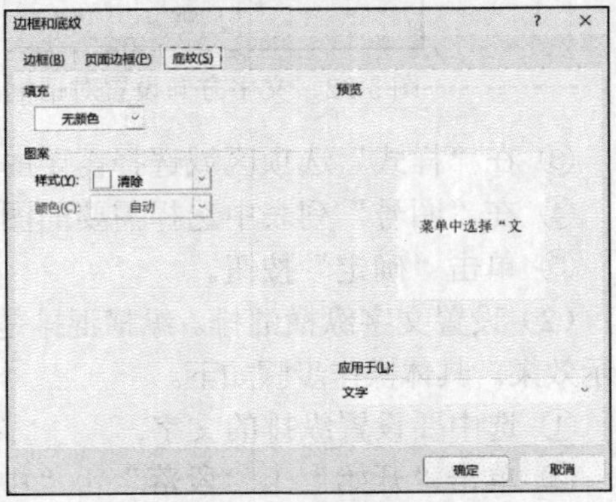

图 3-31　选择“底纹”选项卡

提示:

① 边框和底纹既可以同时加在文本上，也可单独添加。

② 若要给段落添加边框和底纹，那么在上述操作中，应在“边框”和“底纹”选项卡“应用于”下拉列表框中选择“段落”选项。

4. 设置文字方向

Word 文档中输入的文本默认为横向，用户可根据实际需要更改文字的方向。具体操作步骤如下。

（1）选中要更改方向的文本。

（2）右击，在弹出的快捷菜单中选择“文字方向”命令，弹出图 3-32 所示的对话框，选择所需的样式。

（3）单击“确定”按钮。

5. 应用中文版式

在 Word 中，还可以为文字应用中文版式。

（1）给文字加上带圈字符。带圈字符是指在字符的外面加上圆形、矩形等形状的边框加以强调，如“㊀㊁”。具体操作步骤如下。

① 选中要加带圈字符的文字。

② 单击“开始”｜“字体”｜“带圈字符”按钮，弹出“带圈字符”对话框，如图 3-33 所示。

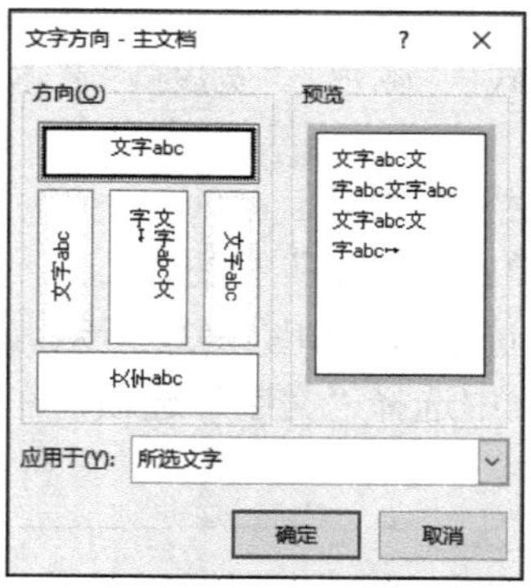

图 3-32　文字方向设置对话框

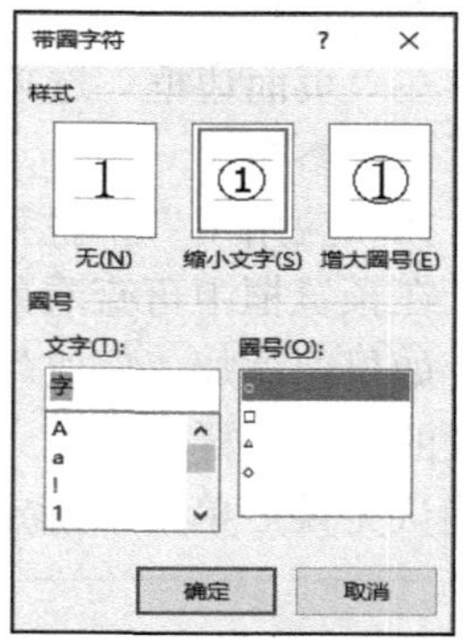

图 3-33　“带圈字符”对话框

③ 在“样式”选项区域选择需要的带圈字符样式。

④ 在“圈号”列表中选择需要的圈号样式。

⑤ 单击“确定”按钮。

（2）设置文字纵横混排。纵横混排是指文字左旋转 90° 进行显示，以使其具有特殊的显示效果。具体操作步骤如下。

① 选中要设置纵排的文字。

② 单击“开始”｜“段落”｜“中文版式”下拉按钮，在打开的下拉列表中选择“纵横混排”命令，弹出“纵横混排”对话框，如图 3-34 所示。

③ 单击“确定”按钮，完成制作。

（3）合并字符。合并字符是指将多个字符合并为一个整体，这些字符将被压缩排为两行。例如，可将“宋天宇印”四字压缩为“宋天宇印”。使用合并字符可以制作私印。具体操作步骤如下。

① 选中要合并的字符，如“宋天宇印”。

② 单击“开始”｜“段落”｜“中文版式”下拉按钮，在打开的下拉列表中选择“合并字符”命令，弹出“合并字符”对话框，如图 3-35 所示。

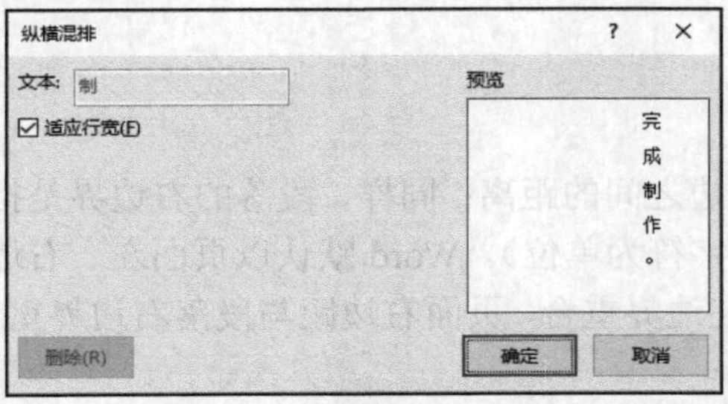

图 3-34　“纵横混排”对话框

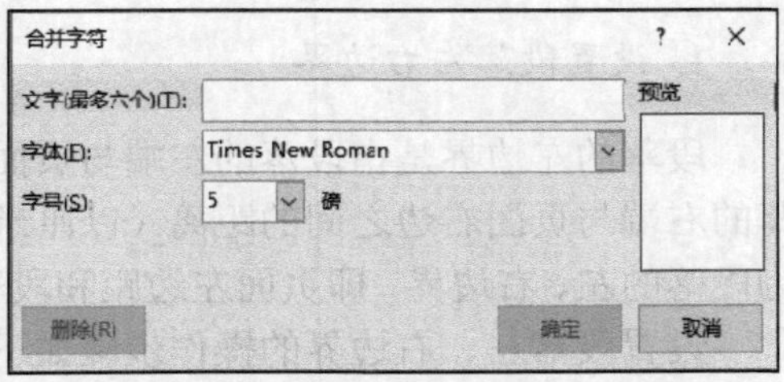

图 3-35　“合并字符”对话框

③ 在“字体”下拉列表中选择相应的字体，如华文行楷；在“字号”下拉列表中选择相应的字号。

④ 单击“确定”按钮，完成制作。

还可以选中合并后的文字，设置字体的颜色和底纹。

（4）双行合一。双行合一是指输入的文字显示为长度相等的上下两列，其高度与一行正常文字相同，如图 3-36 所示。具体操作步骤如下。

① 输入字符，如“刘中华张爱国诚邀”。

② 选择需双行合一的字符“刘中华张爱国”。

③ 单击“开始”｜“段落”｜“中文版式”下拉按钮，在打开的下拉列表中选择“双行合一”命令，弹出“双行合一”对话框，如图 3-37 所示。

④ 单击“确定”按钮，效果如图 3-36 所示。

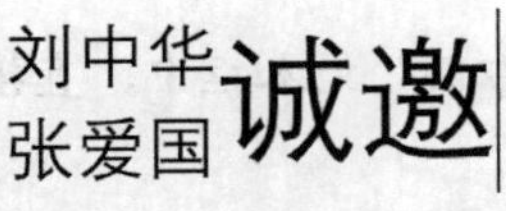

图 3-36　双行合一效果

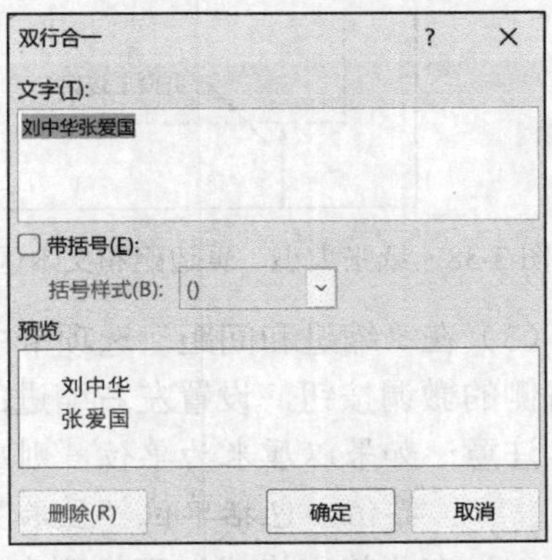

图 3-37　“双行合一”对话框

3.3.2 段落格式化

一篇文章是否简洁、醒目和美观，除了合理的文字格式外，段落的恰当编排也非常重要。

段落是一个独立的格式编排单位，具有自身的格式特征，如左右边界、对齐方式、行距、分栏等，因此可以对其设置独立的格式。

在设置段落格式之前，有必要先了解一下纸张大小、页边距和文本区域，如图 3-38 所示。

1. 设置段落左右边界

段落的左边界是指段落的左端与页面左边之间的距离；同样，段落的右边界是指段落的右端与页面右边之间的距离（以厘米或字符为单位）。Word 默认以页面左、右边界为段落的左、右边界，即页面左边距和段落左边界重合，页面右边距与段落右边界重合。

设置段落左、右边界的操作步骤如下。

（1）选中要设置左、右边界的段落。

（2）右击，在弹出的快捷菜单中选择“段落”命令，弹出“段落”对话框，如图 3-39 所示。

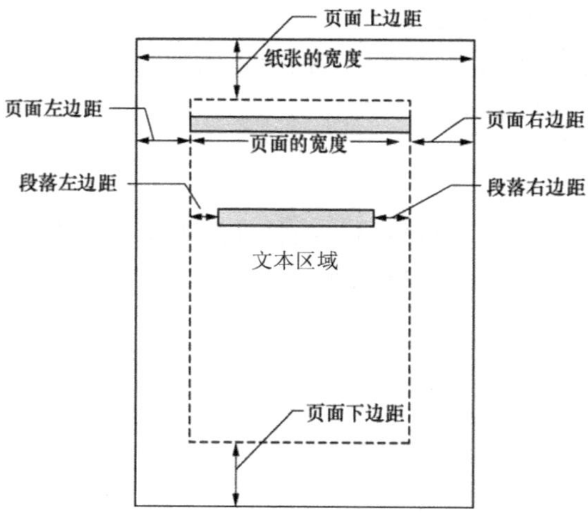

图 3-38　纸张大小、页边距和文本区域示意图

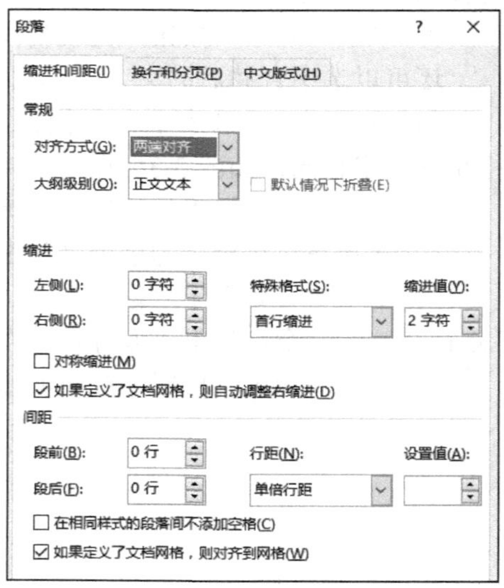

图 3-39　“段落”对话框

（3）在“缩进和间距”选项卡中，单击“缩进”选项区域“左侧”或“右侧”文本框右侧的微调按钮，设置左右缩进的字符数。

注意： 如果以厘米为单位，则应在“左侧”或“右侧”文本框中，直接输入左右边界值，包括单位“厘米”二字。

（4）在“特殊格式”下拉列表中选择“首行缩进”“悬挂缩进”或“无”选项，确定段落首行的格式。

（5）在预览框中查看效果，确认无误后单击“确定”按钮。单击“取消”按钮，则取消本次操作。

2. 设置行距与段间距

初学者常用按 Enter 键插入空行的方法来增加段间距或行距。显然，这并不是一种好方法，也不能完全满足实际需要。实际上，可以通过快捷菜单中的“段落”命令来精确设置段间距和行距。

（1）设置段间距。设置段间距的一般操作步骤如下。

① 选中要改变段间距的段落。

② 右击，在弹出的快捷菜单中选择“段落”命令，弹出“段落”对话框。

③ 在“缩进和间距”选项卡中，单击“间距”选项区域“段前”和“段后”文本框右侧的微调按钮，设置段间距，每按一次增加或减少 0.5 行；也可以在“段前”和“段后”文本框中直接输入数字和单位（如厘米或磅）。“段前”表示所选段落与上一段落之间的距离，“段后”表示所选段落与下一段落之间的距离。

④ 在预览框中查看设置效果，确认无误后单击“确定”按钮。

（2）设置行距。一般情况下，Word 会根据用户设置的字体大小自动调整段落内的行距。有时，输入的内容不满一页，为了使页面显得饱满、美观，可以适当增加字符间距和行距；有时，输入的内容超过了一页（如超出了一二行），为了节省纸张，可以适当减少行距。设置行距的一般操作步骤如下。

① 选中要设置行距的段落。

② 右击，在弹出的快捷菜单中选择“段落”命令，弹出“段落”对话框。

③ 在“缩进和间距”选项卡中，单击“行距”下拉按钮，在打开的下拉列表中选择所需的行距选项。各行距选项的含义如下。

- 单倍行距：设置每行的高度为可容纳这行中最大的字体，并上下留有适当的空隙。这是默认值。
- 1.5 倍行距：设置每行的高度为这行中最大字体高度的 1.5 倍。
- 2 倍行距：设置每行的高度为这行中最大字体高度的 2 倍。
- 最小值：设置 Word 自动调整高度以容纳最大字体。
- 固定值：设置固定的行距，Word 不能调节。
- 多倍行距：允许行距设置为带小数的倍数，如 2.25 倍等。

④ 在预览框中查看设置效果，确认无误后单击“确定”按钮。

3. 设置段落对齐方式

通过“开始”选项卡“段落”选项组中的命令可以设置文字的对齐方式。在 Word 中，文字对齐方式有“两端对齐”“左对齐”“居中”“右对齐”“分散对齐”5 种。“段落”对话框中有 3 个选项卡：缩进和间距、换行和分页、中文版式。其中，在“缩进和间距”选项卡中可以设置缩进、行距和对齐方式等。

4. 给段落添加边框和底纹

给段落添加边框和底纹的方法与给文本添加边框和底纹的方法相同（参见 3.3.1 节

内容），唯一需要注意的是，在“边框”或“底纹”选项卡的“应用于”下拉列表中应选择“段落”选项。

5. 拆分与合并段落

在 Word 中，可以根据需要拆分与合并段落。

（1）拆分段落。简单地说，段落就是以段落标记“↵”作为结尾的一段文字。当输入文本到页面右边界时，Word 会自动换行，每按一次 Enter 键就会插入一个段落标记，并开始一个新的段落，而且新段落的格式设置与前一段相同。

拆分段落的方法：将光标定位到段落中需要拆分的位置，按 Enter 键。

（2）合并段落。如果删除段落标记，那么下一段文本就连接到上一段文本之后，成为上一段文本的一部分，其段落格式与上一段相同。

合并段落的方法：将光标定位到要合并的段落位置，然后按 Delete 键。

6. 复制格式

在“开始”选项卡“剪贴板”选项组中有一个“格式刷”按钮，其作用是将已经设置好的格式复制到其他位置，从而极大地简化了格式设置工作。

格式刷不仅可以复制字符格式，而且可以复制段落格式、项目符号和编号、边框和底纹等其他格式。

如果文档中有多处使用相同的格式，则只需设置好一处，然后使用格式刷将该处的格式复制到其他地方。

使用格式刷复制格式的操作步骤如下。

（1）选中要复制的已设置好格式的内容。

（2）双击“格式刷”按钮。

（3）在需要应用格式处拖动鼠标。

3.3.3 页面格式化

当创建 Word 文档时，Word 预设了一个以 A4 纸为基准的 Normal 模板，用户可根据需要重新设置纸张大小和页边距。此外，还可以给文档添加页眉和页脚、插入页码和分栏等。

1. 页面设置

纸张大小、页边距确定了可用文本区域。文本区域的宽度是纸张的宽度减去左、右页边距，文本的高度是纸张的高度减去页面上、下页边距。

可以使用“布局”选项卡“页面设置”选项组中的命令设置纸张大小、页边距和方向等。

1）纸张大小的设置

单击“布局”｜“页面布局”选项组右下角的对话框启动器按钮，弹出图 3-40 所示的“页面设置”对话框，选择“纸张”选项卡，在此可以进行纸张大小及方向的设置，如图 3-41 所示。

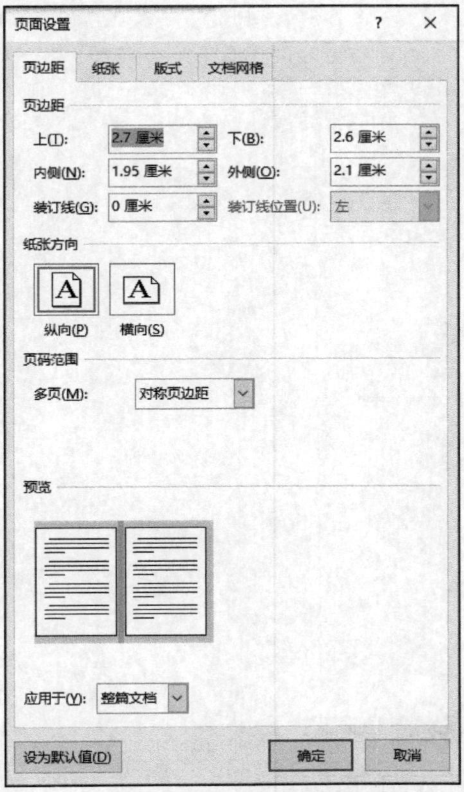

图 3-40　“页面设置”对话框

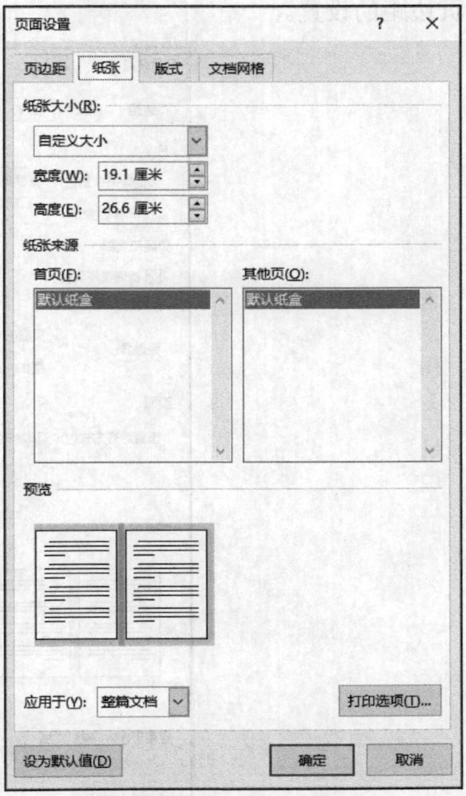

图 3-41　“纸张”选项卡

2）页边距及版式的设置

在“页面设置”对话框的“页边距”选项卡中可设置纸张的上、下、内、外页边距的宽度，以及和装订线的位置和宽度。在“页面设置”对话框的“版式”选项卡中，可设置页眉、页脚距页面边界的位置。

3）应用范围的设置

在“页面设置”对话框各选项卡下方有一个“应用于”下拉列表，在此可选择将页面设置应用于“整篇文档”或“插入点之后”，通常选择应用于“整篇文档”。

2. 页眉、页脚与页码

页眉和页脚位于页面顶部和底部，用于承载与文档相关的注释性信息，这些信息包括但不限于页码、日期、文档标题、单位名称、徽标或图形等附加内容。页眉和页脚仅在页面视图或打印预览模式下可见，普通视图下不显示。页眉和页脚不是随文本输入的，而是通过命令设置的。

1）设置页眉和页脚

在“页面设置”对话框中，选择“版式”选项卡，可进行页眉和页脚的形式及页面垂直对齐方式的设置，如图 3-42 所示。

在“页面设置”对话框中，选择“页边距”选项卡，可进行页眉和页脚距边界位置及页边距的设置。

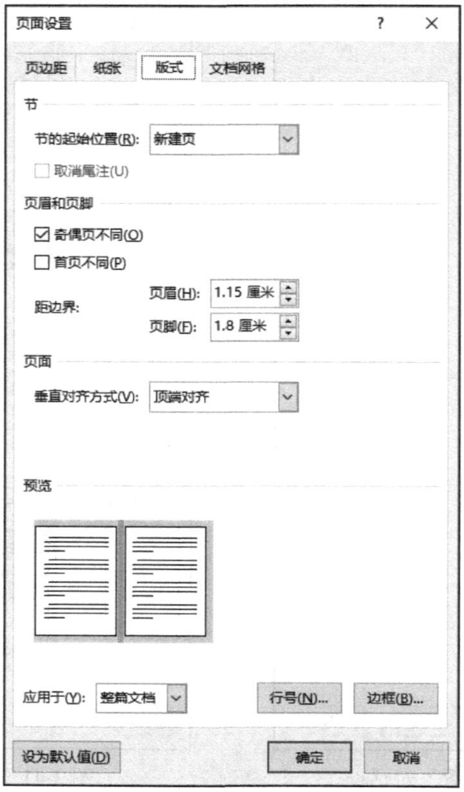

图 3-42 “版式”选项卡

注意：页眉和页脚可进行奇偶页不同及首页不同的设置，具体方法为在“页面设置”对话框的“版式”选项卡中选中“奇偶页不同”或“首页不同”复选框。

2）创建页眉和页脚

（1）单击“插入”｜“页眉和页脚”｜“页眉”或“页脚”按钮，即可插入页眉或页脚，此时文档中原来的内容呈灰色显示，如图 3-43 所示。同时，功能区会显示“页眉和页脚工具-设计”选项卡，如图 3-44 所示。如果在非页面视图模式下执行此命令，则 Word 会自动切换到页面视图。

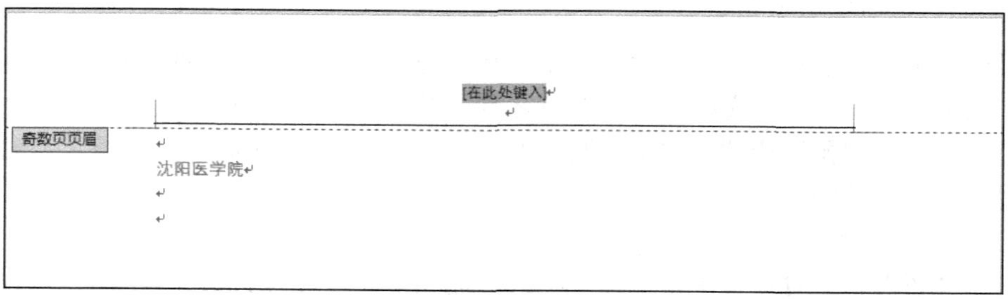

图 3-43 页眉的编辑窗口

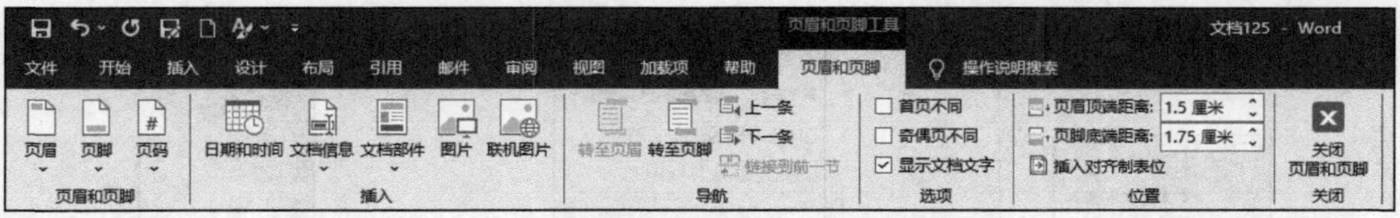

图 3-44　“页眉和页脚工具-设计”选项卡

（2）在页眉编辑窗口中输入页眉文本，或者单击“页眉和页脚”｜“插入”｜“日期和时间”等按钮进行页眉的编辑；单击“页眉和页脚”｜“导航”｜“转至页脚”按钮，切换到“页脚”编辑区，即可进行页脚的编辑。

（3）单击“页眉和页脚工具-设计”｜“导航”｜“上一节”或“下一节”按钮，会显示当前页的上一页或下一页的页眉和页脚。

（4）单击“关闭页眉和页脚”按钮，关闭页眉和页脚的编辑状态，返回原来的视图模式。此时页眉和页脚的内容呈灰色显示。若想对页眉和页脚进行修改，只要双击页眉和页脚处，即可进入相应的编辑、修改状态。

3）设置页码

一般来说，每篇文章都要写入页码。Word 虽然会自动分页，但不会自动为文档添加页码，此时可用页码域插入页码。具体操作步骤如下。

（1）单击“插入”｜“页眉和页脚”｜“页码”下拉按钮，弹出图 3-45 所示的下拉列表。

（2）选择插入页码的位置。可供选择的位置有页面顶端和页面底端。

（3）可在页码位置中选择对齐方式。可供选择的对齐方式有左侧、居中、右侧、内侧和外侧。

（4）在该下拉列表中选择“设置页码格式”命令，弹出图 3-46 所示的“页码格式”对话框。在“编号格式”下拉列表中可设置页码采用的数字格式；如果需要在页码中包含章节号，则可选中“包含章节号”复选框，然后从“章节起始样式”下拉列表中选择页码中包含的标题级别。

注意：只有在页面视图模式下才能显示页码。设置页码后，整个文档的页码会自动设置，而且是连续的。

3. 分栏排版

分栏编辑是文档处理中的重要内容，特别是在报纸、杂志等文档的编辑过程中，分栏编辑是不可缺少的。

1）分栏编辑

（1）如果对整个文档分栏，则将插入点移到文本的任意处；如果对部分段落分栏，则应先选中这些段落。

（2）单击“布局”｜“页面设置”｜“分栏”下拉按钮，弹出图 3-47 所示的下拉列表。

（3）可以直接在该下拉列表中选择所要分隔的栏数，也可以选择下方的“更多分栏”命令，在弹出的“分栏”对话框中进行更详细的设置。

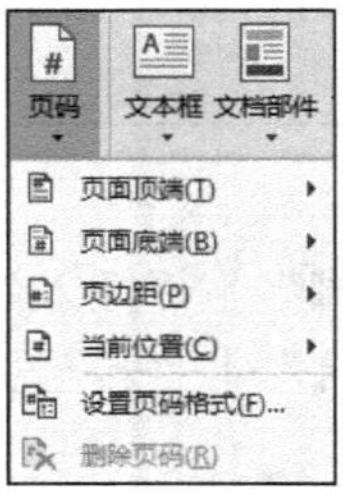

图 3-45 “页码”下拉列表

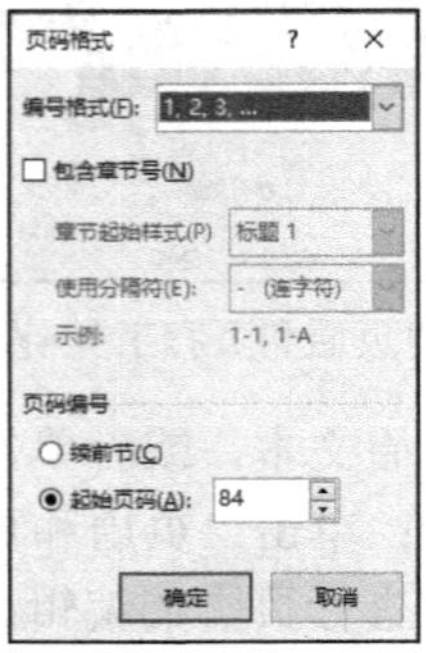

图 3-46 “页码格式”对话框

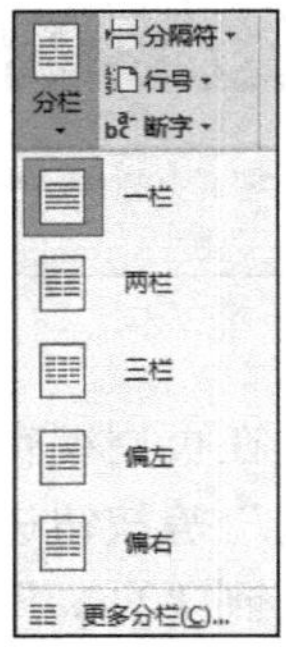

图 3-47 “分栏”下拉列表

（4）在对话框下方的“应用于”下拉列表中可选择将分栏应用于“整个文档”“所选文字”等，视具体情况选定后单击“确定”按钮。

2）设置平衡栏

在设置分栏后，有时可能会出现左侧一栏很长，占据整个页面高度或大部分高度，而右侧一栏很短或没有的情况。要使各栏的长度基本平均，可按以下步骤操作。

（1）将光标定位到需要分栏的文本结尾处。

（2）单击“布局”|“页面设置”|“分隔符”下拉按钮，打开“分隔符”下拉列表。

（3）在“分节符”选项区域选择“连续”类型。

注意：

① 因为各栏宽度之和等于页面宽度，所以如果同时设置栏宽和间距，则应先调整页面宽度。

② 只有在“页面视图”或“打印预览”模式下才能显示分栏效果。

3）取消分栏

取消分栏是指将原来的分栏变为一栏。具体操作步骤如下。

（1）单击“布局”|“页面设置”|“分栏”下拉按钮，打开图 3-47 所示的下拉列表。

（2）选择“一栏”命令，如果其中的“分隔线”已被选择，则选择此命令后取消选择。

（3）单击“确定”按钮，取消原来设定的分栏。

4. 首字下沉

首字下沉是 Word 为文字排版提供的一种功能，有些文章会用首字下沉来替代每段的首行缩进。在 Word 中，设置首字下沉的操作步骤如下。

（1）将插入点移动到要设置或取消首字下沉的段落的任意处。

（2）单击“插入”|“文本”|“首字下沉”下拉按钮，在打开的下拉列表中选择“首字下沉选项”命令，弹出“首字下沉”对话框，如图 3-48 所示，选择首字下沉的方式，如“下沉”或“悬挂”，设置下沉字的字体、所占行数及距正文的距离等，确认无误后单击“确定”按钮。

5. 分页符

当输入的内容填满一页时，Word 会自动插入一个分页符并开始新的一页。有时为了将文档的某一部分内容单独形成一页，需要在特定位置插入分页符，实现人工分页。

插入分页符的操作步骤如下。

（1）将插入点移动到新的一页的开始位置。

（2）选择“布局”｜“页面设置”｜“分隔符”命令，打开图 3-49 所示下拉列表。

（3）选择“分页符”命令，即可完成分页。

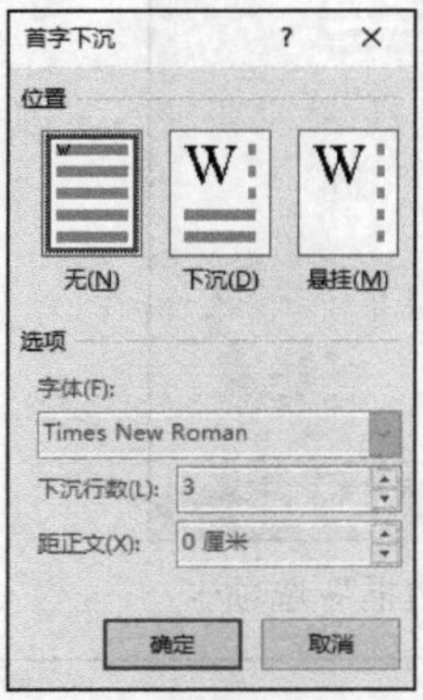

图 3-48　“首字下沉”对话框

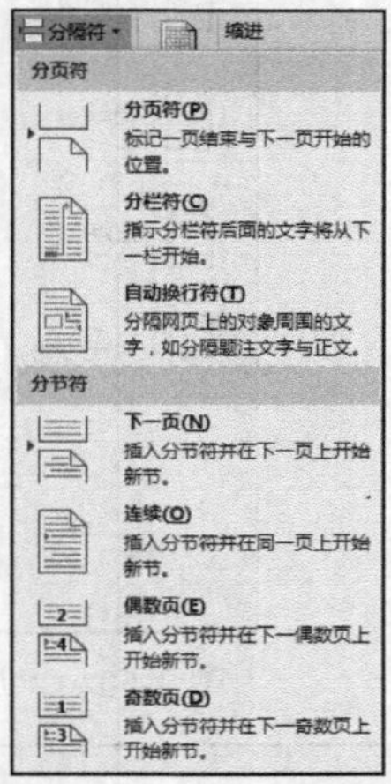

图 3-49　“分隔符”下拉列表

6. 边框和底纹

边框和底纹用于美化文档，使文档看起来更加清晰、美观。边框包括页面边框与文字边框，底纹设置只针对文本而言。给文本添加边框和底纹已在 3.3.1 节中介绍过，在此不再赘述。

给页面添加边框的操作步骤如下。

（1）单击“设计”｜“页面背景”｜“页面边框”按钮，弹出“边框和底纹”对话框，选择“页面边框”选项卡，如图 3-50 所示。

（2）选择样式、颜色、宽度等，在“应用于”下拉列表中选择应用于“整篇文档”。此外，还可以设置艺术型的页面边框。

3.3.4　文档的打印

文档编辑完成后，就可以打印输出了。打印前，可以利用打印预览功能查看排版是否理想，如果不满意，则修改排版到满意为止。

1. 打印预览

利用 Word 的打印预览功能，可以在实际打印之前查看文档的排版效果，主要检查页间的连接是否合理、排版效果是否理想。Word 的打印预览效果与实际打印效果相一致。在实际打印之前进行打印预览不但可以节约纸张，而且可以节省时间。

选择“文件”｜“打印”命令，打开文档打印窗口，如图 3-51 所示。

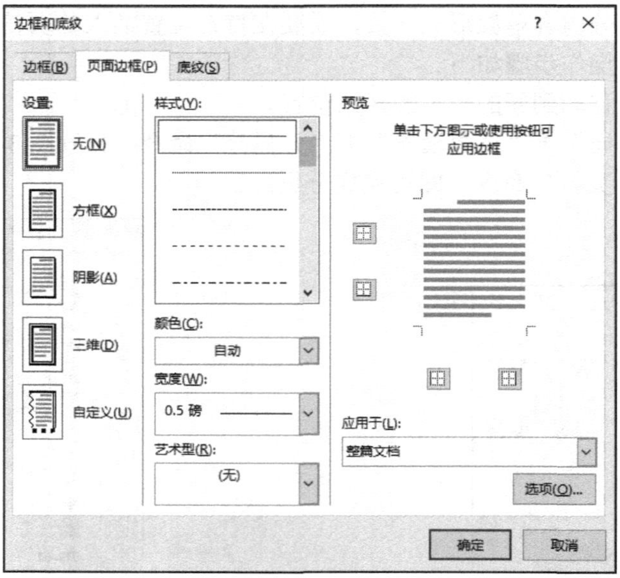

图 3-50 “边框和底纹”对话框的“页面边框”选项卡

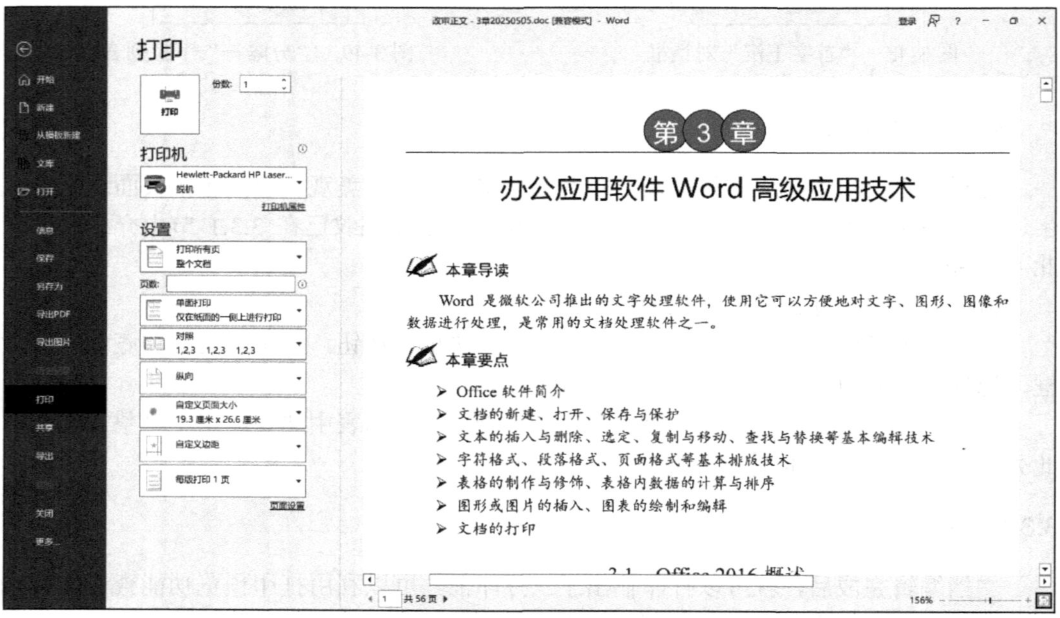

图 3-51 文档打印预览窗口

2. 打印

通过打印预览查看排版效果满意后，就可以打印文档了。打印前，最好先保存文档，以免意外丢失。Word 提供了许多灵活的打印功能，可以打印一份或多份文档，也可以打印文档的某一页或某几页。当然，在打印前，应准备好并启动打印机。

打印文档的操作步骤如下。

（1）选择"文件"｜"打印"命令，打开"打印"窗口，在此可对打印参数进行设置。

（2）设置好打印参数后，单击"打印"按钮，即可打印文档。

参数说明如下。

（1）打印份数。用户可以在"份数"微调框中设置打印份数。

（2）打印范围。Word 2016默认打印文档中的所有页面，单击"打印所有页"下拉按钮，在打开的下拉列表中选择相应的选项，可以对需要的打印页进行设置，如选择"打印当前页"选项，则只打印当前页；选择"自定义打印范围"选项，在其右侧的文本框中可输入打印的页码范围，如"1，3，4，8""2-5"等。

（3）单、双面打印。这也是一项比较有用的功能。系统默认单面纸张逐页打印，用户可以通过选择"单面打印"下拉列表中的"手动双面打印"选项，改为双面打印，此时打印时先打印奇数页，再提示取出打印好的纸张，翻面排好序后放入纸盒再打印偶数页。

在打印窗口中还可以进行纸张大小，横、纵向及页面边距等的设置。

3.4 表格处理

表格是工作和生活中常用的信息表示工具之一，文档处理离不开表格。Word中的表格由一个个单元格构成，这些单元格中可以填写文字和数字，也可以填入图形。

3.4.1 表格的创建

在Word中创建表格的方法有以下3种。

1. 利用菜单命令创建表格

在Word中，利用菜单命令创建表格的操作步骤如下。

（1）将光标定位到将要插入表格的位置。

（2）单击"插入"｜"表格"｜"表格"下拉按钮，在打开的下拉列表中选择"插入表格"命令，弹出"插入表格"对话框，如图3-52所示。

（3）在该对话框中设置好列数和行数后，单击"确定"按钮。

注意：插入表格时，应注意以下两点。

①"'自动调整'操作"的3个单选按钮：固定列宽、根据内容调整表格和根据窗口调整表格的使用。

②"快速表格"中表格样式的使用。

2. 利用工具按钮创建表格

（1）将光标定位到将要插入表格的位置。

（2）单击"插入"｜"表格"｜"表格"下拉按钮，弹出图3-53所示的下拉列表。

（3）按住鼠标左键在表格样式中拖动，选择表格所需的列数和行数后释放鼠标左键，即可在光标处插入所需的表格。

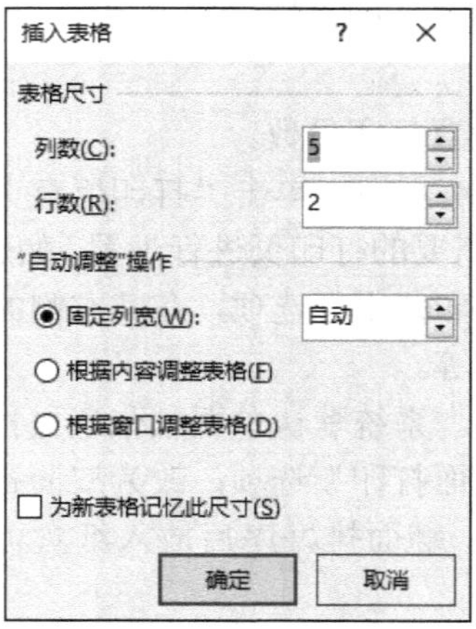

图 3-52 “插入表格”对话框

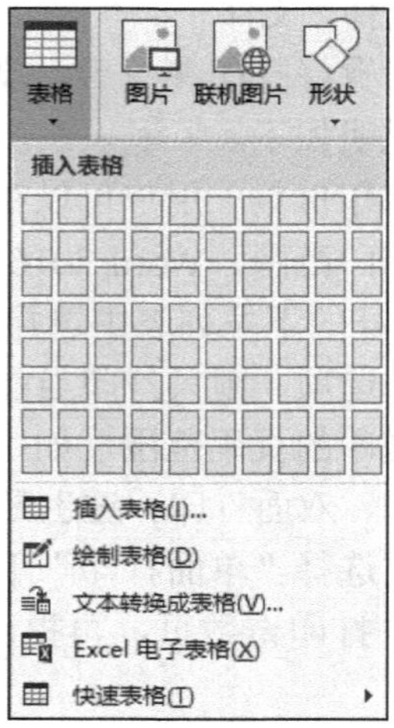

图 3-53 “表格”下拉列表

3. 绘制表格

（1）单击“插入”|“表格”|“表格”下拉按钮，在弹出的下拉列表中选择“绘制表格”命令。

（2）此时光标呈铅笔状，将光标指向需要插入表格的位置，单击拖动鼠标绘制表格的外框。释放鼠标左键后，即成功绘制表格外框。横向拖动鼠标，在外框内绘制表格的行线，纵向拖动鼠标，在外框内绘制表格的列线，效果如图 3-54 所示。

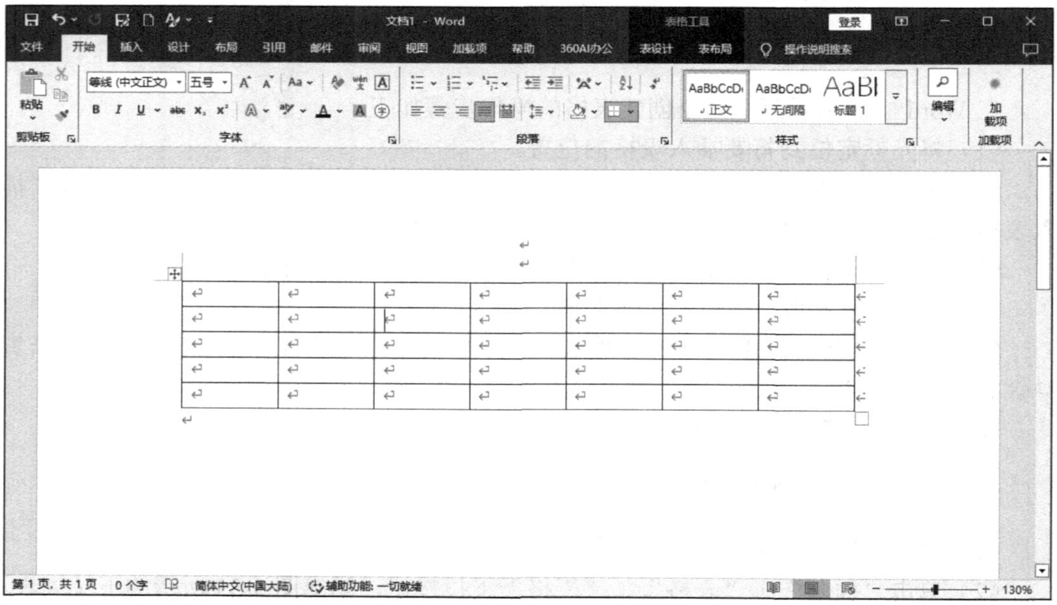

图 3-54 绘制的表格效果

3.4.2　表格的编辑

1. 选中单元格

单元格是表格的基本单位，表格内容的编辑、表格的修改必须先选中单元格。

（1）选中一个单元格：将鼠标指针移动到单元格内侧，当鼠标指针变为黑色箭头状时，单击，即选中整个单元格。

（2）选中一行：将鼠标指针移动到表格一行的左侧，当鼠标指针变为右上箭头状时，单击即可选中该行。

（3）选中一列：将鼠标指针移动到一列表格的上边界，当鼠标指针变为下箭头状时，单击即可选中该列表格。

（4）选中整个表格：将鼠标指针移动到表格内任意位置，此时表格左上角会出现“⊞”图标，直接单击该图标即可快速选中整个表格。

2. 合并和拆分单元格

在 Word 中，用户可以根据需要合并和拆分单元格。

（1）合并单元格：将选中的所有单元格合并为一个单元格，可以是水平方向的合并，也可以是垂直方向的合并。具体操作步骤如下。

① 选中要合并的单元格。

② 单击“表格工具-布局”|“合并”|“合并单元格”按钮。

（2）拆分单元格：将一个单元格拆分为多个单元格。具体操作步骤如下。

① 选中要拆分的单元格。

② 单击“表格工具-布局”|“合并”|“拆分单元格”按钮，弹出“拆分单元格”对话框，如图 3-55 所示，在该对话框中指定要拆分的行数和列数，然后单击“确定”按钮。

3. 插入和删除单元格

在 Word 中，有时还需要插入和删除单元格。

（1）插入单元格，操作步骤如下。

① 选中要插入单元格的单元格。

② 右击，在弹出的快捷菜单中选择“插入”|“插入单元格”命令，如图 3-56（a）所示。

③ 在弹出的“插入单元格”对话框中，选择所需的插入方式，单击“确定”按钮，如图 3-56（b）所示。

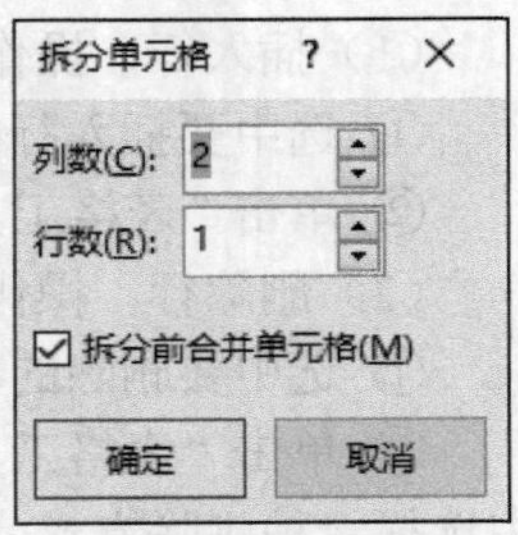

图 3-55　“拆分单元格”对话框

（2）删除单元格，操作步骤如下。

① 选中要删除的单元格。

② 单击“表格工具-布局”|“行和列”|“删除”下拉按钮，打开图 3-57 所示的下拉列表，选择“删除单元格”命令，弹出“删除单元格”对话框。

③ 选择一种删除方式，单击“确定”按钮。

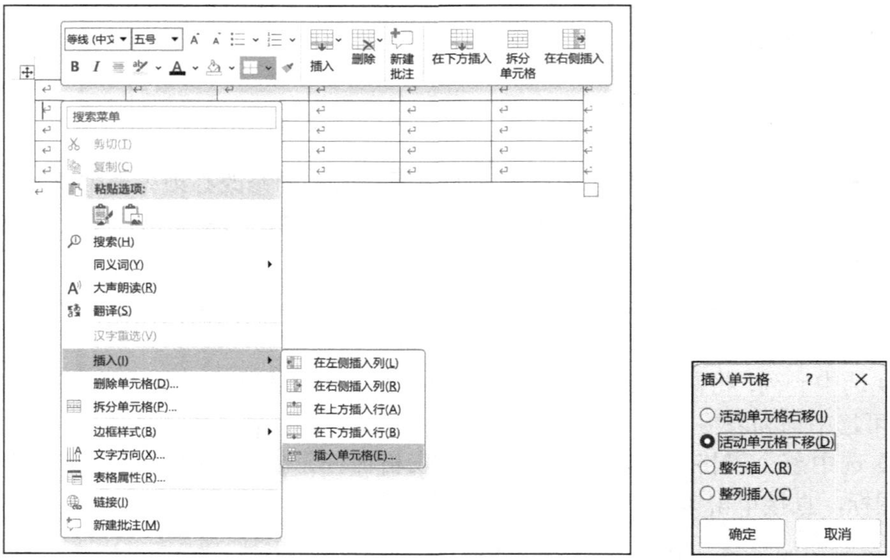

（a）“插入单元格”快捷菜单　　（b）选择插入方式

图 3-56　插入单元格

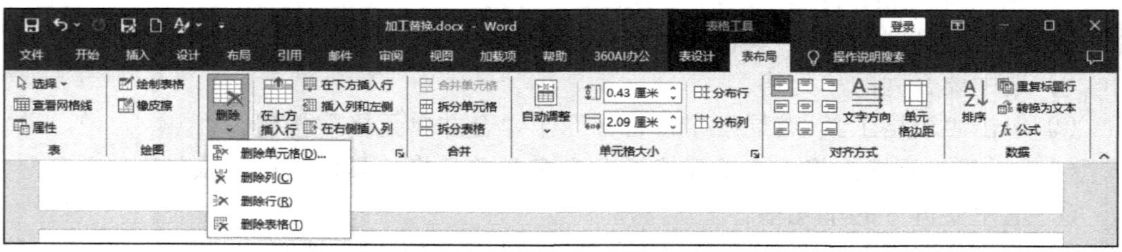

图 3-57　“删除”下拉列表

4. 插入和删除行和列

在 Word 表格中，有时需要插入或删除行和列。

（1）插入行，操作步骤如下。

① 选中要插入行的位置。

② 单击“表格工具-布局”|“行和列”|“在上方插入”或“在下方插入”按钮。

（2）删除行，操作步骤如下。

① 选中要删除的行。

② 单击“表格工具-布局”|“行和列”|“删除”下拉按钮，在打开的下拉列表中选择一种删除方式。

插入列、删除列的操作与插入行、删除行类似，这里不再介绍。

3.4.3　表格的修饰

对于制作完成的表格内容，用户还可以对其设置单元格格式，如设置其中文本的对齐方式等，以使表格达到更好的视觉效果。

1. 设置表格属性

1）设置行高和列宽

在 Word 默认情况下，表格所有行的行高和所有列的列宽是相等的，用户可根据自己的需要调整表格的行高和列宽。下面以调整表格的行高为例，说明具体的调整步骤。

（1）选中要调整的行。

（2）单击“表格工具-布局”｜“表”｜“属性”按钮，弹出图 3-58 所示的“表格属性”对话框。

（3）选择“行”选项卡，如图 3-59 所示。

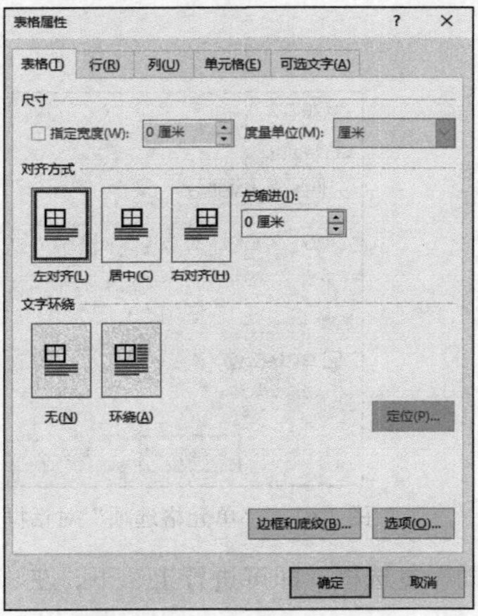

图 3-58　“表格属性”对话框

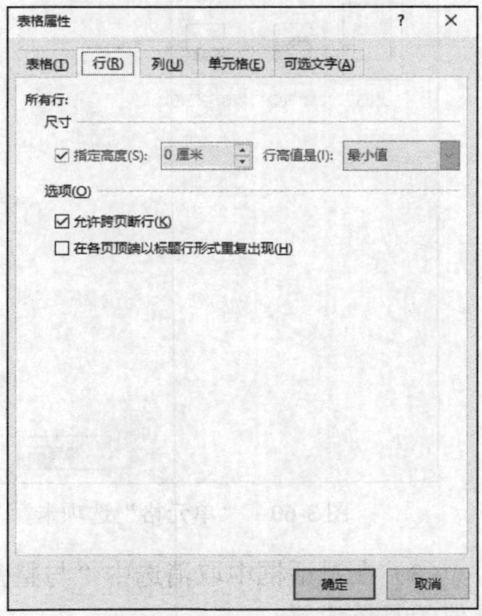

图 3-59　“表格属性”对话框的“行”选项卡

（4）选中“指定高度”复选框，可进行具体行高的设置。

（5）设置完毕后，单击“确定”按钮。

2）设置表格的对齐方式

在 Word 中，插入的表格默认为左对齐，用户可根据需要进行相应的调整。具体操作步骤如下。

（1）选中表格。

（2）在图 3-58 所示的“表格属性”对话框中选择“表格”选项卡，在“对齐方式”选项区域选择相应的对齐方式，如左对齐。

（3）单击“确定”按钮。

提示： 在“表格属性”对话框的“表格”选项卡中选中“指定宽度”复选框后，还可对整个表格的宽度进行设置。

2. 设置单元格边距

用户可通过调整单元格边距来调整单元格中的内容在单元格中所处的位置，具体操作步骤如下。

（1）选中要设置边距的单元格。

（2）在“表格属性”对话框中选择“单元格”选项卡，如图 3-60 所示，单击“选项”按钮，弹出图 3-61 所示的“单元格选项”对话框。

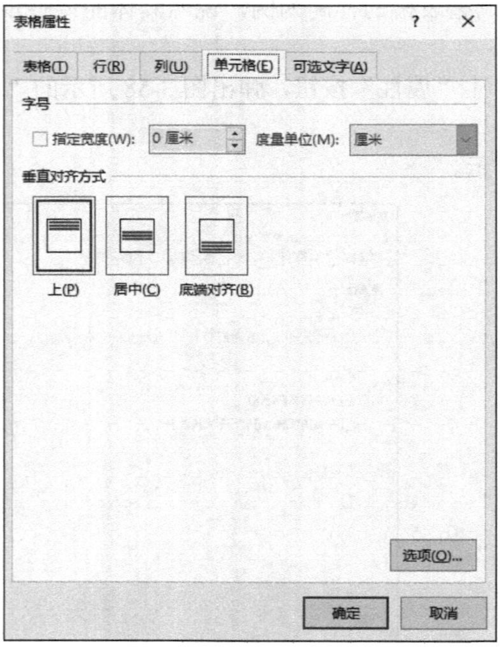

图 3-60 “单元格”选项卡

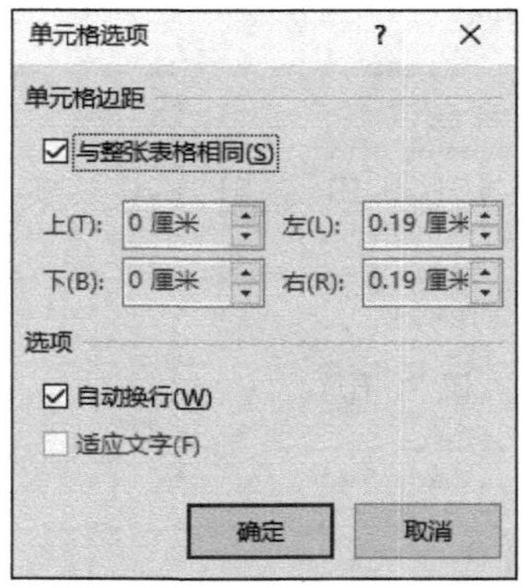

图 3-61 “单元格选项”对话框

（3）在对话框中取消选中“与整张表格相同”复选框，即可进行上、下、左、右边界值的具体设置。

（4）单击“确定”按钮。

3. 设置表格中文本的对齐方式

表格中的文字同样可以采用类似文档文本排版的方法进行如字体、字号、字形、颜色，以及左对齐、右对齐、居中对齐等设置。此外，选中文本后，也可以选择“表格工具-布局”|“对齐方式”选项组中的命令，设置表格中文本的对齐方式，如图 3-62 所示。

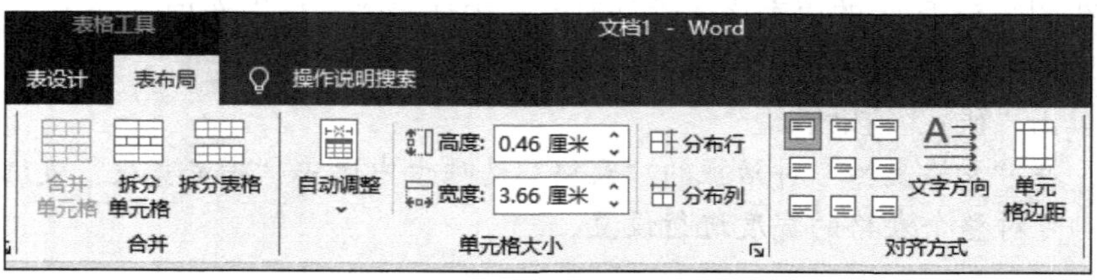

图 3-62 设置表格中文本的对齐方式

4. 设置表格边框和底纹

表格制作、编辑完成后，通常还需要做进一步的修饰处理，如设置边框和底纹等。具体操作步骤如下。

（1）选中要设置边框（底纹）的表格部分。

（2）选择“表格工具-表设计”｜“边框”｜“边框样式”等相关命令，分别做相应设置。

（3）单击“确定”按钮。

提示： 单击“表格工具-表设计”｜“表格样式”｜“底纹”下拉按钮，在打开的下拉列表中选择相应命令可以设置底纹样式。

5. 表格自动套用格式

设置表格格式，可以使表格美观漂亮。Word 提供了多种预置的表格格式，用户可以方便地套用这些格式。具体操作步骤如下。

（1）将光标定位到表格任一单元格中。

（2）单击“表格工具-表设计”｜“表格样式”｜“其他”下拉按钮，在打开的表格样式库中选择“修改表格样式”命令，弹出“修改样式”对话框，如图 3-63 所示。

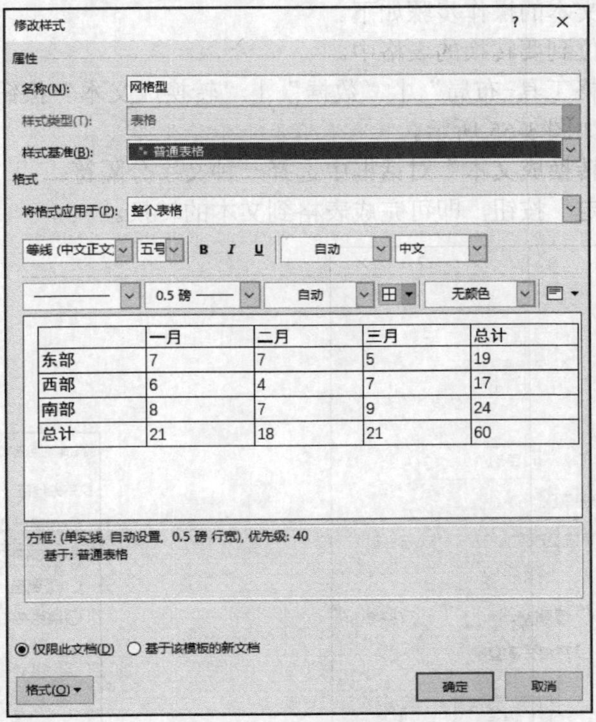

图 3-63 “修改样式”对话框

（3）在“样式基准”下拉列表中选择所需的样式。

（4）单击“确定”按钮。

3.4.4 表格和文本的转换

在 Word 中，表格和文本之间可以方便地进行相互转换，用相同的信息资源实现不同的工作目的。

1. 文本转换为表格

需要转换的文本在排列上应该有一定的规律，要求各个文本的分隔符相同。将文本转换为表格的操作步骤如下。

（1）选中需要转换的文本。

（2）单击“插入”｜“表格”｜“表格”下拉按钮，在打开的下拉列表中选择“文本转换成表格”命令，弹出“将文字转换成表格”对话框，如图 3-64 所示。

（3）在“表格尺寸”选项区域设置需要转换的行列数，在“‘自动调整’操作”选项区域设置转换后表格宽度方式，在“文字分隔位置”选项区域选择需要设置的间隔符号。

（4）单击“确定”按钮，完成文本到表格的转换。

2. 表格转换为文本

将表格转换为文本的操作步骤如下。

（1）将光标定位到要转换的表格中。

（2）单击“表格工具-布局”｜“数据”｜“转换成文本”按钮，弹出“表格转换成文本”对话框，如图 3-65 所示。

（3）在“表格转换成文本”对话框中选择一种文字分隔符。

（4）单击“确定”按钮，即可完成表格到文本的转换。

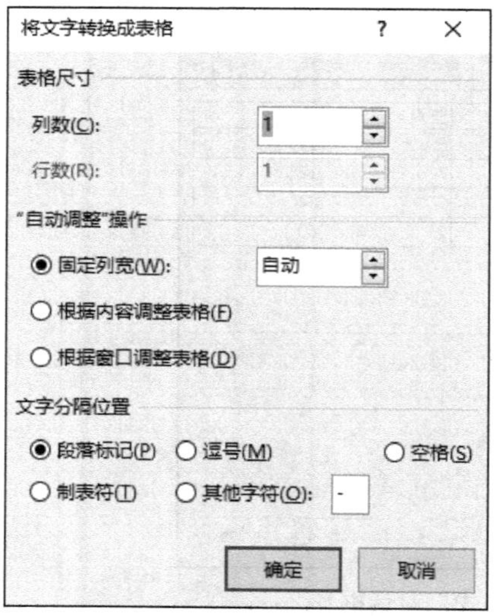

图 3-64 “将文字转换成表格”对话框

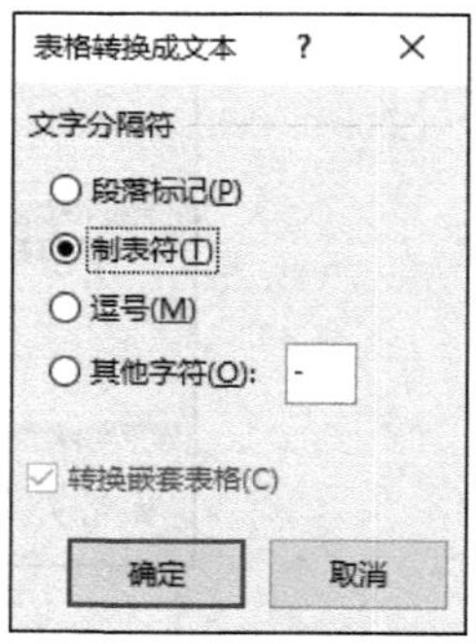

图 3-65 “表格转换成文本”对话框

3.4.5　表格内的数据处理

1. 表格内数据的计算

在 Word 中，还可以对表格中的数据进行一些简单的处理，如求和、求平均值、求乘积等。在表格中进行计算的操作步骤如下。

（1）将光标定位到要存放计算结果的单元格中。

（2）单击“表格工具-布局”|“数据”|“公式”按钮，弹出“公式”对话框，如图 3-66 所示。

（3）既可以在“粘贴函数”下拉列表中选择相关的计算公式，也可以在“公式”文本框中输入计算公式。

（4）在“编号格式”下拉列表中选择一种所需的数字格式。

（5）单击“确定”按钮。

提示：求和函数为 SUM；求平均函数为 AVERAGE；求乘积函数为 PRODUCT。

2. 表格内数据的排序

Word 提供了排序功能，用户可以对表格中的内容按照不同的依据进行排序。需要注意的是，待排序表格中不能存在合并的单元格，否则无法进行排序。

对表格内数据进行排序的操作步骤如下。

（1）选中需要排序的表格或将光标定位到待排序表格的任一单元格内。

（2）单击“表格工具-布局”|“数据”|“排序”按钮，弹出“排序”对话框，如图 3-67 所示。

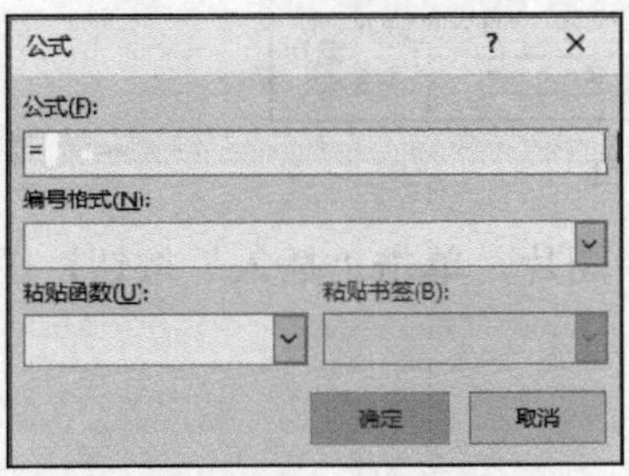

图 3-66　“公式”对话框

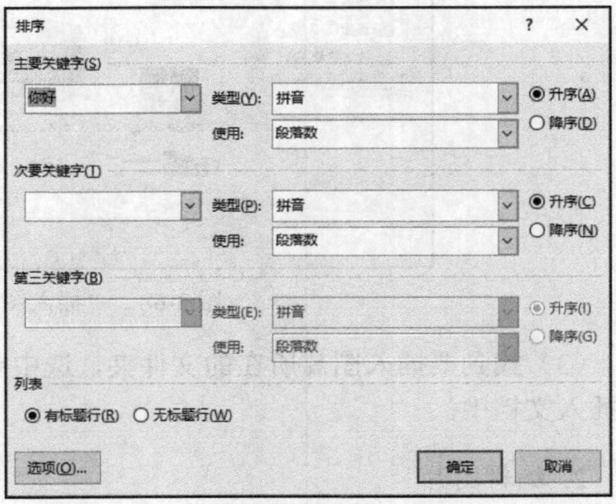

图 3-67　“排序”对话框

（3）在“主要关键字”选项区域选择作为主要关键字排序依据的列名称。

（4）在“类型”下拉列表中选择该列数据的类型（可选数字、拼音、日期等）。

（5）选中“升序”或“降序”单选按钮。

（6）单击“确定”按钮。

注意：在“排序”对话框的“列表”选项区域，若选中“无标题行”单选按钮，则表示标题字段参与排序；若选中“有标题行”单选按钮，则标题字段不参与排序。

3.5 图文混排

图文混排是 Word 的特色功能之一，在文档中适当地加入图片、图形、艺术字等内容，制作出图文并茂的文档，可以使文档的内容更加丰富多彩、生动形象，也更具可读性。

3.5.1 图片的插入与编辑

1. 插入图片

在 Word 中，插入图片的操作步骤如下。

（1）将光标定位到要插入图片的位置。

（2）单击“插入”｜“插图”｜“图片”按钮，弹出“插入图片”对话框，如图 3-68 所示。

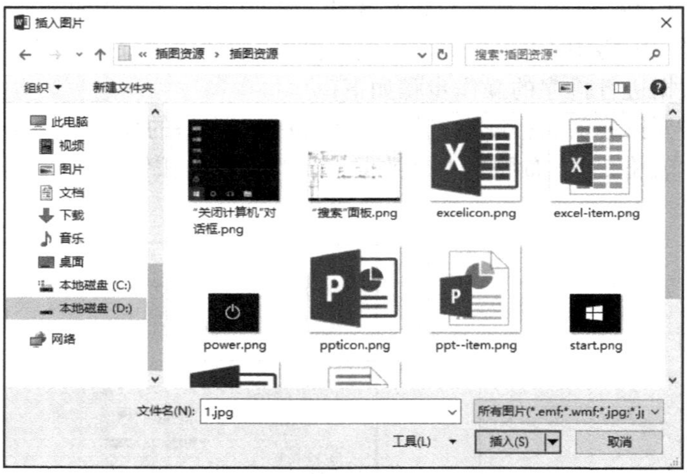

图 3-68 “插入图片”对话框

（3）找到要插入图片所在的文件夹，选中要插入的图片，单击“插入”按钮，图片即插入文档中。

2. 编辑图片

图片插入 Word 文档中后，可以利用“图片工具”选项卡中的命令，对图片进行编辑操作。在对图片进行编辑之前，必须先选中该图片。选中图片后其四周会出现 8 个尺寸控制点，同时会在功能区显示“图片工具”选项卡，如图 3-69 所示。

（1）设置图片版式。单击“图片工具-图片格式”｜“排列”｜“环绕文字”按钮，在打开的下拉列表中选择一种需要的排列方式，如图 3-70 所示；或者在选中的图片上右击，在弹出的快捷菜单中选择“设置图片格式”命令，打开图 3-71 所示的“设置图片格式”窗格，在此窗格内可以设置图片的大小、颜色、版式等。

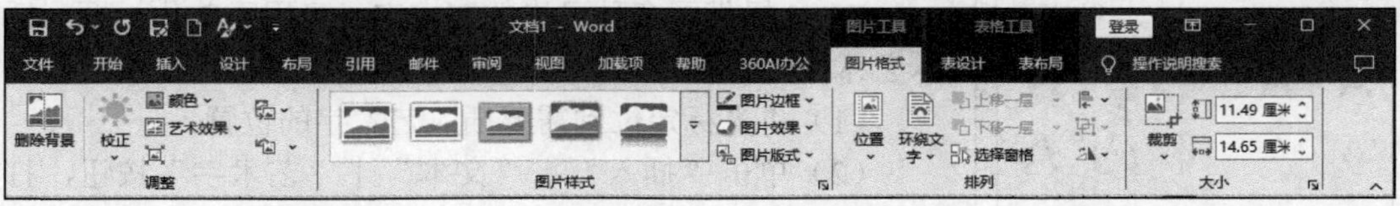

图 3-69　“图片工具”选项卡

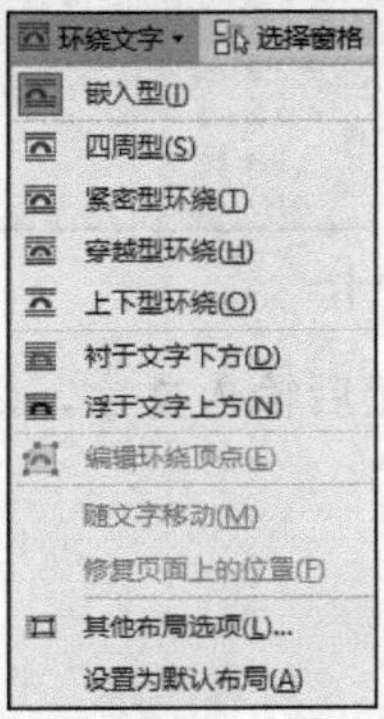

图 3-70　“环绕文字”下拉列表

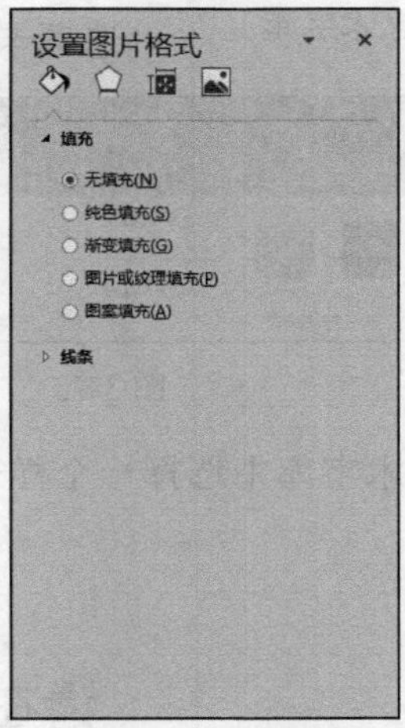

图 3-71　“设置图片格式”窗格

（2）调整图片大小。选中图片，把鼠标指针悬于尺寸控制点上，当鼠标指针变成双向箭头状时，拖动，即可调整图片的大小。

（3）裁剪图片。改变图片的大小并不改变图片的内容，只是按比例放大或缩小图片。如果要裁剪图片中某一部分，可以使用“图片工具-图片格式”选项卡“大小”选项组中的“裁剪”命令实现。具体操作步骤如下。

① 选中所要裁剪的图片，此时图片周围出现 8 个尺寸控制点。

② 单击“图片工具-图片格式”｜“大小”｜“裁剪”按钮，将鼠标指针悬于图片的尺寸控制点上，然后根据指针方向拖动鼠标，即可裁去图片中不需要的部分。如果拖动鼠标的同时按住 Ctrl 键，可以对称裁剪图片。

提示：单击自定义快速访问工具栏上的“撤销”按钮可撤销所做的裁剪操作。

（4）重设图片。如果对图片的格式设置不满意，可以在选中图片后，单击“图片工具-图片格式”｜“调整”｜“重设图片”按钮，取消前面所做的设置，将图片恢复到插入时的状态。

（5）复制和删除图片。复制图片的操作步骤如下。

① 选中要复制的图片。

② 单击“开始”｜“剪贴板”｜“复制”按钮。

③ 移动插入点到图片副本所需的位置，单击“粘贴”按钮。

删除图片的操作比较简单，只需选中要删除的图片，然后按 Delete 键。

3.5.2 艺术字的插入与编辑

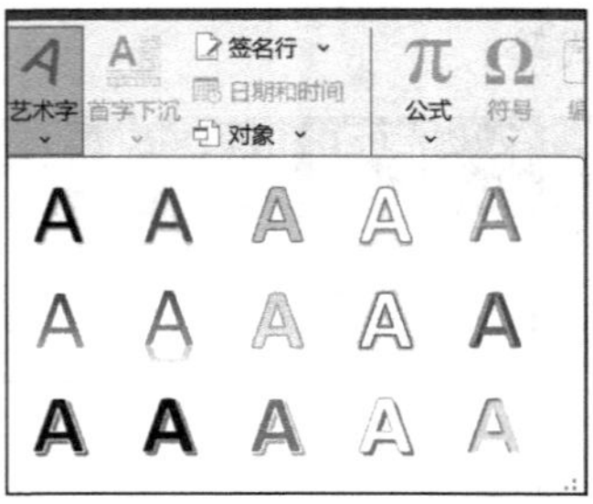

图 3-72 艺术字库

Word 提供了多种风格的艺术字，可用于美化标题。插入艺术字的操作步骤如下。

（1）将光标定位到需要插入艺术字的位置。

（2）单击“插入”｜“文本”｜“艺术字”按钮，打开艺术字库，如图 3-72 所示，在此可以选择所需的艺术字样式。选择样式后，功能区会出现“绘图工具-形状格式”选项卡，如图 3-73 所示。

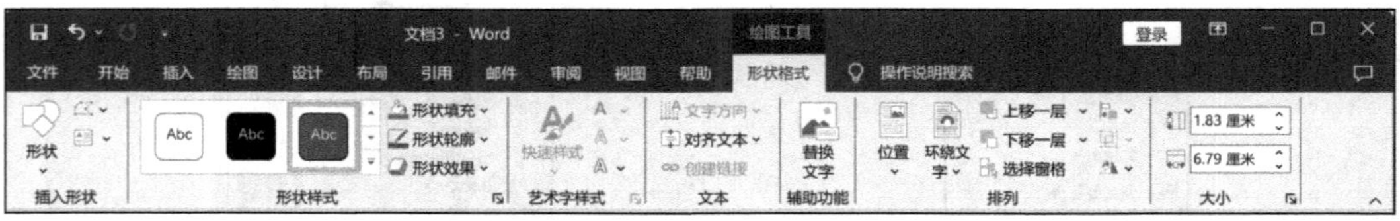

图 3-73 “绘图工具-形状格式”选项卡

（3）在艺术字库中选择一个样式，如图 3-74 所示，然后输入文字，还可设置艺术字的字体和字号。

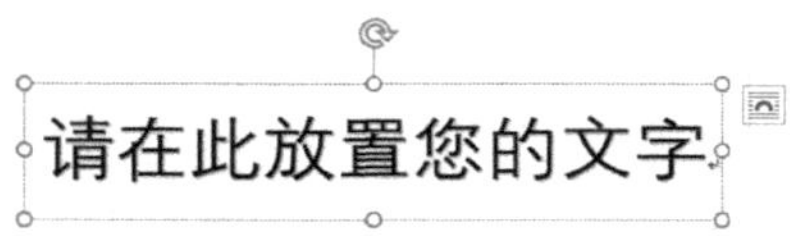

图 3-74 输入艺术字

3.5.3 图形的绘制与修饰

在 Word 中，还可绘制和修饰图形，绘制图形的操作步骤如下。

（1）单击“插入”｜“插图”｜“形状”下拉按钮，打开图 3-75 所示的下拉列表。此时，将鼠标指针指向相应的图标会出现相应的功能提示。

（2）在下拉列表中选择需要的图形，拖动鼠标调整到合适的大小，即可绘制该图形。

图形绘制完后，还可对图形进行修饰，使其更符合需要。下面以箭头的修饰为例，介绍图形的修饰步骤。

（1）单击“插入”｜“插图”｜“形状”下拉按钮，在打开的下拉列表中选择绘制一个横向箭头。

（2）单击“绘图工具-形状格式”｜“插入形状”｜“编辑形状”下拉按钮，在打开的下拉列表中选择“编辑顶点”命令，按住 Ctrl 键的同时单击箭头线的任意位置，可添加一个顶点，拖动顶点即可将其改变为其他的样子。

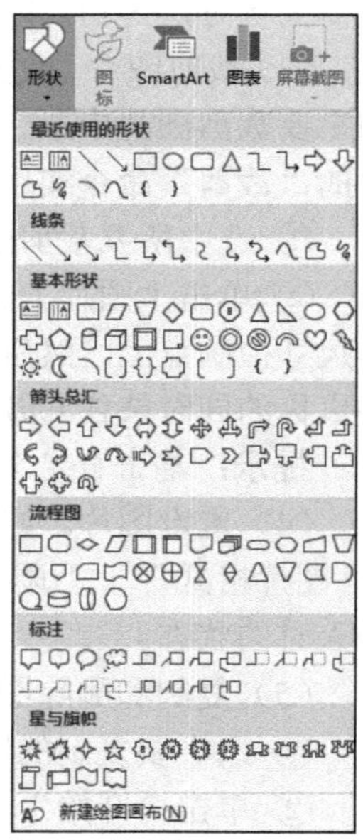

图 3-75 “形状”下拉列表

提示：

① 如果要固定圆心，可单击圆心位置，按住 Ctrl 键的同时向外拖动鼠标。

② 如果多次使用同一个绘图工具绘图，则双击该工具按钮。

③ 按住 Shift 键的同时拖动鼠标，可以绘制一个标准圆形。例如，使用椭圆按钮时，按住 Shift 键可绘制出圆。

3.5.4 文本框的使用

文本框是一个可以进行独立处理的矩形区域，其中可以放置文本、图形、表格等内容，其中的内容可以随框架的移动而移动。

插入文本框的操作步骤如下。

（1）单击“插入”|“文本”|“文本框”下拉按钮，在打开的下拉列表中选择“绘制文本框”命令。

（2）将呈十字状的鼠标指针移动到文档中要插入文本框区域的左上角，拖动鼠标到要插入文本框区域的右下角，然后释放鼠标左键。

（3）在文本框中可以编辑文字或插入图片。

在 Word 中，文本框中的文字可以使用“开始”选项卡中的命令进行编辑，文本框的版式、颜色、形状等也可使用“绘图工具-形状格式”选项卡中的命令进行调整。

3.5.5 插入 SmartArt 图形

SmartArt 包括图形列表、流程图及更为复杂的图形，能以直观的方式交流信息。插入 SmartArt 图形与插入图片、形状的步骤基本一致，单击“插入”|“插图”|“SmartArt”按钮弹出“选择 SmartArt 图形”对话框，选择需要的 SmartArt 图形，如图 3-76 所示。在“选择 SmartArt 图形”对话框中一共有 7 个类型。其中列表用于创建无序信息的图示；流程用于创建工作过程中演示步骤的图示；循环用于创建持续循环的图示；层次结构用于创建组织结构、关系的图示；关系用于展示两个或多个元素之间的连接或相互作用；矩阵用于创建部分与整体关系的图示；棱锥图用于创建各部分比例或者层次信息的图示。

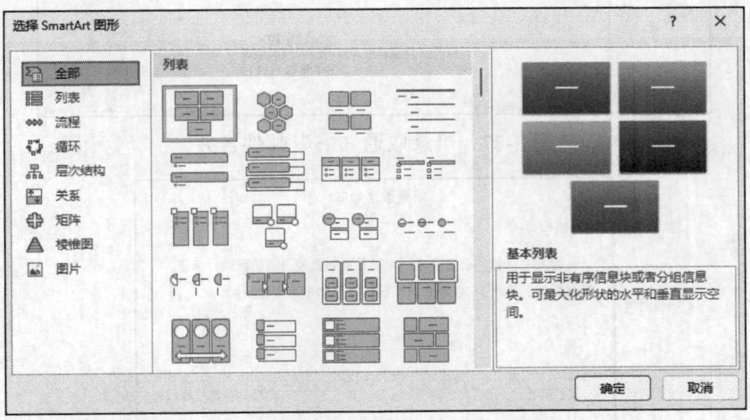

图 3-76　“选择 SmartArt 图形”对话框

3.6 邮件合并

在日常的工作事务中，许多文件、信函、公文文档等具有相同的格式，所不同的只是个别的属性，如人名。对于这样的文档，如果逐一去设计、填写会显得烦琐。Word 的邮件合并功能为处理这样的事务提供了方便。

使用邮件合并功能可以方便地完成类似这样的工作，其基本思路如下。

（1）在一个文档中编写信函的主要内容，称为“主文档”。

（2）在另一个文档中创建一个规则的表格，在表格内输入收信人的信息，如姓名、工作单位、性别、职务、通信地址等，称为“数据源”。

（3）依次从“数据源”中读取每个收信人的信息和“主文档”的内容，将二者合并在一起，生成给每个收信人的信函，并写入一个新文档中。

（4）新文档中包含了发给每个收信人的信函，将其打印出来即可。

由此可见，邮件合并操作涉及 3 个文档，比较复杂，但只要理解邮件合并的思路，操作起来并不难。使用邮件合并功能，可以极大地提高工作效率。

3.6.1 需要新建数据源的邮件合并

例如，制作图 3-77 所示的录取通知书，只需先制作表 3-1 所示的数据源及图 3-78 所示的录取通知书样式，然后进行邮件合并。

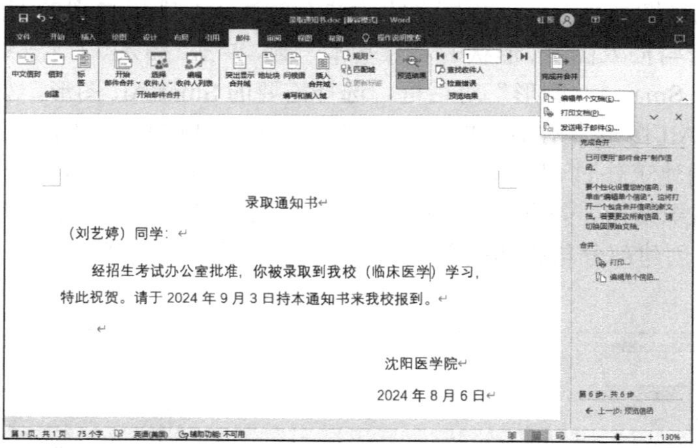

邮件合并

图 3-77 “录取通知书”邮件合并

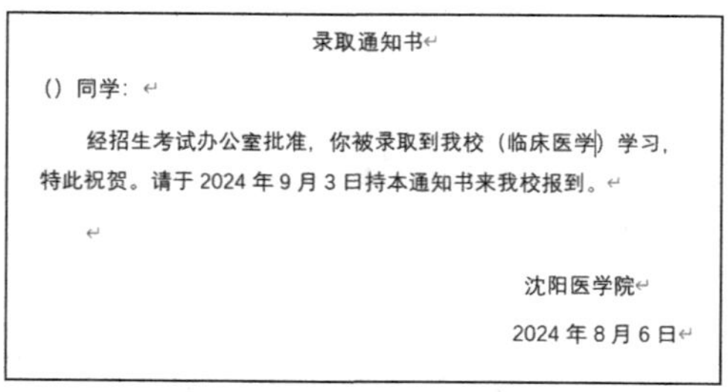

录取通知书

（）同学：

经招生考试办公室批准，你被录取到我校（临床医学）学习，特此祝贺。请于 2024 年 9 月 3 日持本通知书来我校报到。

沈阳医学院

2024 年 8 月 6 日

图 3-78 录取通知书样式

表 3-1　数据源

姓名	专业	姓名	专业
刘艺婷	临床医学	刘文杰	护理学
周子涵	预防医学	邢宇峰	医学检验技术

1. 建立主文档

邮件合并的第一步是创建主文档，具体操作步骤如下：单击“邮件”｜“开始邮件合并”｜“开始邮件合并”下拉按钮，在打开的下拉列表中选择“邮件合并分布向导”命令，打开“邮件合并”窗格，如图 3-79 所示。

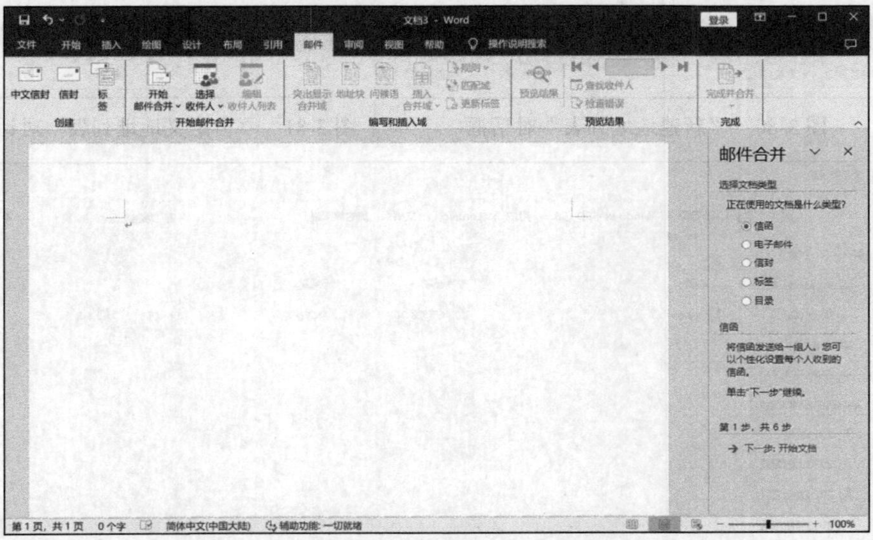

图 3-79　“邮件合并”窗格

2. 创建数据源

为了在主文档中添加数据信息，还必须创建一个数据源。具体操作步骤如下。

（1）在“邮件合并”窗格中，选择“信函”单选按钮，单击“下一步：开始文档”按钮，选择“使用当前文档”单选按钮，单击“下一步：选择收件人”按钮，选择“键入新列表”单选按钮，单击“下一步：撰写信函”按钮，弹出“新建地址列表”对话框，如图 3-80 所示。

（2）修改所需要的域名。例如，此域名有“名字”和“专业”两列。在“新建地址列表”对话框中，单击“自定义列”按钮，弹出图 3-81 所示的“自定义地址列表”对话框，修改或添加所需的列名，如“名字”和“专业”，单击“确定”按钮保存列设置。

（3）在“新建地址列表”对话框中，输入相应的数据。输入一条数据后单击“新建条目”按钮，再输入第二条数据，依次类推，直至数据输入完毕。

（4）单击“确定”按钮，弹出“保存通讯录”对话框，在对话框中选择数据源存放位置，并输入数据源的名称，如“录取通知名单”，单击“保存”按钮，如图 3-82 所示。

（5）单击“确定”按钮，弹出“邮件合并收件人”对话框，如图 3-83 所示，单击

“确定”按钮。

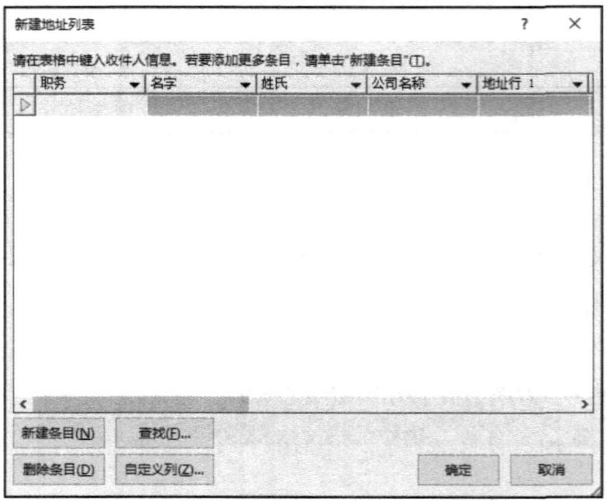

图 3-80 “新建地址列表”对话框

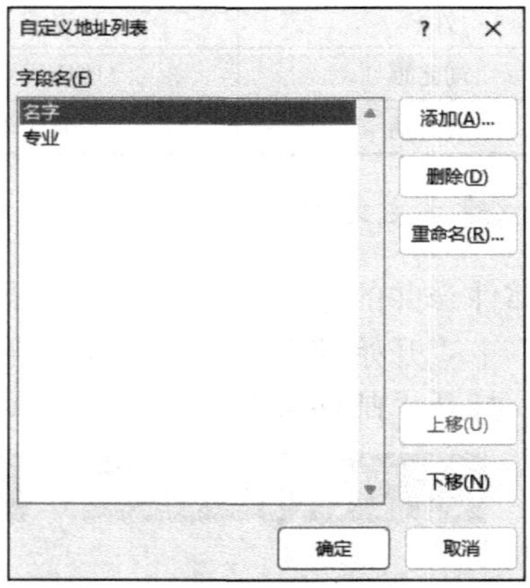

图 3-81 “自定义地址列表”对话框

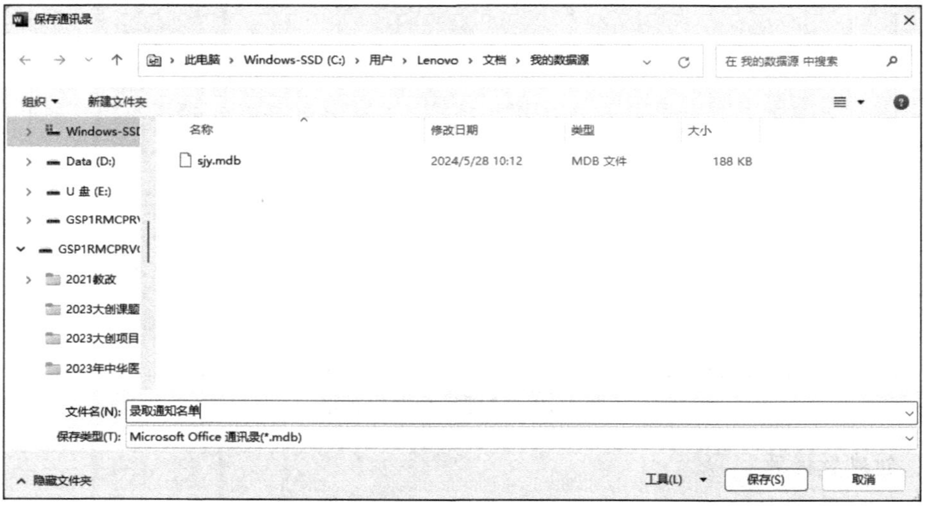

图 3-82 保存数据源

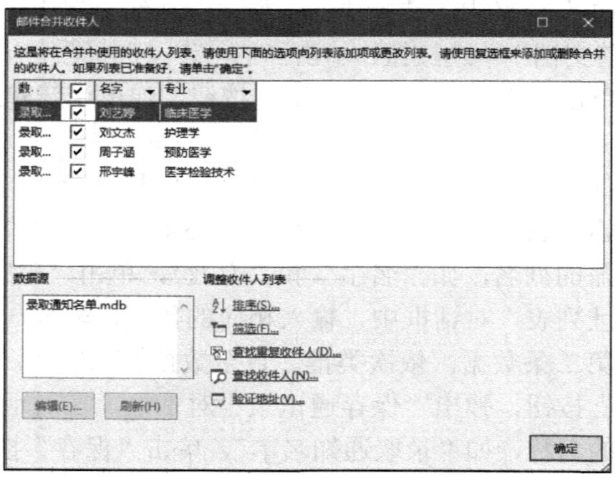

图 3-83 “邮件合并收件人”对话框

3. 编辑主文档

接下来编辑主文档，具体操作步骤如下。

（1）在插入光标处输入主文档的标题，如“录取通知书”，然后按 Enter 键。

（2）输入以下文档正文内容：

录取通知书

（　）同学：

经招生考试办公室批准，你被录取到我校（　　）学习，特此祝贺。请于 2024 年 9 月 3 日持本通知书来我校报到。

沈阳医学院

2024 年 8 月 6 日

（3）单击“邮件”｜“编写和插入域”｜“插入合并域”下拉按钮，打开图 3-84 所示的下拉列表。在第一个“（　）”处，选择下拉列表中的“名字”选项，插入“名字”域。同样，在第二个“（　）”处，选择下拉列表中的“专业”选项，插入“专业”域。

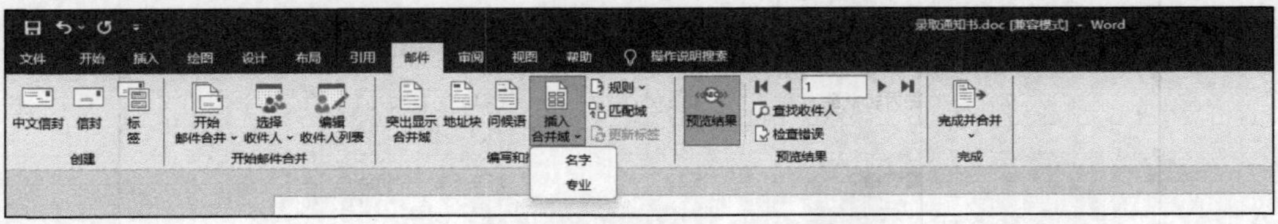

图 3-84　“插入合并域”下拉列表

（4）调整文档的格式（图 3-77）。

注意：“插入合并域”是整个邮件合并的关键，实际上是告诉 Word“在主文档什么位置插入数据源中的什么样的数据。”

4. 邮件合并

最后进行邮件合并，具体操作步骤如下。

单击“邮件”|“完成”｜“完成并合并”下拉按钮，在打开的下拉列表中选择一种合并方式。完成邮件合并，如“编辑单个文档”或“打印文档”（图 3-77）。

3.6.2　使用已有数据源的邮件合并

在邮件合并过程中，还可以调用由其他文档创建的数据源，其可以是 Excel 工作表，也可以是 Access 文件，还可以是 MS SQL Server 数据库。只要能够被 SQL 语句操作控制的数据，皆可作为数据源。

例如，以现有的 Excel 工作表为数据源，制作图 3-85 所示的血液分析报告单。具体操作步骤如下。

1）准备数据源

如图 3-86 所示，“血液分析数据表”是一个已创建好的 Excel 工作表。该工作表中有 8 条数据记录，这 8 条记录将会按照指定的模板打印成血液分析报告单。

沈阳医学院附属医院血液分析报告单

姓名	韩策	性别	男	年龄	53 岁	样本号	4

序	分析项目	结果		参考值	
1	白细胞	5.69		3.5-9.5	10^9/L
2	红细胞	3.95		3.8-5.1	10^12/L
3	血红蛋白	145		115-150	g/L
4	血小板	349		125-350	10^9/L
5	总胆固醇	4.38		3.24-6.48	mmol/L
6	甘油三脂	0.65		0.56-1.71	mmol/L
7	谷丙转氨酶	45.6	↑	0-40	U/L
8	葡萄糖	5.22		3.89-6.1	mmol/L

检验员：李明　　审核者：孙丽

图 3-85　血液分析报告单

	B	C	D	E	F	G	H	I	J
1	姓名	性别	年龄	检验员	审核	白细胞结果	白细胞参考值（单位）	红细胞结果	红细胞参考值（单位）
2	陈童	男	32岁	王磊	张平	5.56	3.5-9.5 10^9/L	4.29	3.8-5.1 10^12/L
3	郭美茹	女	29岁	王磊	孙丽	6.23	3.5-9.5 10^9/L	3.92	3.8-5.1 10^12/L
4	张薇	女	46岁	李明	张平	6.98	3.5-9.5 10^9/L	3.86	3.8-5.1 10^12/L
5	韩策	男	53岁	李明	孙丽	5.69	3.5-9.5 10^9/L	3.95	3.8-5.1 10^12/L
6	周刚	男	64岁	王磊	张平	8.57	3.5-9.5 10^9/L	3.87	3.8-5.1 10^12/L
7	吴建伟	男	38岁	李明	张平	7.64	3.5-9.5 10^9/L	4.51	3.8-5.1 10^12/L
8	徐丽	女	41岁	王磊	孙丽	4.89	3.5-9.5 10^9/L	3.81	3.8-5.1 10^12/L
9	刘晓华	女	50岁	李明	孙丽	8.65	3.5-9.5 10^9/L	4.11	3.8-5.1 10^12/L

学生成绩表　血液分析数据表

图 3-86　血液分析数据表

2）准备模板

模板文件就是即将输出的界面模板。图 3-87 所示为“血液分析报告单”的 Word 模板。

3）邮件合并

（1）打开模板文件“血液分析报告单.docx”。

（2）设置数据源。单击“邮件”|“开始邮件合并”|“选择收件人”下拉按钮，在打开的下拉列表中选择“使用现有列表”命令，弹出“选取数据源”对话框。在该对话框中选择“数据表.xlsx”，单击“打开”按钮，弹出“选择表格”对话框，如图 3-88 所示，选择要使用的“血液分析数据表”，单击“确定”按钮，完成数据源的设置。

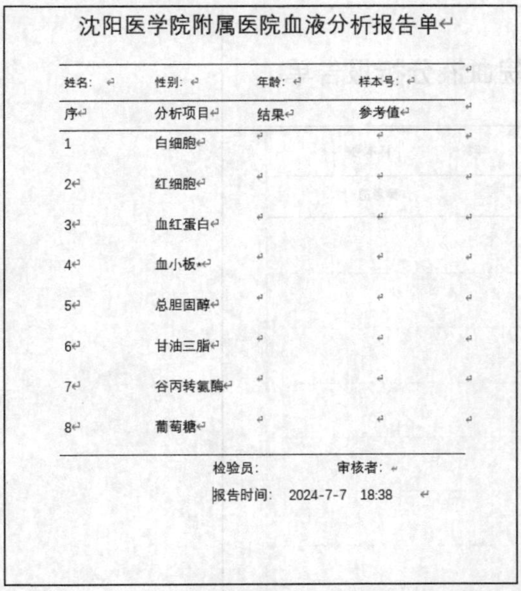

图 3-87　“血液分析报告单”的 Word 模板

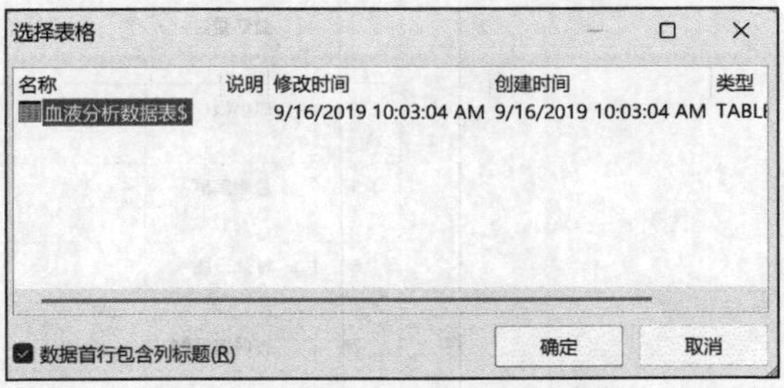

图 3-88　“选择表格”对话框

（3）插入合并域。将光标定位到模板中“姓名”后面的单元格中。如图 3-89 所示，单击“邮件”｜“编写和插入域”｜“插入合并域”下拉按钮，在打开的下拉列表中选择“姓名”选项，插入“姓名”元素后的样式如图 3-90 所示。重复上述操作，依次插入其他元素（性别、年龄、样本号、结果、参考值等）。全部插入完成之后，模板如图 3-91 所示。

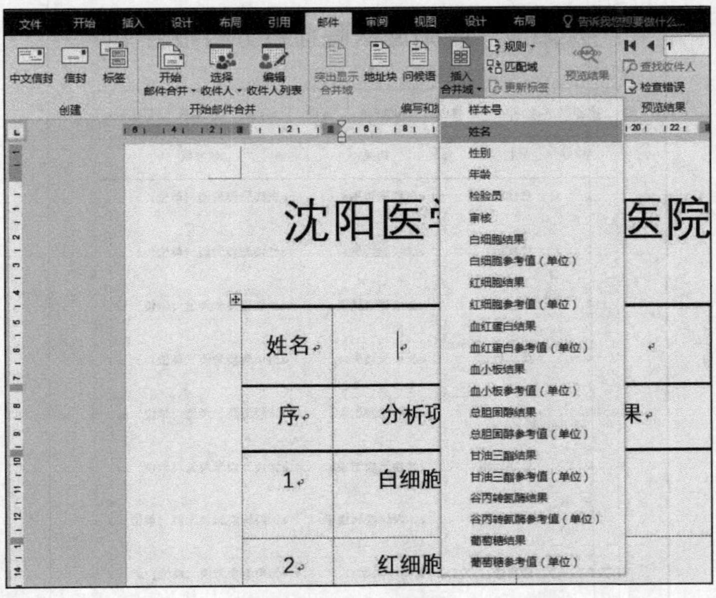

图 3-89　插入合并域（1）

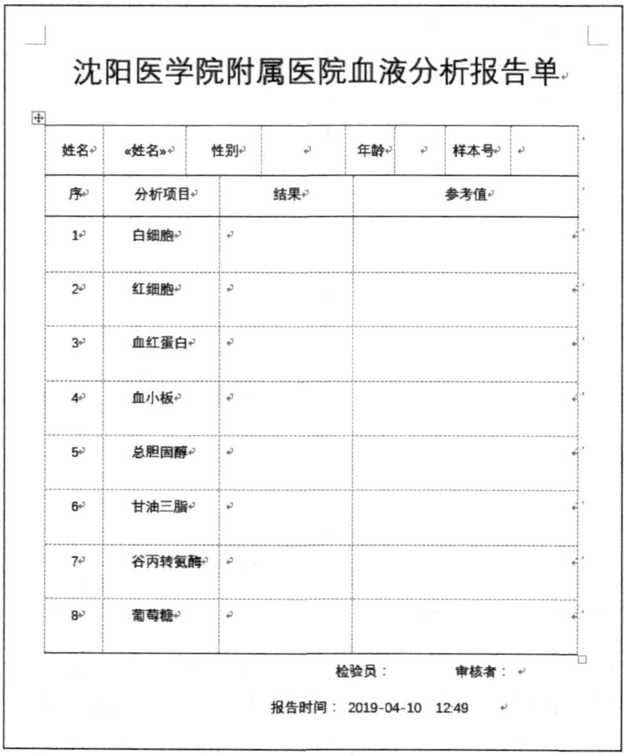

沈阳医学院附属医院血液分析报告单

姓名	«姓名»	性别		年龄		样本号	

序	分析项目	结果	参考值
1	白细胞		
2	红细胞		
3	血红蛋白		
4	血小板		
5	总胆固醇		
6	甘油三脂		
7	谷丙转氨酶		
8	葡萄糖		

检验员：　　审核者：

报告时间：2019-04-10　12:49

图 3-90　插入合并域（2）

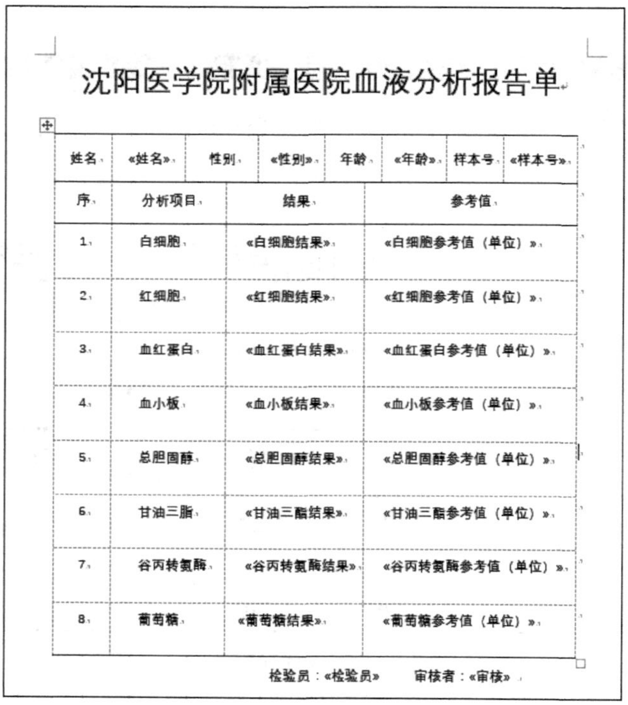

沈阳医学院附属医院血液分析报告单

姓名	«姓名»	性别	«性别»	年龄	«年龄»	样本号	«样本号»

序	分析项目	结果	参考值
1	白细胞	«白细胞结果»	«白细胞参考值（单位）»
2	红细胞	«红细胞结果»	«红细胞参考值（单位）»
3	血红蛋白	«血红蛋白结果»	«血红蛋白参考值（单位）»
4	血小板	«血小板结果»	«血小板参考值（单位）»
5	总胆固醇	«总胆固醇结果»	«总胆固醇参考值（单位）»
6	甘油三脂	«甘油三酯结果»	«甘油三酯参考值（单位）»
7	谷丙转氨酶	«谷丙转氨酶结果»	«谷丙转氨酶参考值（单位）»
8	葡萄糖	«葡萄糖结果»	«葡萄糖参考值（单位）»

检验员：«检验员»　　审核者：«审核»

图 3-91　插入合并域（3）

（4）查看合并数据。单击“邮件”｜“预览结果”｜“预览结果”按钮，即可看到邮件合并之后的数据“预览结果”选项组中还有一些按钮和输入框，可以查看上一记录、下一记录和指定的记录。

4）完成合并

到此，邮件合并的工作就基本结束了。单击“邮件”｜“完成”｜“完成并合并”下拉按钮，在打开的下拉列表中选择“编辑单个文档”命令，将这些信息输出到一个 Word 文档中，直接打印这个文档即可；也可以选择下拉列表中的“打印文档”命令，并不生成 Word 文档，而是直接将其打印出来。合并到新文档之后，新文档的效果如图 3-92 所示。

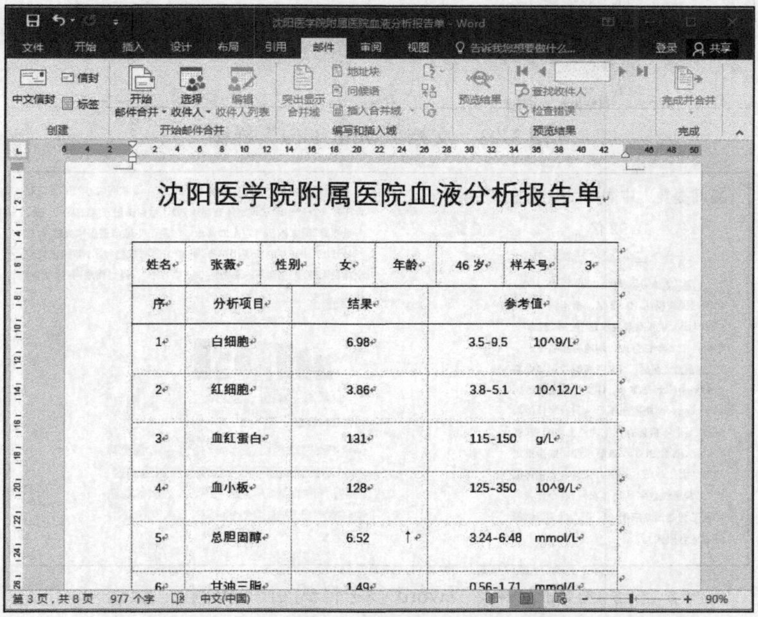

图 3-92　新文档的效果

3.7　综 合 应 用

3.7.1　Word 综合实例

打开文档“word.docx”（图 3-93），按照要求完成下列操作并以该文件名（word.docx）保存文件。按照参考样式“word 参考样式.gif”（图 3-94），完成文档的设置和制作。

（1）设置页边距为上、下、左、右各 2.7 厘米，装订线在左侧；设置文字水印页面背景，文字为“中国互联网信息中心”，水印版式为斜式。

（2）设置第一段落文字“中国网民规模达 10.92 亿”为标题；设置第二段落文字“互联网普及率为 76.4%”为副标题；改变段间距和行间距（间距单位为行）；使用“线条（特殊）”样式修饰页面；在页面顶端插入“边线型提要栏”文本框，将第三段文字“中

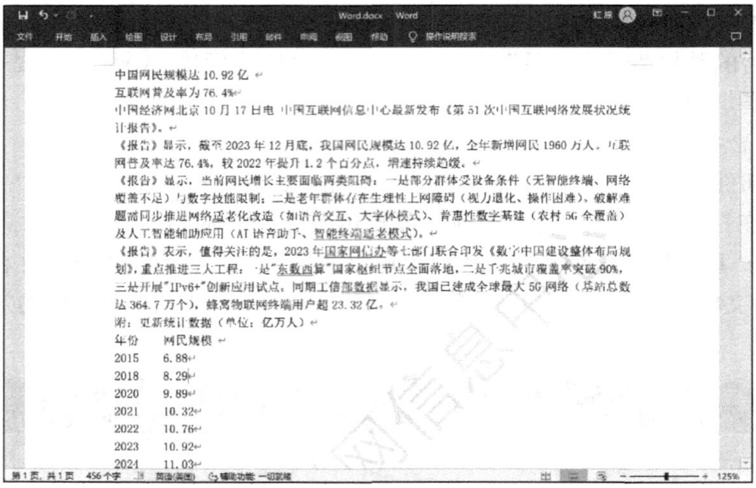

中国网民规模达 10.92 亿

互联网普及率为 76.4%

中国经济网北京 10 月 17 日电 中国互联网信息中心最新发布《第 51 次中国互联网络发展状况统计报告》。

《报告》显示，截至 2023 年 12 月底，我国网民规模达 10.92 亿，全年新增网民 1960 万人。互联网普及率达 76.4%，较 2022 年提升 1.2 个百分点，增速持续趋缓。

《报告》显示，当前网民增长主要面临两类阻碍：一是部分群体受设备条件（无智能终端、网络覆盖不足）与数字技能限制；二是老年群体存在生理性上网障碍（视力退化、操作困难）。破解难题需同步推进网络适老化改造（如语音交互、大字体模式）、普惠性数字基建（农村 5G 全覆盖）及人工智能辅助应用（AI 语音助手、智能终端适老模式）。

《报告》表示，值得关注的是，2023 年国家网信办等七部门联合印发《数字中国建设整体布局规划》，重点推进三大工程：一是“东数西算”国家枢纽节点全面落地，二是千兆城市覆盖率突破 90%，三是开展“IPv6+”创新应用试点。同期工信部数据显示，我国已建成全球最大 5G 网络（基站总数达 364.7 万个），蜂窝物联网终端用户超 23.32 亿。

附：更新统计数据（单位：亿万人）

年份 网民规模

2015 6.88

2018 8.29

2020 9.89

2021 10.32

2022 10.76

2023 10.92

2024 11.03

图 3-93 文档“word.docx”样例

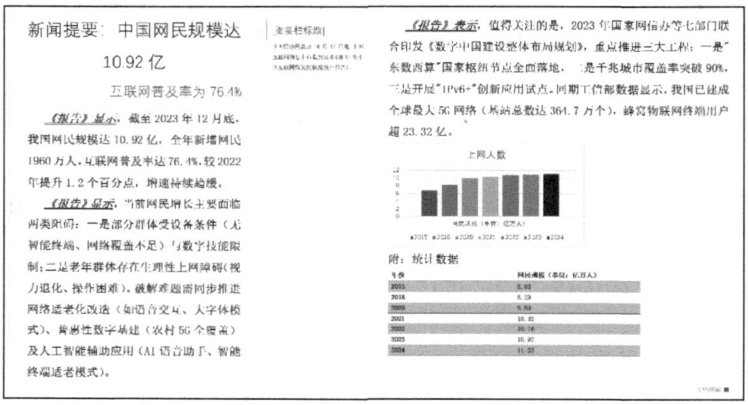

图 3-94 “word 参考样式.gif”样例

国经济网北京 10 月 17 日电中国互联网信息中心最新发布《第 51 次中国互联网络发展状况统计报告》（以下简称《报告》）。”移入文本框内，设置任意字体、字号、颜色等；在该文本的最前面插入类别为“文档信息”、名称为“新闻提要”域。

（3）设置第 4 段至第 6 段文字，要求首行缩进 2 字符。将第 4 段至第 6 段的段首“《报告》显示”和“《报告》表示”设置为斜体、加粗、红色、双下划线。

（4）将文档“附：更新统计数据”后面的内容转换为 2 列 8 行的表格，为表格设置样式；将表格的数据转换为簇状柱形图，插入文档“附：更新统计数据”的前面，保存文档。

3.7.2 Word 综合实例解析

要求（1）：主要考核页面格式和文字水印的设置。操作步骤如下。

步骤 1：设置页面格式。单击“布局”｜“页面设置”选项组右下角的对话框启动器按钮，弹出“页面设置”对话框，在“页边距”选项卡中设置上、下、左、右页边距均为“2.7 厘米”，设置装订线位置“靠左”，单击“确定”按钮。

步骤2：设置水印页面背景。单击“设计”|“页面背景”|“水印”下拉按钮，在打开的下拉列表中选择“自定义水印”命令，弹出“水印”对话框，选择“文字水印”单选按钮，在“文字”文本框中输入水印文字“中国互联网信息中心”，选择水印版式为“斜式”，单击“确定”按钮，完成设置。

要求（2）：主要考核段落格式及文本框和域的设置。操作步骤如下。

步骤1：选中第一段文字“中国网民规模达10.92亿”（注意选中整段内容时应包括段落末尾的段落标记），选择“开始”|“样式”|“标题”样式；使用同样的方法将第二段文字“互联网普及率为76.4%”样式设置为副标题。

步骤2：选中标题和全部正文文字，单击“开始”|“段落”选项组右下角的对话框启动器按钮，弹出“段落”对话框，设置行间距和段间距（要改变默认设置，具体设置的数值不限）。

步骤3：单击“设计”|“文档格式”|“其他”按钮，在打开的下拉列表中选择“线条（特殊）”选项。

步骤4：单击“插入”|“文本”|“文本框”下拉按钮，在打开的下拉列表中选择“边线型提要栏”选项。选中第三段文字“中国经济网北京10月17日电 中国互联网信息中心最新发布《第51次中国互联网络发展状况统计报告》（以下简称《报告》）。”，移至文本框内并适当设置字体、字号、颜色等。

步骤5：将光标定位到该文本最前面，单击“插入”|“文本”|“文档部件”下拉按钮，在打开的下拉列表中选择“域”选项，弹出“域”对话框，如图3-95所示。在“域名”列表中选择“Info”选项，在“域属性”选项区的“新值”文本框中输入文字“新闻提要:”，单击“确定”按钮。

要求（3）：主要考核字体设置操作和段落设置操作。操作步骤如下。

步骤1：选中第4至第6段文字，单击“开始”|“段落”选项组右下角的对话框启动器按钮，弹出“段落”对话框，在“缩进与间距”选项卡“缩进”栏中设置“特殊”格式为“首行”、缩进值为“2字符”。

步骤2：选中第4段的段首“《报告》显示”，在“开始”|“字体”选项组中选择相应选项，将其设置为斜体、加粗、红色、双下划线。使用“格式刷”功能分别设置第5段和第6段的段首“《报告》显示”和“《报告》表示”。

要求（4）：主要考核文字转换为表格及表格转换为图表操作。操作步骤如下。

步骤1：选中“附：更新统计数据”后面的8段内容，单击“插入”|“表格”|“表格”下拉按钮，在打开的下拉列表中选择“文本转换成表格”命令，弹出“将文字转换成表格”对话框，如图3-96所示。设置表格尺寸为2列8行，并适当设置表格样式。

注意： 应根据需要设置“文本分隔位置”选项，如“空格”“逗号”“段落标记”等，否则会导致转换错误。

选中表格，单击“表格工具-表设计”|“表格样式”|“其他”按钮，在打开的表格样式库中选择一种表格样式（如网格表2）。

步骤2：将光标定位到文字“附：更新统计数据”之前，单击“插入”|“插图”|“图表”按钮，弹出“插入图表”对话框，选择“簇状柱形图”选项，单击“确定”按钮，弹出一个Excel窗口。在该Excel窗口中，先清除默认的数据，然后将Word文档中的表

格数据填充到 Excel 的 A1:B9 数据区域（此时可使用复制粘贴功能）。

步骤 3：关闭 Excel 窗口，最后保存 Word 文档并关闭 Word 窗口。

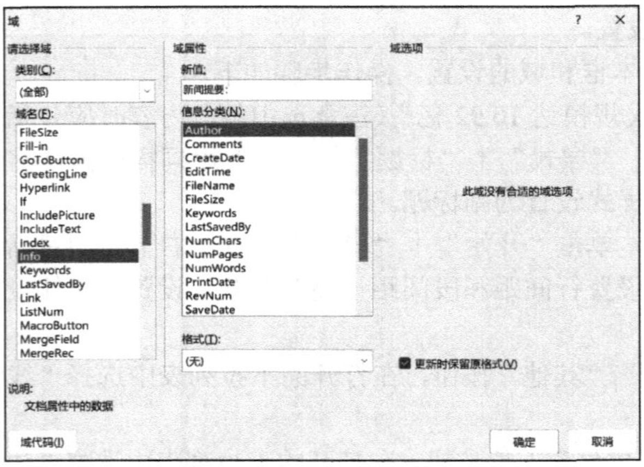

图 3-95 “域”对话框

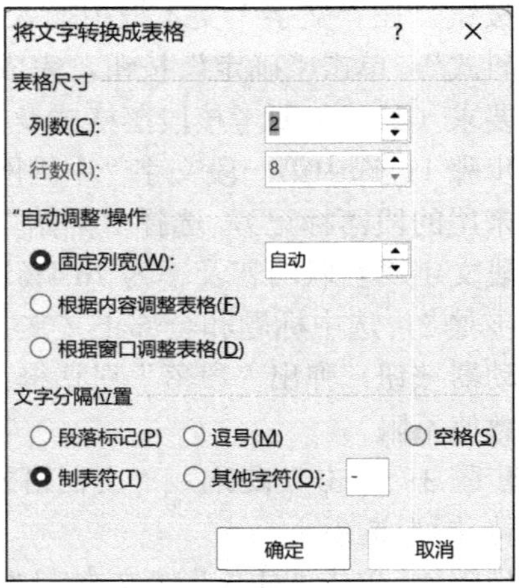

图 3-96 “将文字转换成表格”对话框

本 章 小 结

本章主要讲述了 Word 文档的基本编辑，文字格式、段落格式、页面格式的设置，以及图文混排、表格的制作与修饰及表格内数据的计算。通过本章的学习，读者应能够应用 Word 进行文本的输入、编辑、排版与打印，并能熟练进行表格的制作，以满足日常工作生活的需要。

第 4 章

办公应用软件 Excel 高级应用技术

本章导读

Excel 同第 3 章学习的 Word 都是美国微软公司开发的办公软件产品。第 3 章介绍了如何利用 Word 来编辑文档，读者可能已发现 Word 表格的功能非常强大，表格的制作也比较灵活。但是，如果将其与专业的电子表格制作软件 Excel 相比，就是“小巫见大巫”了。特别是当表格中有很多数据需要通过计算产生时，尽管 Word 提供了许多简单的计算功能，但还是远远不够的。Excel 是世界上公认的功能强大、技术先进、使用方便的电子表格软件。Excel 每个版本都增添了许多用户迫切需要的新特性、新功能，本章将介绍 Excel 中文版的基本功能、使用方法和操作技巧，让读者对 Excel 有一个较为全面的认识，以更好地发挥其功能。

本章要点

- Excel 的基本概念、工作表的创建、编辑和保存等基本操作。
- 工作表中函数和表达式的应用。
- 工作表格式的设置。
- Excel 图表的建立、编辑和修改。
- 有关数据库的基本概念及数据的排序、筛选、分类汇总等操作。

4.1 Excel 概述

电子表格用于显示和管理数据，并能对数据进行各种复杂的计算和统计。微软公司的 Excel 办公软件在处理表格方面的功能强大，不仅能够处理一般的表格，还具备复杂表格公式计算等功能。

4.1.1 Excel 的基本概念

1. 工作簿

在 Excel 中，工作簿是用来存储并处理数据的文件，扩展名为.xlsx。也就是说，Excel 文档就是工作簿。打开 Excel 应用程序的同时，Excel 会相应地生成一个名为“工作簿 1.xlsx”的新工作簿。

一个工作簿由一个或多个工作表组成。默认状态下，新创建的工作簿包含 1 个工作表，名称为 Sheet1。用户可以根据需要对工作表进行重命名、插入、删除、显示、隐藏等操作。

2. 工作表

工作簿中的每一个表称为工作表，主要用于输入原始资料，存储统计信息、图表等。使用工作表可以组织和分析数据。如果把工作簿比作一个账本，一个工作表则相当于账本中的一页。每个工作表由众多的行和列所构成的单元格组成。每个工作表由 1048576 行和 16384 列组成。

3. 工作表标签

工作簿窗口底部用以显示工作表名称的标签称为工作表标签。如果要在工作表之间进行切换，可以单击相应的工作表标签。如果要查找的工作表没有在底部的标签中显示，则可以通过标签滚动按钮来查看。

4. 单元格

每个工作表是由纵向的列和横向的行所构成的“存储单元”组成的，这些存储单元称为单元格。单元格是组成工作表的基本元素，也是 Excel 用于保存数据的最小单位。用户输入的所有数据都是保存在单元格中的。单元格中输入的各种数据，可以是一组数字、一个字符串、一个公式，也可以是一个图形或者一个声音等。

5. 单元格地址

每个单元格都有其固定的地址，并且是一一对应的，如 C6 表示 C 列 6 行的单元格。

6. 活动单元格

活动单元格是指正在使用的单元格，其外有一个黑色的方框，输入的资料会被保存在该单元格中。

4.1.2 Excel 窗口的基本结构

启动 Excel 2016 后，打开图 4-1 所示的窗口。下面简要介绍 Excel 2016 窗口的组成。

1. 标题栏

标题栏位于窗口的顶部，与其他 Windows 窗口的标题栏一样，用来标出当前工作簿文件名等。拖动标题栏可以改变窗口的位置，双击标题栏可以放大显示窗口或恢复窗口原来大小和位置。

2. 菜单栏

菜单栏即 Excel 的主菜单，包含一组选项卡，各选项卡均含有若干命令。使用菜单栏可以进行绝大多数的 Excel 操作。使用时，先单击含有所需命令的选项卡名，然后在打开的选项组中选择所需命令。

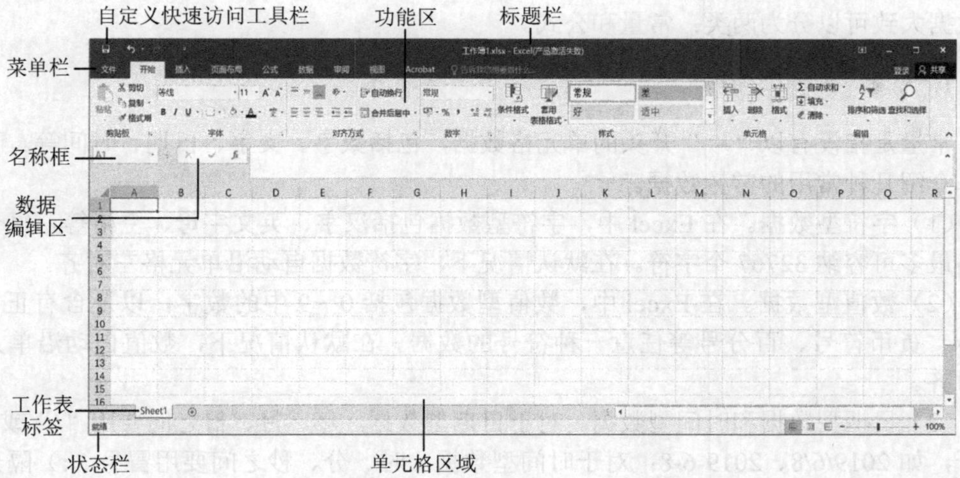

图 4-1　Excel 2016 窗口

3. 功能区

功能区由许多工具按钮组成，每个工具按钮代表不同的操作命令，利用它可以方便、快捷地完成某些常用操作。用户可以根据操作需要来显示/隐藏某些工具栏，以便于腾出宝贵的屏幕空间用于工作表编辑。另外，功能区的按钮也可以根据需要有选择地显示。

4. 数据编辑区

数据编辑区用来输入或编辑当前单元格的数据或公式，进入编辑状态时，其左端有 ×、✔ 和 f_x 3 个按钮，分别用于对输入数据的取消、确认和插入函数。该区域的左侧为名称框，显示当前单元格（或区域）的地址或名称。

5. 状态栏

状态栏位于窗口的底部，用于显示当前命令及有关操作的相关信息。例如，在单元格中输入数据时，状态栏显示“输入”；完成输入后，状态栏显示“就绪”。

6. 其他

单元格区域类似 Word 的文档编辑区，用于编辑表格；自定义快速访问工具栏的功能同 Word 中的功能；工作表标签用于显示工作表名和切换工作表。

4.2　Excel 的基本操作

4.1 节介绍了工作簿，那么如何对工作簿内的工作表进行操作呢？本节将对 Excel 的基本操作展开介绍。

4.2.1　数据的类型

在 Excel 单元格中，可以输入多种类型的数据，如文本、数值、日期、时间等，这些数据大致可以分为两类：常量和公式。

1. 常量

常量是指没有以“＝”开头的单元格数据，包括数字、文字、日期、时间等。下面简单介绍几种常用的常量数据。

（1）字符型数据。在 Excel 中，字符型数据包括汉字、英文字母、空格等，每个单元格最多可容纳 32767 个字符。在默认情况下，字符数据自动沿单元格左对齐。

（2）数值型数据。在 Excel 中，数值型数据包括 0～9 中的数字，以及含有正号、负号、货币符号、百分号等任意一种符号的数据。在默认情况下，数值自动沿单元格右对齐。

（3）日期型数据和时间型数据。对于日期型数据，年、月、日之间要用“/”或“-”隔开，如 2019/6/8、2019-6-8；对于时间型数据，时、分、秒之间要用冒号（:）隔开，如 10:29:36。

2. 公式

公式是以“＝”开头的单元格数据，公式形式为“＝表达式”。公式的具体用法将在 4.3.2 节中详细讲解。

4.2.2 数据的输入

在工作表中输入数据有多种方法，可以通过手工单个输入，也可以利用 Excel 的智能填充功能在单元格中自动填充数据，或在多个工作表中输入相同数据。

1. 数据输入的方法

Excel 提供了在单元格中或编辑区中输入数据的方法。

（1）在 Excel 中输入数据。

① 选中要输入数据的单元格，使其成为活动单元格。

② 直接输入或修改数据，或单击数据编辑区输入或修改数据。

③ 输入数据后，在数据编辑区左端出现 ✕ 、 ✔ 按钮。编辑完成后，按 Enter 键或单击 ✔ 按钮确认，使输入的数据存入当前单元格，并激活下一单元格；按 Esc 键或单击 ✕ 按钮取消输入。

④ 重复步骤②和③，直至输入所有的数据。

（2）将输入数据存入当前单元格。

方法 1：按 Enter 键，存储当前单元格中输入的数据，下方相邻单元格成为当前单元格。

方法 2：单击数据编辑区的 ✔ 按钮，存储当前单元格中输入的数据。

方法 3：按箭头键（←、→、↑、↓），则存储当前单元格中输入的数据，并使箭头方向的相邻单元格成为当前单元格。

（3）取消当前单元格中输入的数据，恢复其输入前状态。

方法 1：按 Esc 键。

方法 2：单击数据编辑区的 × 按钮。

2. 输入字符串

单击目标单元格，使其成为当前单元格，此时名称框中会出现当前单元格的地址，然后输入字符串。输入的字符串在单元格中左对齐。

（1）输入长字符串。由于单元格的初始宽度有限，当输入的字符串超出单元格的宽度时，存在以下两种情况。

① 若右侧单元格的内容为空，则字符串超宽部分一直延伸到右侧单元格，成为宽单元格。

② 若右侧单元格有内容，则字符串超宽部分隐藏，不再在右侧单元格显示。

如图 4-2 所示，在 A1 单元格中输入“电脑专柜第二季度销售利润统计表（万元）”，B1 单元格内容为空，超长部分占用了后面的空单元格，A1 成为宽单元格；在 B3 单元格中输入 76，在 A3 单元格中输入“联想笔记本电脑”，由于 B3 单元格内有内容，因此 A3 单元格只显示“联想笔记”，隐藏了超宽部分“本电脑”。

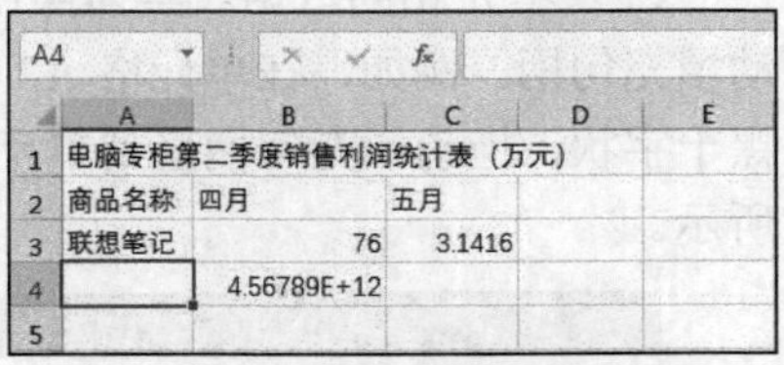

图 4-2　长字符串的输入示例

（2）输入数字字符串。输入数字字符串（如电话号码、邮政编码、商品序号等）时，应先输入单撇号“'”，再输入数字字符串。数字字符串被当作符号，不参加数值计算。

3. 输入数值

输入数值时，默认采用普通表示法，如 76、3.1416 等。当长度超过单元格宽度时，数值自动转换为用科学记数法表示。例如，在单元格 B4 中输入一个较长的数字 4567893786540 时，实际显示为 4.56789E＋12，数值在单元格中右对齐，如图 4-2 所示。

输入数值时，若作为数字，Excel 只允许出现以下字符：1、2、3、4、5、6、7、8、9、0 和＋、－、()、E、e、%、$。例如，＋32.45、－24、123、43、$345、34%等。

4. 输入日期和时间

若 Excel 中输入的数据符合日期或时间的格式，则 Excel 会以日期或时间来存储该数据。

（1）输入日期。以下是 Excel 中几种有效的日期形式：18/06/2015、12/Jan/99、12-Jan-1999、2015-7-6。

日期在系统中的存储是一个天数的序列，系统中的起始日期是 1900 年 1 月 1 日，任何输入的日期都被存储为一个从起始日期开始的天数。

（2）输入时间。以 18 时 25 分为例，用户可以按如下形式输入时间：18:25、6:25PM、18 时 25 分、下午 6 时 25 分。

在时间显示中，PM 或 P 表示下午，AM 或 A 表示上午。

5. 快速输入数据

Excel 提供了 3 种快速输入数据的方法，用户输入数据时，可以根据实际情况灵活地加以应用。

1）智能填充数据

当相邻的单元格要输入相同数据或要输入的数据呈某一规律性变化时，Excel 提供了智能填充功能，这种特性可以帮助用户将数据快速输入单元格。填充特性是用原始单元格中的数据填充所选的一个单元格范围。Excel 的自动填充功能为输入数据序列提供了极大的便利。通过拖动单元格填充句柄填充数据，可将选中单元格的内容复制到同行或同列中的其他单元格；也可以单击“开始”｜“编辑”｜“填充”下拉按钮，在打开的下拉列表中选择“序列”命令，在弹出的“序列”对话框中自动填充数据，如图 4-3 所示。

（1）填充相同数据。具体操作步骤如下：在起始单元格内输入要填充的数据，然后拖动填充句柄。例如，在单元格 A2 中输入“学校生活”，当鼠标指针指向填充句柄时会变成黑十字状，拖动填充句柄直到单元格 F2，则经过的单元格即被填充相同的内容，如图 4-4 所示。

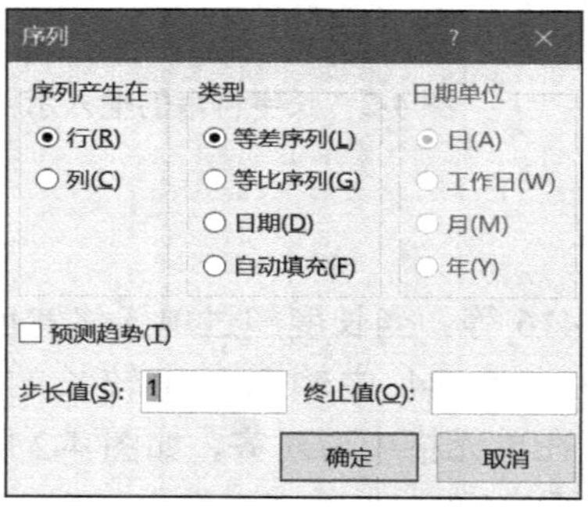

图 4-3 “序列”对话框

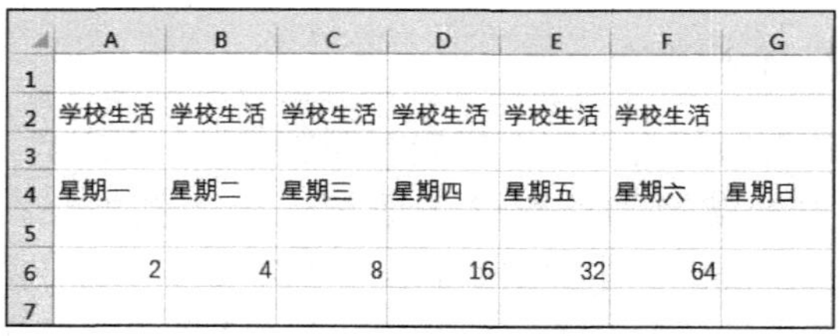

	A	B	C	D	E	F	G
1							
2	学校生活	学校生活	学校生活	学校生活	学校生活	学校生活	
3							
4	星期一	星期二	星期三	星期四	星期五	星期六	星期日
5							
6	2	4	8	16	32	64	
7							

图 4-4 填充相同数据

（2）填充已定义序列数据。Excel 已定义的填充序列有以下几种。

星期日，星期一，星期二，星期三，星期四，星期五，星期六；

日、一，二，三，四，五，六；

一月，二月，三月，…，十二月；

甲，乙，丙，丁，…，癸；

子，丑，寅，卯，…，亥；

Sun，Mon，Tue，Wed，Thu，Fri，Sat；

Sunday，Monday，Tuesday，Wednesday，…，Saturday；

Jan，Feb，Mar，Apr，May，…，Dec。

如填充日期，首先将所需的星期几或者月份输入一个单元格中，接着拖动填充句柄，一个日期序列就被填充到拖过的相邻单元格中。如图 4-4 所示，在 A4 单元格中输入“星期一”，拖动填充句柄至 G4 单元格区域，则星期一～星期日就被填充到 A4:G4 单元格区域。

（3）自定义序列。如果用户在操作过程中经常用到某些序列，而这些序列又不在已定义序列之内，用户可以自定义序列。自定义序列操作步骤如下。

① 选择“文件”|“选项”命令，弹出“Excel 选项”对话框。

② 单击“高级”|“常规”|“编辑自定义列表”按钮，弹出“自定义序列”对话框，如图 4-5 所示。可以看到，“自定义序列”列表框中显示了已经定义的各种填充序列，在“输入序列”列表框中输入填充序列（如经济系、外语系、电子系、控制系）。

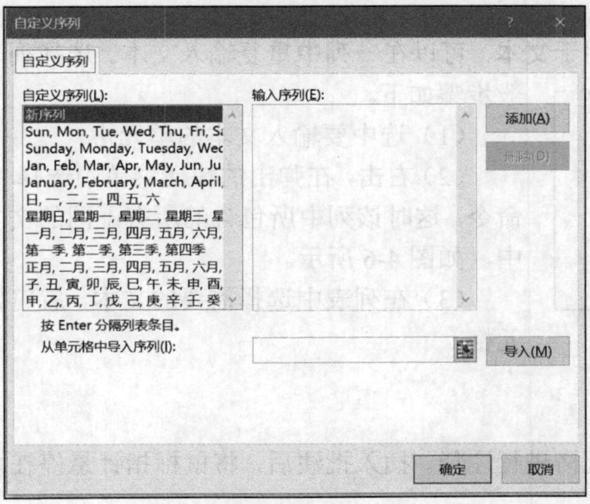

图 4-5　“自定义序列”对话框

注意： *序列中的每一项不能以数字开头，如 1，2；1 组，2 组等。*

③ 单击“添加”按钮，新定义的填充序列就出现在“自定义序列”列表框中。

④ 单击“确定”按钮。

注意： *用户还可以利用“导入”按钮导入工作表中已存在的序列，使其成为一个新序列。另外，用户还可以选择已经定义的一个序列，单击“删除”按钮将其删除。*

（4）创建等差、等比序列。以图 4-4 所示的 A6:F6 单元格区域内填充等比序列（2，4，8，16，32，64）为例，具体操作步骤如下。

① 在起始单元格中输入起始值（本例中在单元格 A6 中输入 2）。

② 选择要填充的单元格区域（本例为 A6:F6）。

③ 单击“开始”|“编辑”|“填充”下拉按钮，在打开的下拉列表中选择“序列”命令，弹出“序列”对话框，如图 4-3 所示。

④ 在“序列产生在”选项区域选择填充方式（按行或列。注意，要与填充的范围类型相匹配。本例中选择按“行”填充）。

⑤ 在“类型”选项区域选择填充规律（本例中选择“等比序列”）。

⑥ 在“步长值”文本框中输入 2。

⑦ 各项设置完成后，单击“确定”按钮，序列创建完成。

2）记忆式输入

在一个工作表中的某一列输入许多相同的文本时，可以使用记忆式输入来简化重复性输入。若在单元格中输入开始的几个字符与该列中已经输入的内容相同时，Excel 可以自动填充其余的字符。

这时可以采用的选择有以下几种。

（1）按 Enter 键，接受建议的输入文本。

（2）若不想接受，则可继续输入。

（3）若要删除自动提供的字符，则按 Backspace 键。

3）选择列表

选择列表只适用于文本，可以在一列中重复输入文本。选择列表重复输入文本的一般步骤如下。

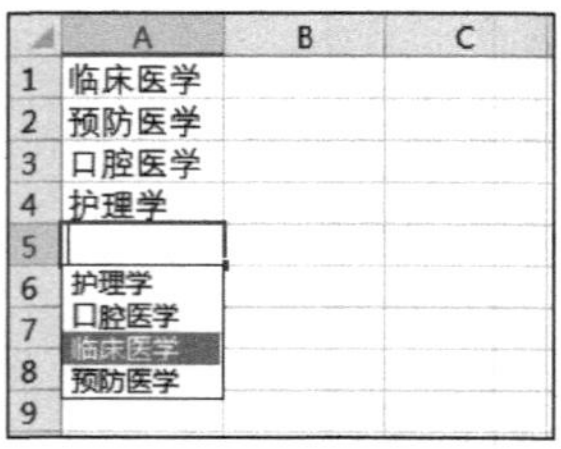

图 4-6　选择列表

（1）选中要输入文本的单元格。

（2）右击，在弹出的快捷菜单中选择“从下拉列表中选择”命令。这时该列中所包含的所有不同的文本就显示在选择列表中，如图 4-6 所示。

（3）在列表中选择需要的文本，就可以将其填入选中的单元格。

6. 批注

批注就是对单元格进行注释。插入批注后，将鼠标指针悬停在单元格上就可以查看相应的注释。

为单元格添加批注的操作步骤如下。

（1）选中要添加批注的单元格。

（2）单击“审阅”|“批注”|“新建批注”按钮。

（3）在弹出的批注框中输入批注内容。

（4）完成批注内容的输入后，单击批注框以外的工作表区域，退出批注状态。

这时，在该单元格的右上角就会出现一个红色的三角块，表示该单元格有批注。

添加批注后，若需要对批注进行编辑、删除、显示/隐藏等操作，则可以通过选择快捷菜单中的相应命令来实现。

4.2.3　数据的编辑

在 Excel 中，有时还需要对输入的数据进行修改、移动等操作，下面对此展开介绍。

1. 修改单元格数据

修改单元格数据的操作步骤如下。

（1）双击要修改数据的单元格，使其成为当前单元格。

（2）当原数据与新数据完全不同时，可以重新输入数据。当原数据较长且新数据只是在原数据的基础上略加修改时，可将光标定位到需要修改处做相应修改。

2. 移动、复制单元格数据

移动和复制单元格数据可以在同一个工作表中进行，也可以跨越工作表进行。在

Excel 中，为实现移动、复制单元格数据，可采用以下方法之一。

1）菜单命令法

在 Excel 中，可以使用“复制”和“粘贴”命令来复制单元格数据，具体操作步骤如下。

（1）选中要复制的单元格或者单元格区域。

（2）右击，在弹出的快捷菜单中选择“复制”命令（也可单击“开始”|“剪贴板”|“复制”按钮），所要复制的单元格将被一个虚线边框所标记，如图 4-7 所示。

	A	B	C	D	E	F	G	H	I	J
1	学生成绩表									
2	学号	姓名	性别	专业	计算机	英语	高等数学	总分	平均分	
3	20230115010101	刘一昆	男	临床医学	85	91	89	265	88.3	
4	20230115010102	高波	男	临床医学	88	94	91	273	91.0	
5	20230115010103	吕丽红	女	临床医学	82	70	74	226	75.3	
6	20230215010101	张宏	男	预防医学	77	75	84	236	78.7	
7	20230215010102	朱小玉	女	预防医学	93	78	76	247	82.3	
8	20230215010103	方萍	女	预防医学	75	81	85	241	80.3	
9	20230114010101	沈书林	男	医学检验	96	73	80	249	83.0	
10	20230114010102	孙晓菲	女	医学检验	90	84	79	253	84.3	
11										

图 4-7　在工作表中被标记为复制的单元格

（3）将光标定位到目标单元格或者目标单元格区域的起始单元格中（也可以定位到其他工作表的目标单元格和目标单元格区域的起始单元格中）。

（4）右击，在弹出的快捷菜单中选择“粘贴”命令，复制的单元格数据即被放置到所选单元格或者单元格区域中。

使用“剪切”和“粘贴”命令移动单元格数据与复制单元格数据的方法基本相同，只需将“复制”操作改为“剪切”操作。

2）鼠标拖动法

可以通过拖动在单元格之间或者单元格区域之间移动和复制数据，具体操作步骤如下。

（1）选中要移动的单元格或者单元格区域。

（2）拖动所选单元格或单元格区域的边框到目标位置（注意，若目标位置处含有数据，则这些数据将被覆盖）。

（3）拖动边框到目标位置，松开鼠标即可（如果目标位置含有信息，那么这些信息将被覆盖）。

如果在拖动的同时按住 Ctrl 键，则执行的是复制操作。

3. 清除单元格数据

清除单元格数据不是删除单元格本身，而是清除单元格中的数据内容、格式、批注或超链接。

若只清除单元格中的数据内容，直接按 Delete 键即可；否则按以下步骤清除单元格数据。

（1）选中要清除数据的单元格或单元格区域。

（2）单击“开始”|“编辑”|“清除”下拉按钮，在打开的下拉列表中选择相应命令，如图 4-8 所示。各命令说明如下。

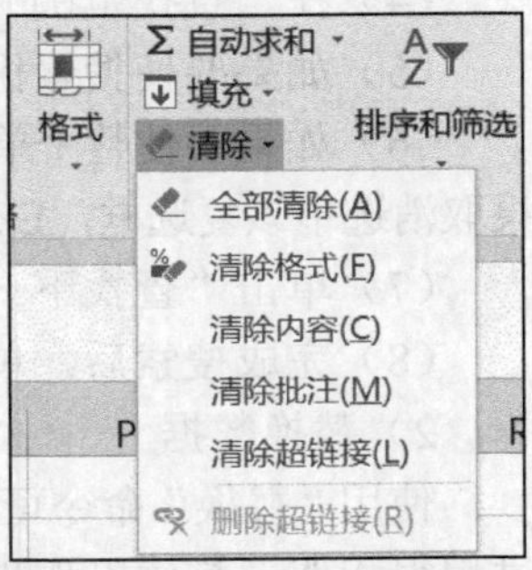

图 4-8　“清除”下拉列表

全部清除：清除单元格中的格式、数据内容、批注和超链接。

清除格式：只清除单元格中的格式。

清除内容：只清除单元格中的数据内容。

清除批注：只清除单元格中的批注。

清除超链接：只清除单元格中的超链接。

4. 查找与替换单元格数据

在 Excel 中，也可以在指定的范围内查找某数据。查找会从当前单元格开始，找到一个搜索项后还可以继续查找下一个搜索项，直到找到指定范围内的所有相同数据，如果有必要还可以利用另外的数据替换该数据。被搜索的数据可以是存储的值、部分或全部公式或者单元格的批注。

1）查找数据

查找数据的操作步骤如下。

（1）单击“开始”|“编辑”|“查找和选择”下拉按钮，在打开的下拉列表中选择“查找”命令，弹出“查找和替换”对话框，如图 4-9 所示。

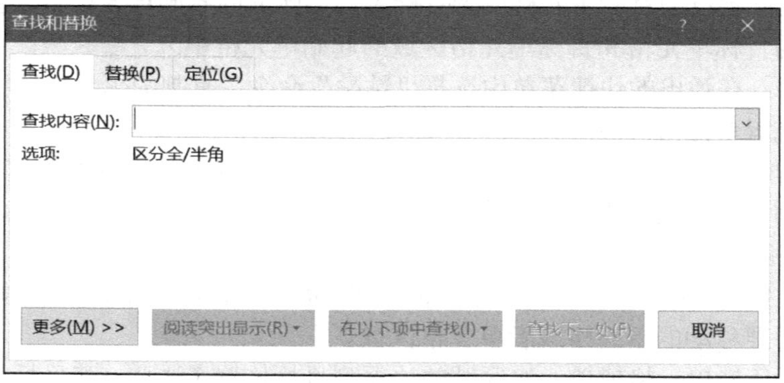

图 4-9 “查找和替换”对话框 1

（2）在“查找内容”文本框中输入要查找的内容，该内容可以包含通配符，其中*表示任何字符，？表示任何单个字符。

（3）在“搜索”下拉列表中，用户可以选择“按行”或“按列”搜索。

（4）在“查找范围”下拉列表中，用户可以选择“公式”“值”“批注”搜索。

（5）如果要使搜索区分大小写，则选中“区分大小写”复选框。

（6）如果要使整个单元格的内容与搜索项相匹配，则选中“单元格匹配”复选框。如果取消选中该复选框，Excel 将会查找部分或者全部单元格内容与搜索项目相匹配的数据。

（7）单击“查找下一个”按钮以查找下一个搜索项。

（8）完成搜索后，单击“关闭”按钮。

2）替换数据

使用“替换”命令可以搜索工作表中的数据并用其他数据替换它，该过程与“查找”过程很相似。具体操作步骤如下。

（1）选中要搜索的单元格。如果要搜索整个工作表，则选中任何一个单元格。

（2）单击“开始”｜“编辑”|“查找和选择”下拉按钮，在打开的下拉列表中选择“替换”命令，弹出“查找和替换”对话框，如图 4-10 所示。

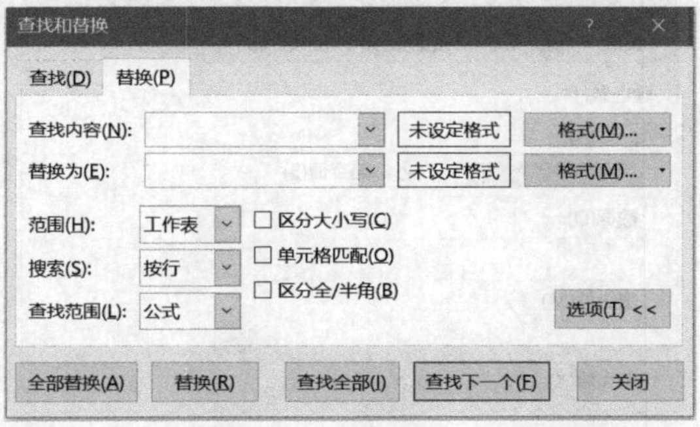

图 4-10　“查找和替换”对话框 2

（3）在“查找内容”文本框中输入搜索内容，可包含通配符。

（4）在“替换为”文本中输入替换内容。

（5）在“搜索”下拉列表中，用户可以选择“按行”或“按列”搜索。其余几个复选框的使用同“查找”操作。

（6）如果要查找并用新数据替换所有搜索项，则单击“全部替换”按钮。如果不想一次性全部替换，则单击“查找下一个”按钮，在工作表中查找下一个匹配的搜索项，查找到之后，单击“替换”按钮，将其替换；如不想替换，则直接单击“查找下一个”按钮。完成替换后，单击“关闭”按钮。

5. 设置数据的有效范围

在 Excel 中，数据有效性功能允许对单元格中输入的值设置有效范围，从而加以限制。设置数据有效范围的具体操作步骤如下。

（1）在图 4-11 所示的“学生成绩表”中选中“计算机”输入单元格区域。

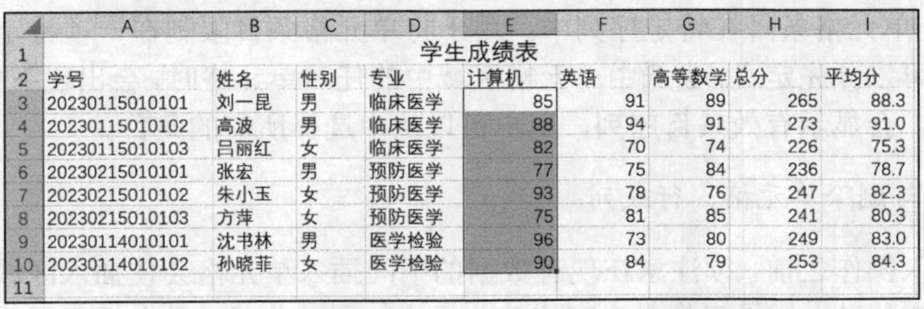

	A	B	C	D	E	F	G	H	I
1					学生成绩表				
2	学号	姓名	性别	专业	计算机	英语	高等数学	总分	平均分
3	20230115010101	刘一昆	男	临床医学	85	91	89	265	88.3
4	20230115010102	高波	男	临床医学	88	94	91	273	91.0
5	20230115010103	吕丽红	女	临床医学	82	70	74	226	75.3
6	20230215010101	张宏	男	预防医学	77	75	84	236	78.7
7	20230215010102	朱小玉	女	预防医学	93	78	76	247	82.3
8	20230215010103	方萍	女	预防医学	75	81	85	241	80.3
9	20230114010101	沈书林	男	医学检验	96	73	80	249	83.0
10	20230114010102	孙晓菲	女	医学检验	90	84	79	253	84.3
11									

图 4-11　在“学生成绩表”中选中“计算机”输入区域

（2）单击“数据”｜“数据工具”｜“数据验证”按钮，弹出图 4-12 所示的“数据验证”对话框，此时该对话框选择的是“设置”选项卡。

（3）在“允许”下拉列表中选择允许输入的数据类型，如“整数”。

（4）在“数据”下拉列表中选择允许输入的数据的逻辑运算方式，包括介于、不介于、等于、不等于、大于、小于等选项，这里选择“介于”选项。

（5）在“最小值”“最大值”文本框中输入数据的最大值和最小值，也可以直接引用单元格的值。

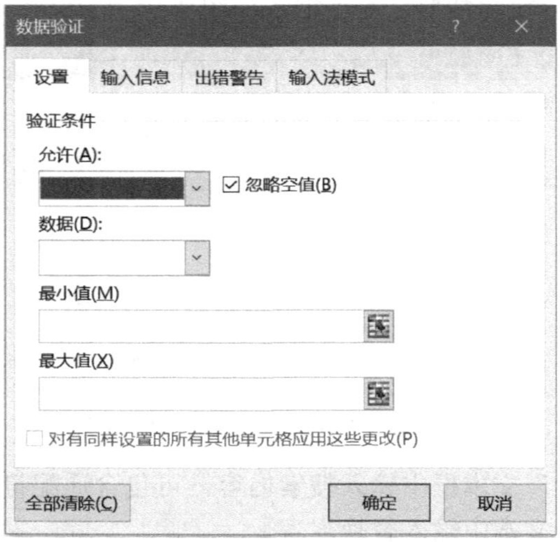

图 4-12 “数据验证”对话框

（6）选择“输入信息”选项卡，在“标题”和“输入信息”文本框中分别输入当选中单元格时系统显示的提示信息的标题和内容。

（7）在“出错警告”和“输入法模式”选项卡中可以设置数据输入出错时的警告信息和输入法显示模式。

（8）单击“确定”按钮。

下面是常用的几种使用数据有效性的方案。

① 限制数字数值的输入：用于限制只向单元格输入数字数值，这样可以防止向选中单元格中输入非数值的无效内容。

② 限制文本条目的长度：用于限制向单元格输入文本条目的长度在某个范围内。

③ 限制数值的范围：用于限制向单元格输入的数值在某一特定范围内。

④ 限制单元格条目在特定序列中：用于将单元格条目限制在一项特定序列中。有效条目序列可以预先定义，当选中单元格区域中的任一单元格时，会出现下拉箭头按钮。单击该按钮，会显示有效条目序列，用户可以从中选择所需的条目。

6. 插入与删除单元格、行或列

执行插入操作之前，须注意在现有数据的中间插入单元格会使插入区域中的单元格向下或者向右移动。如果工作表含有依赖单元格位置的公式，且在插入新单元格时移动了那些单元格，那么工作表计算时将产生错误。

1）插入单元格、行或列

插入单元格的操作步骤如下。

（1）选择要插入新单元格的单元格或者单元格区域，或者选择要插入新行或新列的行或列中的任何单元格。对于行和列，要注意，对所选的每一行或列都要插入一个新行或新列。如果拖选 3 个列后选择插入列，那么将插入 3 个新列。

（2）单击“开始”|“单元格”|“插入”下拉按钮，在打开的下拉列表中选择“插入单元格”命令；或者右击所选的单元格或单元格区域，在弹出的快捷菜单中选择“插入”命令，弹出“插入”对话框，如图 4-13 所示。

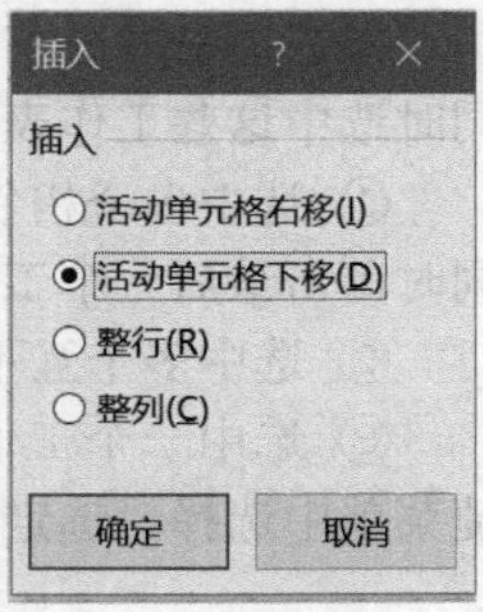

图 4-13 “插入”对话框

（3）如果插入单元格，可以选中“活动单元格右移”或者“活动单元格下移”单选按钮，以便按照要求的方向移动现有的单元格；如果要插入整行，则选中“整行”或者“整列”单选按钮。

（4）单击“确定”按钮。

若要插入行或列，则需要先选中插入点后对应数目的行或列。例如，如果要在 D 列前面插入两列，需要先选中 D 列和 E 列，然后右击，在弹出的快捷菜单中选择“插入”命令。

2）删除单元格、行或列

删除单元格的操作步骤如下。

（1）选中要删除的单元格或者单元格区域。

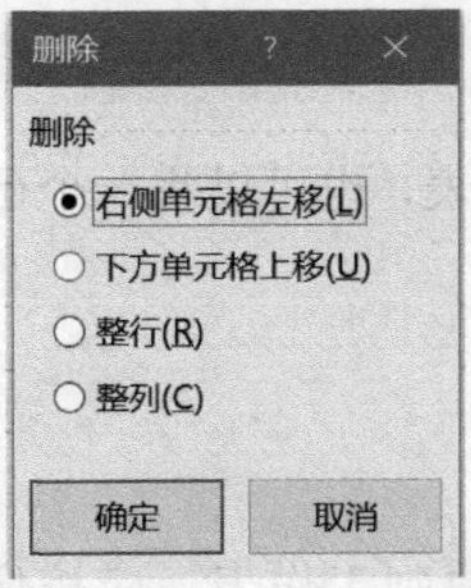

图 4-14 “删除”对话框

（2）右击，在弹出的快捷菜单中选择“删除”命令，弹出“删除”对话框，如图 4-14 所示。如果选中一个整行或者整列，将不显示该对话框，此时 Excel 认为要删除所选的整行或者整列，并将其删除。如果所删除的行或者列不是想删除的，可以单击“撤销”按钮，或直接按 Ctrl＋Z 组合键，撤销删除操作。

（3）如果要删除单元格，可以选中“右侧单元格左移”或者“下方单元格上移”单选按钮，这样就会移动现有的单元格以封闭因删除而留出来的空间；如果要删除整行或者整列，则选中“整行”或者“整列”单选按钮。

（4）单击“确定”按钮。

若要删除整行或者整列，一种快捷的方法是，直接选中要删除的行号或列号，右击，在弹出的快捷菜单中选择“删除”命令，这样 Excel 不做任何提示就将选择的行或列删除。

4.2.4　工作表的编辑

一个工作簿可以含有多个工作表。用户可以选择对某个工作表进行操作，还可以对工作表进行重命名、复制、移动、隐藏和分割等操作。

1. 选中工作表

在对某个工作表中的数据进行编辑、复制、移动和删除等操作之前，必须先选中该工作表。在进行这些操作的过程中，用户可以根据需要选中其中一个工作表，也可以同时选中多个工作表。

（1）选中一个工作表。直接单击要选中的工作表标签。如果工作簿中没有显示工作表标签，可以左右滚动工作表标签滚动条找到工作表。

（2）选中多个工作表。如果要对当前工作簿的多个工作表执行相同的操作，可以先同时选中这些工作表。这样，随后的操作将应用于所有已选中的工作表。

① 选中多个相邻的工作表。单击要选中的第一个工作表标签，然后按住 Shift 键的同时单击最后一个工作表标签。

② 选中多个互不相邻的工作表。按住 Ctrl 键并单击每一个要选中的工作表标签。

③ 选中一个工作簿中所有的工作表。右击工作簿中任一工作表标签，在弹出的快捷菜单中选择“选定全部工作表”命令。

2. 重命名工作表

为了直观地表达工作表的内容，可重新给工作表命名。为工作表重命名时应尽量使名称短一些，以便在工作簿的底部可以同时看到更多的工作表标签。

方法：双击要重命名的工作表标签（或右击需要重命名的工作表标签，在弹出的快捷菜单中选择“重命名”命令），使其反白显示，再次单击工作表标签，出现插入点，直接修改或输入新的工作表标签名即可。

注意：重命名时一定不要使用错别字，更不能添加任何空格等字符。

3. 复制与移动工作表

实际应用中，用户可以灵活地在一个工作簿中移动或复制工作表，也可以将一个已存在的工作表移动或复制到其他工作簿。

1）在同一工作簿内移动或复制工作表

在同一个工作簿内移动或复制工作表的操作步骤如下。

（1）选中要移动或复制的工作表。

（2）若要移动工作表，应沿工作表标签行拖动工作表；若要复制工作表，应按住 Ctrl 键的同时拖动工作表。拖动工作表时，在工作表标签上方会出现一个黑色的倒三角指示移动或复制工作表当前的位置。

（3）拖动工作表到合适位置后释放鼠标左键。若是复制工作表，则先释放鼠标左键，然后释放 Ctrl 键。

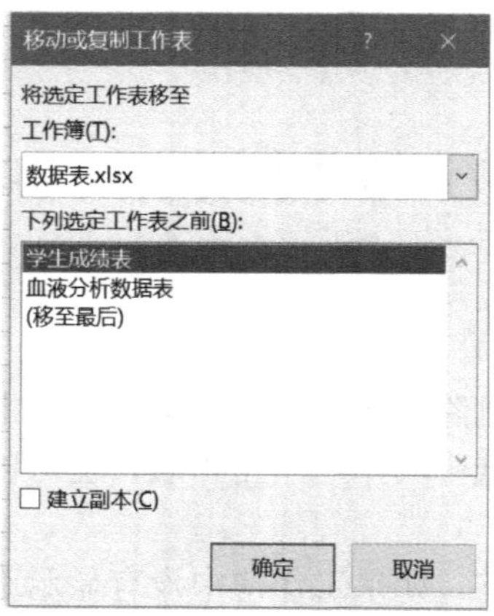

图 4-15 “移动或复制工作表”对话框

2）在不同工作簿之间移动或复制工作表

在不同工作簿之间移动或复制工作表的操作步骤如下。

（1）选中所要移动或复制的工作表。

（2）右击，在弹出的快捷菜单中选择“移动或复制”命令，弹出图 4-15 所示的“移动或复制工作表”对话框。

（3）在“工作簿”下拉列表中选择一个要移动的工作簿。如果要复制到一个新的工作簿上，则选择“新工作簿”选项。如果要复制工作表，则选中“建立副本”复选框。

（4）单击“确定”按钮。

4. 插入和删除工作表

当在一个 Excel 工作簿中工作时，可能需要插入一个新的工作表或删除某些工作表。

（1）插入工作表。

① 单击某个工作表标签，该工作表将出现在所要增加的工作表之前。

② 单击“新工作表”按钮，在选中的工作表的后面会插入一个新工作表。

（2）删除工作表。如果不需要某个工作表，可将其删除。删除工作表的方法很简单，只需右击要删除的工作表标签，然后在弹出的快捷菜单中选择“删除”命令。

还可以使用快捷菜单删除工作表，具体方法是，单击“开始”｜“单元格”｜“删除”下拉按钮，在打开的下拉列表中选择“删除工作表”命令。

5. 切换工作表

一个工作簿可以拥有多个工作表，但它们不能同时显示在一个屏幕上，因此用户要经常不断地在工作表之间切换，以完成不同的工作。在 Excel 中，可以利用工作表标签快速地在不同工作表之间进行切换。

如果工作表的标签在工作簿中可见，则直接单击该标签，即可激活该工作表；如果要切换的工作表标签没有显示在屏幕上，可以通过单击工作表标签滚动按钮，使其显示。也可以改变工作表标签分割条的位置，以显示更多的工作表。

6. 拆分与冻结工作表

为了方便用户工作，Excel 提供了工作表的拆分与冻结功能。

（1）工作表的拆分。拆分工作表的操作可以将同一个工作表的窗口拆分为两个或多个窗格，每个窗格有各自的滚动条，可以通过拖动滚动条在水平方向或垂直方向显示同一工作表的不同部分。操作步骤如下：选中需要拆分窗格的位置，单击“视图”｜“窗口”｜“拆分”按钮。如果要取消拆分窗格，则可再次单击“拆分”按钮。

（2）工作表的冻结。为了在工作表滚动时保持行列标志或其他数据可见，可以“冻结”窗口顶部和左侧区域。窗口中被冻结的数据区域不会随工作表的其他部分一同移动，并始终保持可见。如果学生比较多，在屏幕上无法同时显示，可将第一行全部“冻结”，以便数据在屏幕上滚动时，始终能看见第 1 行的“学号”“姓名”“性别”“专业”“计算机”等标题。具体操作步骤如下。

① 选中单元格 A2 作为活动单元格。

② 单击“视图”|“窗口”|“冻结窗格”下拉按钮，在打开的下拉列表中选择“冻结拆分窗格”命令，在第一行下面出现一条黑色的冻结线，之后通过滚动屏幕查看数据时，第一行的提示标志将始终冻结在屏幕上。

为了方便冻结，Excel 2016 还提供了冻结首行与首列的功能，单击“视图”|“窗口”|“冻结窗格”下拉按钮，在打开的下拉列表中选择“冻结首行”或“冻结首列”命令即可。如果要取消冻结窗格，可单击“视图”|“窗口”|“冻结窗格”下拉按钮，在打开的下拉列表中选择“取消冻结窗格”命令。

7. 设置工作表的行高和列宽

在默认状态下，Excel 工作表中的单元格具有相同的行高和列宽，然而，输入单元格中的数据却是多种多样的。因此，用户需要设置单元格的行高和列宽，以便能更好地显示单元格中的数据。由于系统能够自动调整行高以容纳换行的文本和大字体，因此在许多情况下用户不需要调整行高。

1）设置列宽

当选择一个新表格时，可以调整列的标准宽度，或者更改几个列的宽度。设置列宽的方法有以下两种。

（1）鼠标拖动法。将鼠标指针指向要调整列宽的列的边框，当指针变成双向箭头状时拖动，即可粗略设置列宽。

（2）菜单命令法。精确设置列宽可以采用这种方法，具体操作步骤如下。

① 单击要设置列宽的列号或将光标定位到要设置列宽的列的任一单元格。

② 单击“开始”|“单元格”|“格式”下拉按钮，在打开的下拉列表中选择“列宽”命令，弹出“列宽”对话框，如图 4-16 所示。

③ 在“列宽”文本框中输入所需的列宽值。

④ 单击“确定”按钮。

2）设置行高

当选择一个新表格时，可以调整行的标准高度，或者更改几个行的高度。与设置列宽相同，设置行高也有两种方法。

（1）鼠标拖动法。

① 将鼠标指针指向要调整行高的行边框。

② 当指针变成双向箭头状时拖动，可以粗略设置行高。

（2）菜单命令法。

① 单击要设置行高的行号。

② 单击“开始”|“单元格”|“格式”下拉按钮，在打开的下拉列表中选择“行高”命令，弹出“行高”对话框，如图 4-17 所示。

③ 在“行高”文本框中输入所需的行高值。

④ 单击“确定”按钮。

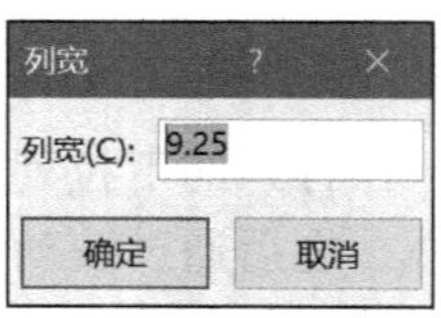

图 4-16 “列宽”对话框

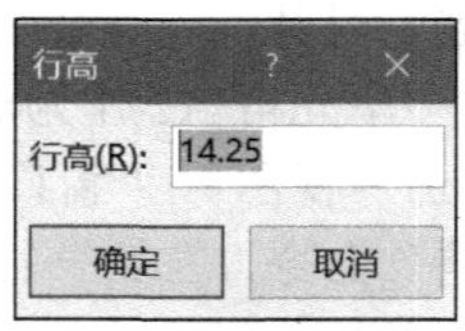

图 4-17 “行高”对话框

提示： 可以通过单击“开始”|“单元格”|“格式”下拉按钮，在打开的下拉列表中选择“自动调整行高”或“自动调整列宽”命令，将行高或列宽调整为合适的行高或列宽。

4.2.5 单元格格式的设置

为了使工作表具有一个更加专业、讲究的外观，通常还需要对其进行一些必要的规范设置和美化，如更改单元格中数据的对齐方式、更改单元格中的字体和样式等，这些操作即单元格的格式化。在默认情况下，应用于单元格的对齐方式是数字右对齐、文本左对齐、逻辑值和错误值居中。

1. 移动单元格指针

要编辑某一单元格，必须把单元格指针移动到该单元格，使其成为当前单元格。移动单元格指针有以下几种方法。

方法 1：利用滚动条使目标单元格出现在屏幕上，然后单击。

方法 2：在名称框中输入目标单元格的地址，然后按 Enter 键。例如，在名称框中输入 Y64 并按 Enter 键，则单元格指针移动到单元格 Y64。

方法 3：每按一次←、↑、→、↓键，单元格指针将向箭头方向移动一个单元格，直到单元格指针移动到目标单元格。

方法 4：按 Ctrl＋（←、↑、→、↓）组合键，单元格指针将沿着箭头方向快速移动，直到单元格从空白变为有数据或由有效数据变为空白为止。

方法 5：按 Ctrl＋Home 组合键，单元格指针将移动到 A1；按 Ctrl＋End 组合键，单元格指针将移动到曾经编辑过的数据区域的右下角；按 Home 键，单元格指针将移动到本行最左侧单元格。

例如，用 B1:B6 表示一个单元格区域（B1 和 B6 为该区域两个对角单元格的地址）。设 B1:B6 单元格区域以外的单元格无数据（未编辑过），此时无论当前单元格在何处，按 Ctrl＋Home 键，单元格指针都将立即移动到单元格 A1；按 Ctrl＋End 键，单元格指针将立即移动到单元格 B6。

2. 选中单元格

对工作表中某个或某些单元格进行编辑操作之前，必须先选中它们。选中一个单元格，只需单击该单元格。要选中一行、多行或某个单元格区域，可以分别采用以下方法。

(1) 选中一行（列）或多行（列）。单击某行（列）的行（列）号，即选中该行（列）。若要选中多行（列），从这些行（列）的首行（列）拖动到末行（列）即可。

(2) 选中整个工作表。单击“全选”按钮（在行号 1 上方和列号 A 左边的交叉处），即选中整个工作表。

(3) 选定一矩形区域。可以采用以下方法在工作表中选择一矩形区域，这里以选择 C2:E6 单元格区域为例。

方法 1：从该单元格区域的左上角单元格 C2 拖动到该单元格区域的右下角单元格 E6。

方法 2：单击该单元格区域的左上角单元格 C2，然后按住 Shift 键并单击该单元格区域的右下角单元格 E6。

方法 3：在名称框中输入该单元格区域名称 C2:E6，然后按 Enter 键。

方法 4：单击“开始”｜“编辑”｜“查找和选择”下拉按钮，在打开的下拉列表中选择“转到”命令，弹出“定位”对话框，在“引用位置”文本框中输入单元格区域 C2:E6，单击“确定”按钮。

选中的单元格区域如图 4-18 所示。

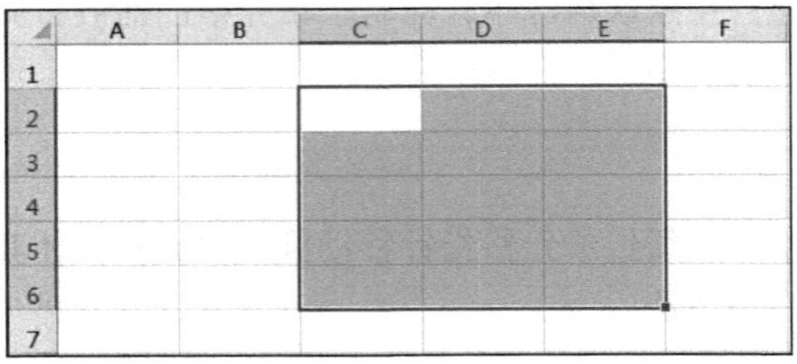

图 4-18　选中的单元格区域

（4）选择若干不相邻的区域。按住 Ctrl 键，采用选中矩形区域的第一种方法，然后分别选中各单元格区域，如图 4-19 所示。

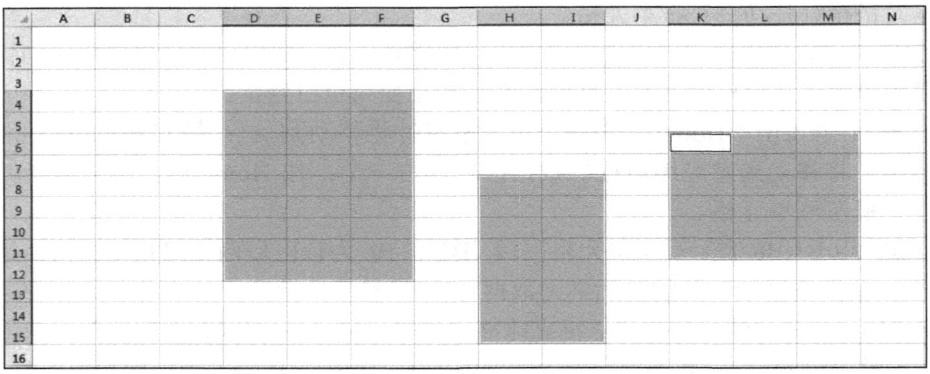

图 4-19　选中若干不相邻的单元格区域

3. 设置单元格中的数据格式

Excel 为用户提供了丰富的数据格式，包括常规、数值、货币、会计专用、日期、时间、百分比、分数、科学计数、文字和特殊格式等。此外，用户还可以自定义数据格式，使工作表中的内容更加丰富。

1）设置数字格式

数字格式只改变数字在单元格中的显示效果，而不会改变数字在编辑栏中的显示效果。通过“数字”选项卡，可以对数字的多种格式进行设置。

设置数字格式的操作步骤如下。

（1）选中要设置数字格式的单元格区域。

（2）单击“开始”｜“单元格”｜“格式”下拉按钮，在打开的下拉列表中选择“设置单元格格式”命令，弹出“设置单元格格式”对话框，如图 4-20 所示。

（3）选择“数字”选项卡。

（4）在“分类”列表中选择所需的数字格式。“分类”列表中列出了 Excel 的所有数字格式，默认为“常规”类型。当用户在该列表中选择所需的数字格式后，对话框右侧会显示与该格式相应的设置选项。

（5）设置完选项后，单击“确定”按钮。

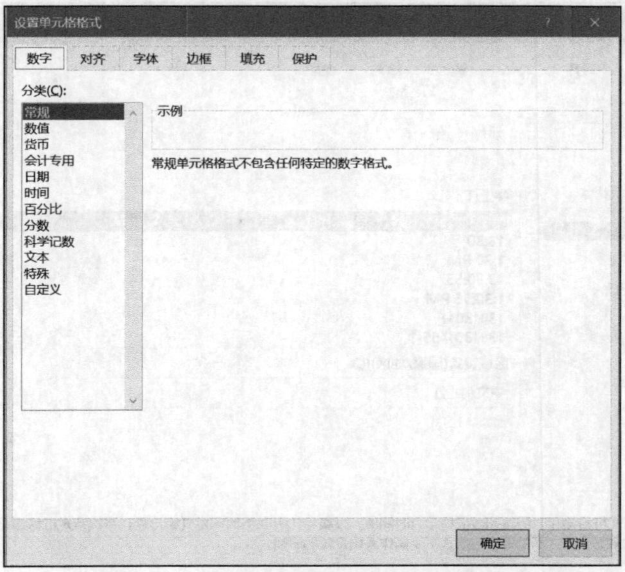

图 4-20　“设置单元格格式”对话框

2）设置日期和时间格式

Excel 提供了许多内置的日期和时间格式，用户可根据需要选择一种显示方式。

（1）设置日期格式：在“设置单元格格式”对话框“数字”选项卡的“分类”列表中选择“日期”选项，然后在其右侧的“类型”列表中选择所需的日期格式，如图 4-21 所示。

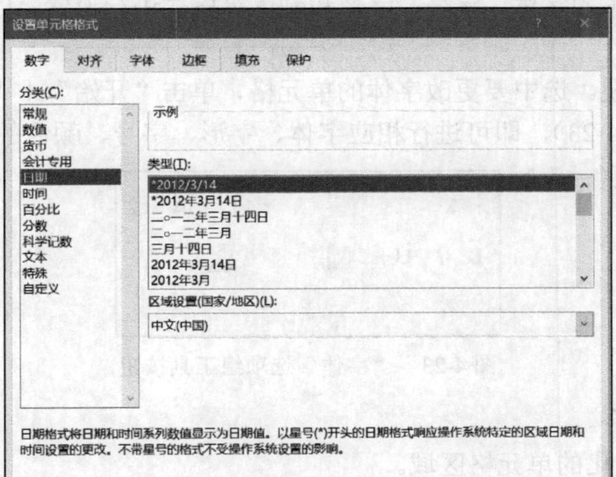

图 4-21　设置日期格式

（2）设置时间格式：与设置日期格式类似，只需在对话框的“数字”选项卡的“分类”列表中选择“时间”选项，然后在其右侧的“类型”列表中选择所需的时间格式，如图 4-22 所示。

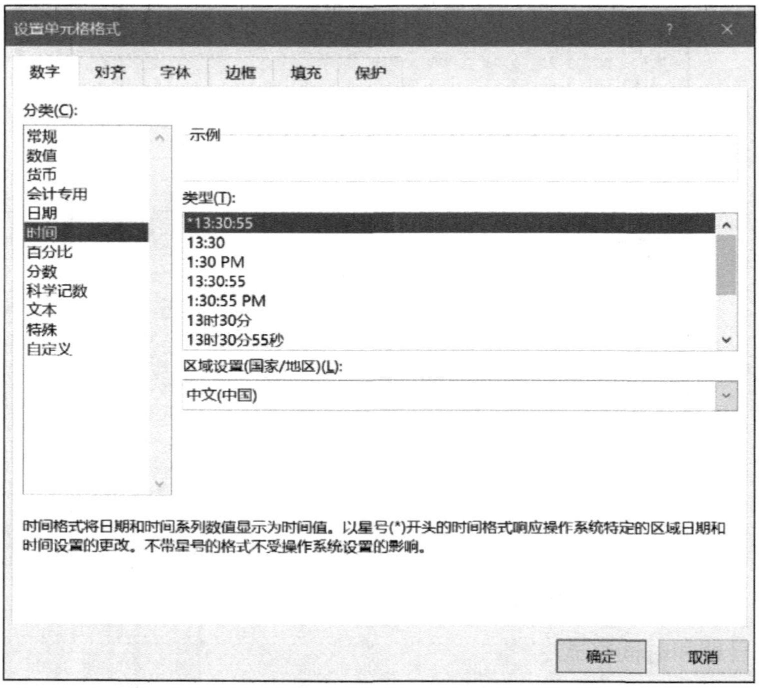

图 4-22 设置时间格式

3）设置文本格式

在 Excel 中，还可以对单元格进行字符格式化，以使表格美观或突出某些数据。例如，用户可以对文本的字体、字号、字形和颜色等格式进行设置，以使文本美观，具体操作步骤如下。

（1）用工具按钮。选中要更改字体的单元格，单击“开始” | “字体”选项组中相应的工具按钮（图 4-23），即可进行相应字体、字形、字号、颜色的设置。

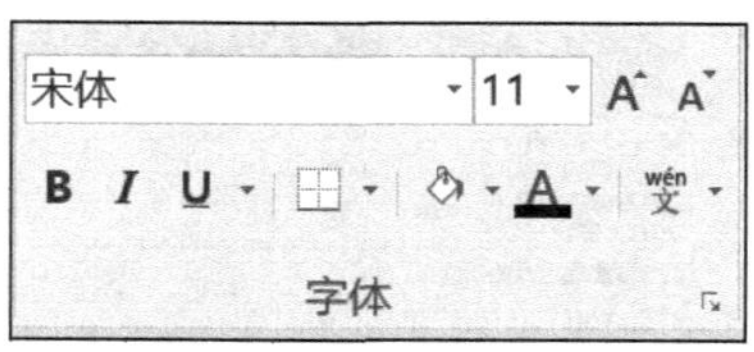

图 4-23 “字体”选项组工具按钮

（2）用菜单命令。

① 选中要格式化的单元格区域。

② 单击“开始” | “单元格” | “格式”下拉按钮，在打开的下拉列表中选择“设置单元格格式”命令，在弹出的“设置单元格格式”对话框中选择“字体”选项卡，如图 4-24 所示。

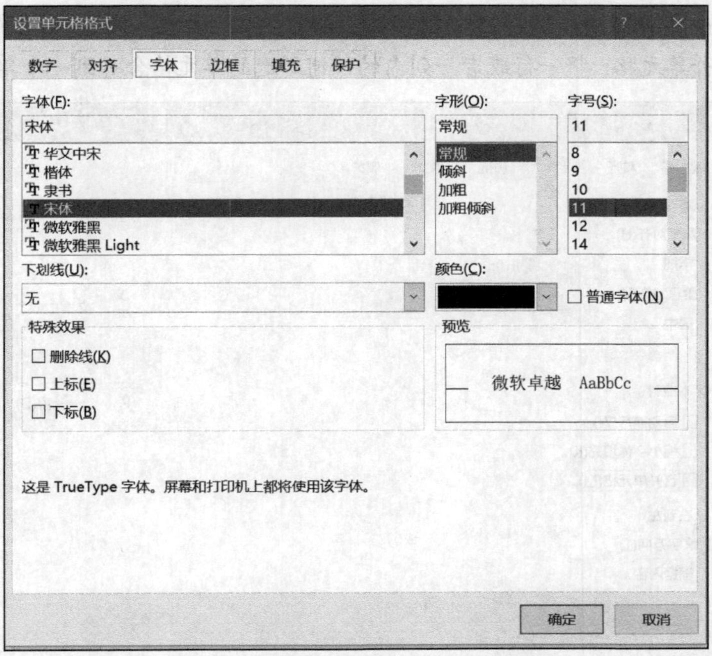

图 4-24　“设置单元格格式”对话框的“字体”选项卡

③ 在“字体”列表中选择需要的字体，在“字形”列表中选择需要的字形，在“字号”列表中选择需要的字号。另外，还可以设置字符颜色、下划线等。

④ 设置完成后，单击“确定”按钮。

4. 数据对齐

在 Excel 中，有时需要修改单元格数据的对齐方式，以使表格更美观。

1）使用菜单命令实现

使用菜单命令更改单元格数据的对齐方式的操作步骤如下。

（1）选中要引用新对齐方式的单元格区域。

（2）单击“开始”|“单元格”|“格式”下拉按钮，在打开的下拉列表中选择“设置单元格格式”命令，弹出“设置单元格格式”对话框，选择“对齐”选项卡（也可以使用快捷菜单来进行设置），如图 4-25 所示。

（3）在“水平对齐”下拉列表中可以选择“靠左”“居中”“靠右”等对齐方式。对于一个单元格中出现的多行文本，也可以使用“填充”“两端对齐”“分散对齐”等对齐方式。

（4）如果更改单元格行高的目的是使单元格比其中的文本条目高很多，也可以使用“垂直对齐”列表中的选项实现。可以将文本与单元格的顶端、底端或者中心对齐，还可以垂直地两端对齐或分散对齐文本。

也可以在“方向”选项区域更改单元格内条目的对齐方式。

注意： 在图 4-25 所示的“文本控制”选项区域有 3 个复选框，它们的作用分别如下。

自动换行：使一个长的文本在一个单元格内自动换行。

缩小字体填充：按照需要减小条目的字体，以在一个单元格内容纳该条目。

合并单元格：将一行或者一列内的任何所选的单元格合并到一个单一的单元格中。

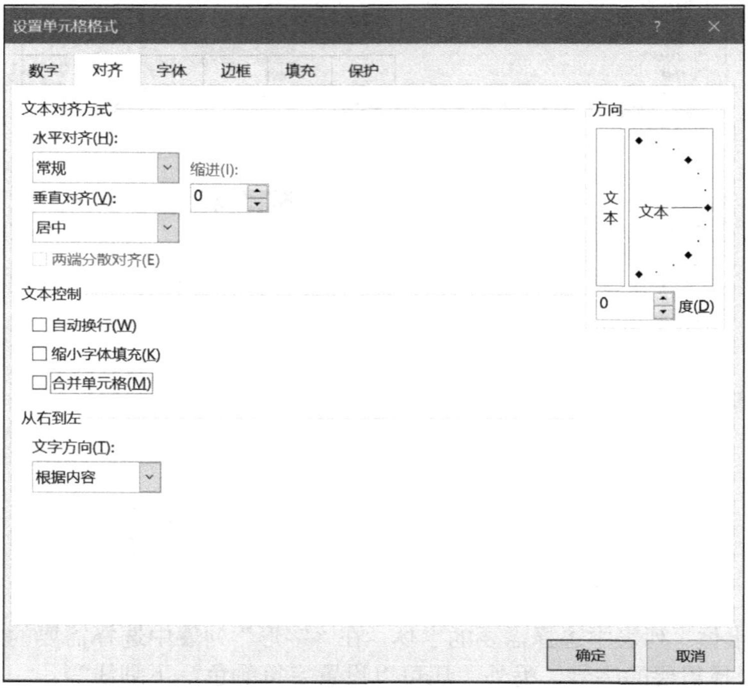

图 4-25 “设置单元格格式”对话框的“对齐”选项卡

2）使用工具按钮

使用工具按钮对齐文本的操作步骤如下。

（1）选择要更改对齐方式的单元格。

（2）单击“开始”｜“字体”选项组中相应的对齐按钮，即可对齐所选单元格。

使用工具按钮的缺点是它不提供“设置单元格格式”对话框中能够设置的选项范围。不能使用工具按钮在垂直方向上对齐文本，也不能“自动换行”“两端对齐”“分散对齐”，但可以将文本跨列居中对齐，后续内容将对此展开详细描述。

5. 居中、换行和两端对齐文本

当创建具有文本标题的工作表时，会发现需要跨过一连串单元格来居中标题。这可以通过单击“开始”｜“对齐方式”｜“合并后居中”按钮，或者在“设置单元格格式”对话框“对齐”选项卡中，在“水平对齐”下拉列表中选择“跨列居中”选项来实现。图 4-26 所示显示了标题“学生成绩表”在它跨过所选的单元格范围居中之前和之后的情况。

1）居中文本

在 Excel 中，可以跨过所选的空白单元格来居中一个单元格的内容，具体操作步骤如下。

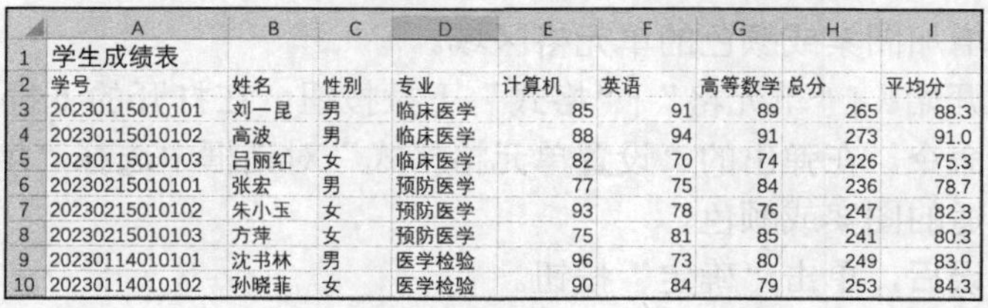

	A	B	C	D	E	F	G	H	I
1	学生成绩表								
2	学号	姓名	性别	专业	计算机	英语	高等数学	总分	平均分
3	20230115010101	刘一昆	男	临床医学	85	91	89	265	88.3
4	20230115010102	高波	男	临床医学	88	94	91	273	91.0
5	20230115010103	吕丽红	女	临床医学	82	70	74	226	75.3
6	20230215010101	张宏	男	预防医学	77	75	84	236	78.7
7	20230215010102	朱小玉	女	预防医学	93	78	76	247	82.3
8	20230215010103	方萍	女	预防医学	75	81	85	241	80.3
9	20230114010101	沈书林	男	医学检验	96	73	80	249	83.0
10	20230114010102	孙晓菲	女	医学检验	90	84	79	253	84.3

（a）居中之前

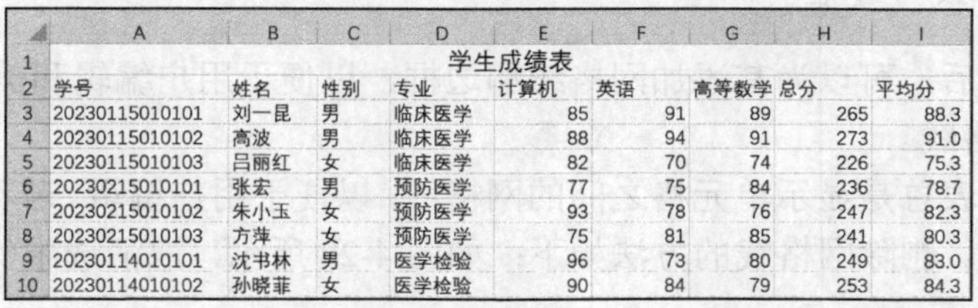

	A	B	C	D	E	F	G	H	I
1					学生成绩表				
2	学号	姓名	性别	专业	计算机	英语	高等数学	总分	平均分
3	20230115010101	刘一昆	男	临床医学	85	91	89	265	88.3
4	20230115010102	高波	男	临床医学	88	94	91	273	91.0
5	20230115010103	吕丽红	女	临床医学	82	70	74	226	75.3
6	20230215010101	张宏	男	预防医学	77	75	84	236	78.7
7	20230215010102	朱小玉	女	预防医学	93	78	76	247	82.3
8	20230215010103	方萍	女	预防医学	75	81	85	241	80.3
9	20230114010101	沈书林	男	医学检验	96	73	80	249	83.0
10	20230114010102	孙晓菲	女	医学检验	90	84	79	253	84.3

（b）居中之后

图 4-26　跨列居中之前和之后的标题

（1）选中含有所需文本的一个单元格区域。

（2）单击“开始”｜“对齐方式”｜“合并后居中”按钮。

2）文本换行

当在单元格内输入较长的文本内容时，可以强迫 Excel 将文本换行，使文本作为一个合适的段落放入单元格中。文本换行时，Excel 会自动调整行高，使条目以单元格的宽度放入。图 4-27 所示为使用文本换行前后的效果对比。

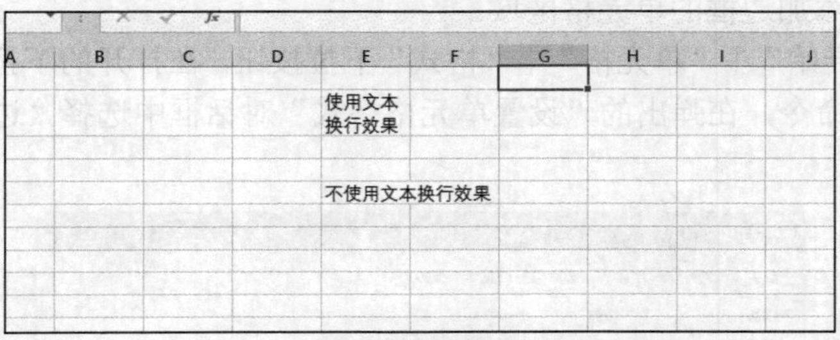

图 4-27　使用文本换行前后的效果对比

设置文本换行的操作步骤如下。

（1）按照需要设置列宽。

（2）选中含有要换行的文本的单元格。

（3）单击“开始”｜“单元格”｜“格式”下拉按钮，在打开的下拉列表中选择“设置单元格格式”命令。

（4）在弹出的“设置单元格格式”对话框中选择“对齐”选项卡，在“文本控制”选项区域选中“自动换行”复选框。

6. 设置图案与颜色

在 Excel 中，还可以为单元格区域添加底纹图案和颜色以美化表格。具体操作步骤如下。

（1）选中要增加图案或颜色的单元格区域。

（2）单击“开始”|“单元格”|“格式”下拉按钮，在打开的下拉列表中选择“设置单元格格式”命令，在弹出的“设置单元格格式”对话框中选择“填充”选项卡。

（3）选择合适的图案或颜色。

（4）确认无误后，单击“确定”按钮。

7. 设置网格线与边框

表格绘制好后，可以为其添加网格线和边框，以便于用户编辑和美观。

1）设置网格线

新建的工作表总是显示单元格之间的网格线，以便于用户编辑。若不想显示网格线，也可以将其去除。删除网格线的方法如下：如图 4-28 所示，取消选中“视图”|“显示”|“网格线”复选框。

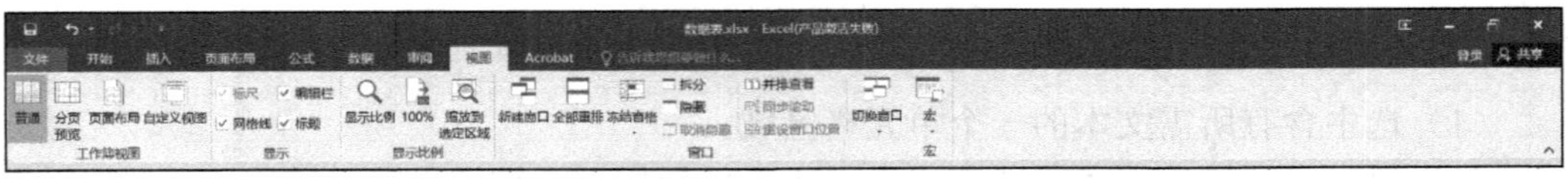

图 4-28 “视图”选项卡

2）设置边框

在 Excel 工作表中，显示的灰色网格线并非实际的边框，在表格中添加实际边框后才能打印出表格边框。在工作表中添加边框的操作步骤如下。

（1）选中要添加边框的单元格区域。

（2）单击“开始”|“单元格”|“格式”下拉按钮，在打开的下拉列表中选择“设置单元格格式”命令，在弹出的“设置单元格格式”对话框中选择“边框”选项卡，如图 4-29 所示。

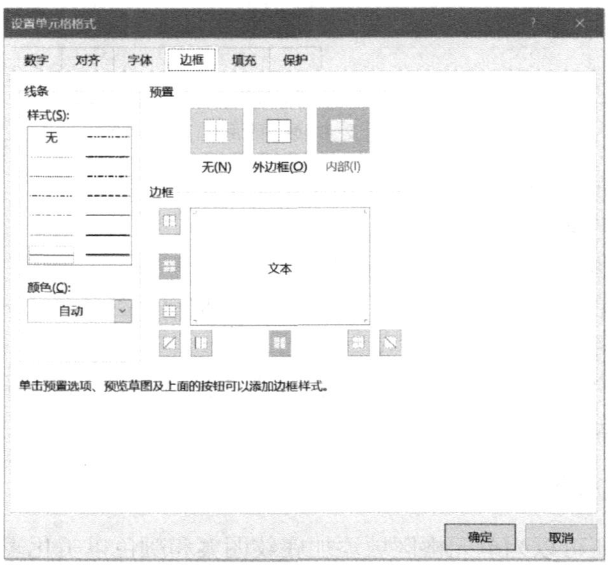

图 4-29 “设置单元格格式”对话框的“边框”选项卡

（3）选择要应用的线条样式及颜色。

（4）在“预置”选项区域或“边框”选项区域选择边框应用的区域。

（5）设置完毕后，单击“确定”按钮，效果如图 4-30 所示。

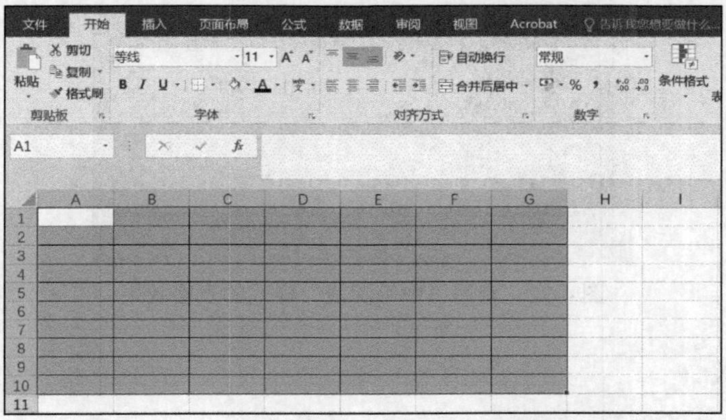

图 4-30　添加了边框线的工作表效果示例

8. 自动套用格式

Excel 的一个重要功能是可以使用自动套用格式特性将格式自动应用于工作表数据。自动套用格式是几个不同元素的组合，如数字、对齐、字体、边框、图案、列和行等格式。自动套用格式的操作步骤如下。

（1）选中要应用格式的单元格区域。

（2）单击“开始”｜“样式”｜“套用表格格式”下拉按钮，弹出图 4-31 所示的下拉列表。

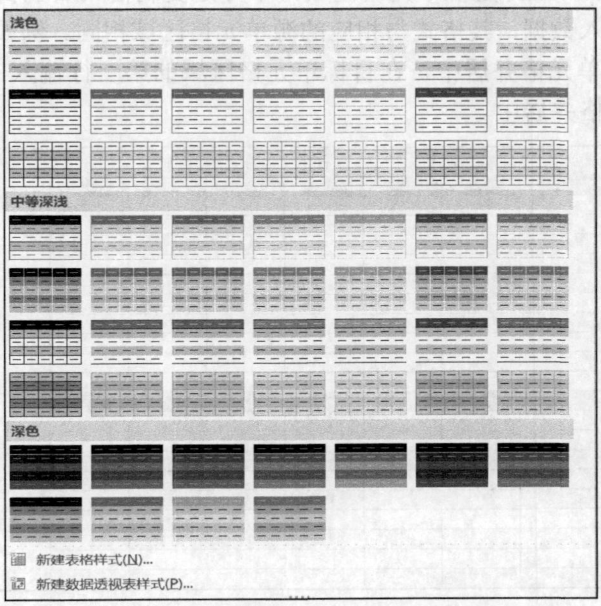

图 4-31　“套用表格格式”下拉列表

（3）在该下拉列表中选择所需的样式。

图 4-32 所示为套用“中等深浅”样式的表格效果，该样式使用传统报表样式字体和简单边框来直观地分隔数据。

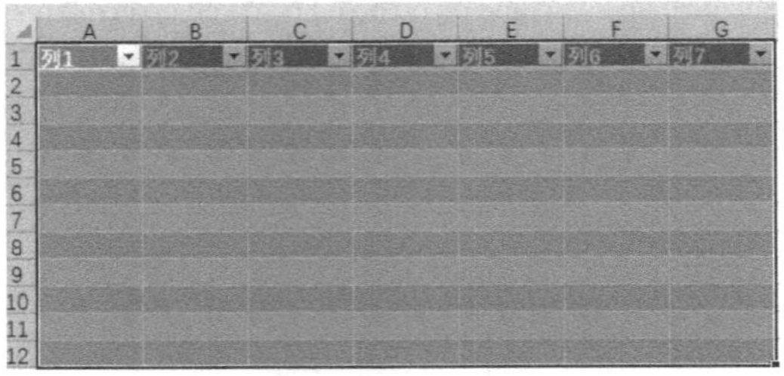

图 4-32 套用“中等深浅”样式的表格效果

9. 复制格式

若工作表的两部分格式相同，则只需设置其中的一部分，另一部分可用复制格式的方式生成其格式，然后填入数据；若要生成的工作表的格式与已存在的某工作表相同，则可复制该工作表的格式，然后填入数据，这样可以节省格式化工作表的时间和精力。

复制格式的操作步骤如下。

（1）选中要复制的源单元格区域。

（2）单击“开始”｜“剪贴板”｜“格式刷”按钮，此时，鼠标指针变为刷子状。

（3）将鼠标指针移动到目标单元格区域的左上角单元格并单击，该区域即用源单元格区域的格式格式化。若目标单元格区域在另一个工作表，则须先切换到该工作表，然后将鼠标指针移动到该工作表目标单元格区域的左上角单元格并单击。

如图 4-33 所示，上方是源单元格区域，下方是复制格式后的目标单元格区域。在目标单元格区域输入数据，其格式与相应的源单元格区域相同。例如，源单元格区域的第一行格式是合并单元格并居中，在目标单元格区域的第一行输入“学生成绩表”，其格式也是合并单元格并居中。

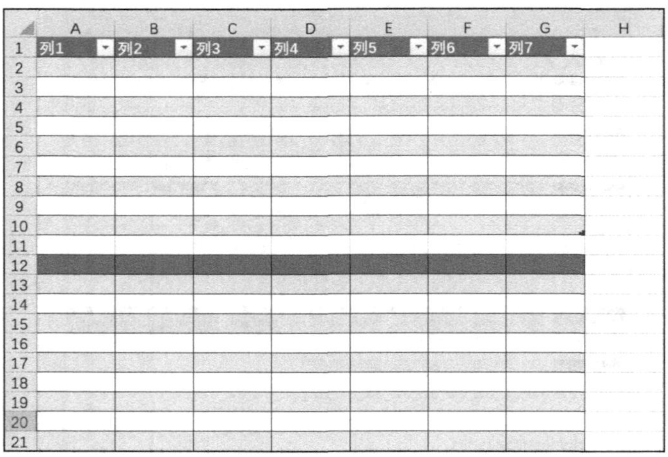

图 4-33 复制格式

4.3　公式和函数

公式和函数是 Excel 的核心。Excel 作为一款功能强大的电子表格处理软件，具有很强的数据计算功能，用户可以在单元格中直接输入公式或者使用 Excel 提供的函数，对工作表中的数据进行计算与分析。在单元格中输入正确的公式或函数后，Excel 会立即在该单元格中显示计算出来的结果，如果工作表中与公式有关或作为函数参数的单元格里的数据发生变更，Excel 会自动更新计算结果。

4.3.1　单元格的引用

在 Excel 中，单元格引用是对工作表中的一个单元格或单元格区域进行标识，以告知 Excel 公式中使用了哪些单元格中的数据。通过单元格引用，可以在一个公式中使用工作表不同部分的数据，或者在几个公式中使用同一单元格中的数据。同样，用户也可以对工作簿其他工作表中的单元格进行引用，甚至对其他工作簿中或其他应用程序中的数据进行引用。

在 Excel 中，单元格的引用方法主要有 3 种：相对引用、绝对引用和混合引用。

1. 相对引用

相对引用是指引用相对于公式所在单元格相应位置的单元格。当该公式被复制到其他单元格时，Excel 可以根据移动的位置调整引用单元格。

例如，在 B3 单元格中输入公式“＝B1＋B2”，然后将该公式复制到 D3 单元格，则 D3 单元格的公式为“＝D1＋D2”。

2. 绝对引用

绝对引用是指引用工作表中固定位置的单元格，其位置与包含公式的单元格无关。若在复制单元格时，不希望使某些单元格的引用随着公式位置的变化而变化，可以使用绝对引用。其形式是在普通地址前加符号“$”，如$E$2 为绝对地址，行列均固定。

例如，在 B3 单元格中输入公式“＝$B$1＋$B$2”，将该公式复制到 D3 单元格，则 D3 单元格的公式仍然为“＝$B$1＋$B$2”。符号“$”的存在告诉 Excel 不管是什么情况都不改变引用的单元格。绝对引用适用于公式复制的单元格地址改变，而公式中的单元格地址未变的情况。

3. 混合引用

混合引用是指公式中既有相对引用，又有绝对引用。当含有公式的单元格因插入、复制等原因引起行、列引用变化时，公式中相对引用部分随公式位置的变化而变化，绝对引用部分不随公式位置的变化而变化。

例如，若将 F4 单元格中的公式“＝$C$4＋D$4＋$E4”复制到 G5 单元格，则 G5 单元格的公式为“＝$C$4＋E$4＋$E5”，公式中 C4 不变，D4 变成了 E4（列号变化），E4 变成了 E5（行号变化）。

4. 跨工作表的单元格地址的引用

不同工作表单元格的引用格式为“[工作簿名] 工作表名!单元格地址”。当前工作簿的各工作表单元格地址可以省略[工作簿名]，当前工作表单元格的地址可以省略“工作表名!”。

例如，D6 单元格中的公式为“=(A1+A2+A3+B6)*Sheet3!B2”，其中，“Sheet3!B2”表示工作表 Sheet3 中的 B2 单元格地址。

4.3.2 公式的使用

公式即对工作表中的数值进行计算的等式。在 Excel 中，利用公式既可以进行简单的加、减、乘、除计算，也可以完成复杂的财务统计及科学计算。公式中可以包含各种运算符号、常量、变量、函数及单元格引用。它可以引用同一个工作表中的其他单元格、同一个工作簿不同工作表中的单元格或者其他工作簿工作表中的单元格。

公式也是一种数据的表示形式，可以存放在表格中。只不过存放公式的单元格显示的是公式的计算结果，只有当该单元格成为活动单元格时，存放的公式才能在数据编辑区中显示出来。输入公式时必须以“=”开始，以便与其他数据区分开来。

例如，对 C7、D3 和 E8 单元格中的值求和，然后在单元格中显示和，可以将光标定位到某一单元格中，如 H5，并输入简单的公式“=C7+D3+E8”，如图 4-34 所示。

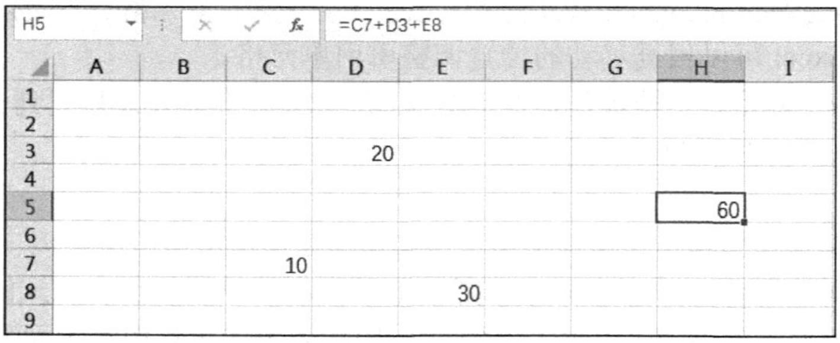

图 4-34 输入一个求和公式

1. 输入公式

在 Excel 中，输入公式的方法有以下几种。

方法 1：在编辑栏或者单元格中直接编辑创建公式。具体操作步骤如下。

① 将光标定位到要创建公式的单元格中。

② 先输入一个“=”，然后开始输入公式。

③ 公式输入完毕后，按 Enter 键，Excel 即根据公式计算并在单元格中显示计算结果。

方法 2：通过指向创建公式。为了输入组成公式主要部分的单元格引用，一种方便的方法是用鼠标指针指向这些单元格。使用这种方法可以避免在手工输入整个公式时因手动输入单元格地址而可能出现的错误，具体操作步骤如下。

① 将光标定位到要输入公式的单元格中。

② 先输入“=”，然后开始输入公式。

③ 指向要作为第一个单元格引用的单元格，单击。

④ 输入一个运算符（如加号或减号）或者其他字符，以继续创建所需的公式。

⑤ 指向下一个要用作单元格引用的单元格，单击。

⑥ 按照需要重复步骤④和⑤，以完成公式的创建。

当使用指向技术来创建公式时，可以输入单元格区域作为引用，只需单击单元格区域的开始单元格并拖动到结束单元格（或者将光标从开始单元格移动到结束单元格的同时按住 Shift 键）。

2. 公式中的运算符及其运算次序

公式是用常量、单元格引用、函数、运算符（+、-、*、/等）及括号等按一定的运算规则连接起来构成的表达式。常用的运算符有算术运算符、比较运算符、文本运算符和引用运算符 4 类。

（1）算术运算符。算术运算符用来完成基本的数学运算，如加法、减法、乘法和除法等，并且可用来连接数字和产生数字结果。

（2）比较运算符。比较运算符可用来比较两个量，当用比较运算符比较两个值时，结果是一个逻辑值，非 True（真）即 False（假）。Excel 中可以使用的比较运算符有=、>、<、>=、<=、<>等。

（3）文本运算符。文本运算符用来加入或连接一个或更多文本字符串，以产生一串文本。要连接文本字符串，必须使用文本运算符“&”。例如，2008&“北京奥运会”这个表达式的结果就是“2008 北京奥运会”。

（4）引用运算符。使用引用运算符可以将单元格区域合并计算。表 4-1 列出了 Excel 2016 中可以使用的引用运算符及其含义和示例。

表 4-1　引用运算符及其含义和示例

引用运算符	含义	示例
:（冒号）	区域运算符，用于生成包括两个单元格引用之间的所有单元格的引用范围	A2:D6 表示引用从 A2 单元格一直到 D6 单元格中的数据
,（逗号）	联合运算符，将多个引用合并为一个引用	SUM（B2:B6，D4:D7）表示计算从 B2 单元格到 B6 单元格及从 D4 单元格到 D7 单元格中的数据的总和
（空格）	交叉运算符，表示几个单元格区域所共有的那些单元格	B7:D7 C6:C8 表示这两个单元格区域的共有单元格 C7

注：公式中所用的冒号、大于号、小于号、括号等符号必须在英文状态下输入。

运算符具有优先级（例如，先乘除后加减，说明乘除运算符的优先级高于加减运算符）。表 4-2 按优先级从高到低列出了这些运算符，并对其功能做了一些举例。

表 4-2　常用运算符

运算符	功能	表达式举例
-	负号	-128、-F5
%	百分数	67%（0.67）
^	乘方	28^3（28^3）

续表

运算符	功能	表达式举例
*、/	乘、除	A3*6、365/7
＋、－	加、减	A1＋4、B1－C3、32－8
&	字符串连接符	Go&ahead（结果为 Go ahead）
＝、＜＞ ＞、＞＝ ＜、＜＝	等于、不等于 大于、大于等于 小于、小于等于	7＝2 的值为假，7＜＞2 的值为真 7＞2 的值为真，7＞＝2 的值为真 7＜2 的值为假，7＜＝2 的值为假

3. 显示和编辑公式

在默认情况下，Excel 在单元格中显示输入的公式结果而不显示实际公式。可以将光标移动到含有公式的单元格中，然后在数据编辑区中查看任何一个公式。

可以像编辑一个单元格的任何其他内容一样编辑公式。选中所需的单元格，在数据编辑区中单击并完成编辑；或者双击所需的单元格，并在单元格中编辑公式。

4. 设置公式重算模式

在默认情况下，Excel 在每次对一个单元格进行修改后，会重新计算所有工作表中相关的公式。在一个非常大的工作表中，这不利于执行计算，因为 Excel 每次在修改一个单元格中的一个条目后必须进行许多计算。这时，关闭 Excel 的自动重算功能，使工作表进行人工重新计算，可能效率更高。

方法：选择“文件”|“选项”命令，在弹出的“Excel 选项”对话框中，选择“公式”选项卡，设置“工作簿计算”为“手动重算”，单击“确定”按钮。之后，就可以在任何时候通过单击“公式”|“计算”|“开始计算”按钮来重新计算工作表了。

4.3.3 公式的复制与移动

前文介绍了输入、编辑公式的方法，但对于同类问题，如果每个单元格都单独进行计算就显得很麻烦，下面介绍如何使用复制和移动公式来解决这一问题。介绍公式的复制和移动之前，需要先弄清楚单元格的绝对引用和相对引用的概念。这部分内容已经在 4.3.1 节中介绍过，在此不再赘述。

复制和移动公式的方法：选中包含待移动或复制公式的单元格或单元格区域，将鼠标指向单元格或单元格区域的边框，此时鼠标指针变为十字箭头状。如果要移动单元格，则把选中区域拖动到粘贴区域左上角的单元格中，Excel 将替换粘贴区域中所有的现成数据；如果要复制单元格，可在拖动单元格的同时按 Ctrl 键。

注意： 当移动公式时，公式中的单元格引用并不改变；当复制公式时，单元格绝对引用也不会改变，但单元格相对引用将会改变。

也可以使用填充句柄将公式复制到相邻的单元格中：只需选中包含公式的单元格，拖动填充句柄，使之覆盖需要填充的区域。

4.3.4 函数的使用

函数是预定义的公式，使用一些称为参数的特定数值来按特定的顺序或结构执行简单或复杂的计算。

1. 函数的组成

每一个函数都由两部分组成：函数名和参数。

函数名：表明该函数的功能，如 SUM（求和）、ABS（求绝对值）和 AVERAGE（求平均值）。

参数：告知 Excel 哪些单元格地址应用于函数。例如，SUM（B2:B12），表示 SUM 函数所求的是单元格区域 B2:B12 的和。

可以像输入数值一样输入函数，将它们直接输入数据编辑区或者单元格中；也可以使用“自动求和”工具和“插入函数”按钮（后面将进行讨论）来输入函数。

Excel 中提供了 11 大类共 400 多个函数，用来进行数学、财务和字符串等操作，以完成不同的任务，这些任务的范围可以从计算一个数的平方根到求未来一项投资的数额等。

2. 输入函数

函数可以作为公式的元素出现，如表达式“＝C3＋C4－D4*AVERAGE（B1:B3）”。函数可以直接手工输入，但是用户不可能记下所有函数名，因此，系统提供了粘贴函数命令和相关的工具按钮。

1）使用“插入函数”按钮输入函数

这里以输入公式“＝D3＋D4－E4*AVERAGE(C1:C3)”为例，具体操作步骤如下。

（1）单击存放该公式的单元格（如 F4），使其成为当前单元格。

（2）在数据编辑区输入“＝D3＋D4－E4*”。

（3）单击数据编辑区的“插入函数”按钮，弹出“插入函数”对话框，如图 4-35 所示。选择函数 AVERAGE，单击“确定”按钮，在弹出的“函数参数”对话框的公式中出现该函数及系统预测的求平均数的单元格区域。若单元格区域不正确，则单击该处并修改为 C1:C3（也可以通过“指向”命令选择单元格区域）。

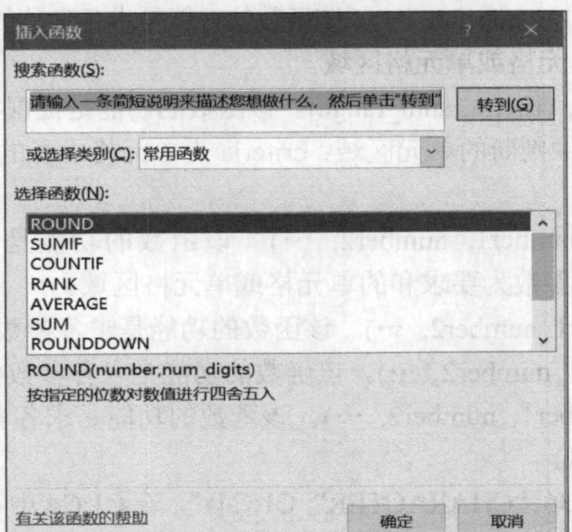

图 4-35　“插入函数”对话框

Excel 中 VLOOKUP 函数应用

（4）单击“确定”按钮。

2）使用工具按钮输入函数

另外，还可以使用工具按钮在公式中粘贴函数，仍以上述公式为例，具体操作步骤如下。

（1）单击存放该公式的单元格（如 F4），使其成为当前单元格。

（2）在数据编辑区输入“＝D3＋D4－E4*”。

（3）单击“公式”｜“函数库”｜“插入函数”按钮，弹出“插入函数”对话框。

在该对话框的“或选择类别”下拉列表中选择“常用函数”（这是默认）选项，在“选择函数”列表中选择 AVERAGE 函数，单击“确定”按钮。然后输入或选择求平均值的单元格区域 C1:C3。

（4）单击“确定”按钮。

3. 编辑函数

输入一个函数后，用户可以像编辑文本一样编辑它，具体操作步骤如下。

（1）选中含有函数的单元格。

（2）单击“公式”｜“函数库”｜“插入函数”按钮，弹出“插入函数”对话框。

（3）在该对话框中根据需要对参数进行设置。

（4）单击“确定”按钮。

4.3.5 常见函数的使用

在使用 Excel 时，了解在电子表格处理工作中常用的函数，对提高工作效率会有很大帮助。下面对 Excel 中几个常用的函数展开介绍。

1. Excel 常用函数介绍

以下是 Excel 中常用的部分函数。

（1）SUM(number 1, number 2, …)。该函数的功能是求各参数的和。number1、Number 2 等参数为要求和的单元格或单元格区域。

（2）SUMIF(range, criteria, sum_range)。该函数的功能是根据指定条件对若干单元格求和。range 为用于条件判断的单元区域；criteria 为单元格求和的条件；sum_range 为需要求和的实际单元格。

（3）AVERAGE(number1, number2, …)。该函数的功能是求各参数的平均值。number1、Number2 等参数为要求和的单元格或单元格区域。

（4）MAX(number1, number2, …)。该函数的功能是求各参数中的最大值。

（5）MIN(number1, number2, …)。该函数的功能是求各参数中的最小值。

（6）COUNT(number1, number2, …)。该函数的功能是求各参数中数值型数据的个数。其参数的类型不限。

例如“＝COUNT(36, “CHARACTER”, C1:C4)”，若 C1:C4 中存放的全是数值，则函数的结果是 5；若 C1:C4 中只有一个单元格存放的是数值，则结果为 2。

（7）COUNTIF(range, criteria)。该函数的功能是计算某个单元格区域中满足给定条件单元格的数目。range 为其中非空白单元格数目的区域。

（8）ROUND(number, num_digits)。该函数的功能是对 number 四舍五入到 num_digits 位。

num_digits＞0：表示四舍五入至 num_digits 小数，即保留 num_digits 位小数。

num_digits＝0：表示保留整数。

num_digits＜0：表示从整数的个位开始向左对第 *K* 位进行四舍五入，其中 *K* 是 num_digits 的绝对值。

例如，ROUND(185.675, 1)的结果为 185.7，ROUND(185.675, 2)的结果为 185.68，ROUND(185.675, 0)的结果为 186，ROUND(185.675, －1)的结果为 190，ROUND(185.675, －2)的结果为 200，ROUND(185.675, －3)的结果为 0。

（9）INT(number)。该函数的功能是取不大于数值 number 的最大整数。

例如，INT(23.21)的结果是 23，INT(－23.21)的结果为－24。

（10）ABS(number)。该函数的功能是取 number 的绝对值。

例如，ABS(13)的结果为 13，ABS(－13)的结果为 13。

（11）IF(logical_test，value_if_true，value_if_false)。该函数的功能是若 logical_test 为真，则取 value_if_true 表达式的值，否则取 value_if_false 表达式的值。其中，logical_test 为能产生逻辑值（true 或 false）的表达式，value_if_true、value_if_false 为表达式。

例如，IF(8＞7, 10, －10)的结果为 10。

IF 函数可以嵌套使用，最多可达 7 层。

（12）RANK(number, ref, order)。该函数的功能是返回指定数字在一列数字中的排序。Number 为指定的排序数字。ref 指定要排序的范围。order 指定排位的方式、升序或降序。如果 order 为 0 或忽略，降序；非零值，升序。

例如，公式“＝RANK(B7,$B$7:$B$12,25)”返回的结果是按升序排列方式，B7 在单元格区域 B7:B12 中的排名。

2. 几个常用重要函数的使用

上述介绍的众多函数中，AVERAGE（求平均值）、MAX（求最大值）、MIN（求最小值）和 SUM（求和）等函数最为常用。

1）AVERAGE 函数

AVERAGE 函数用于计算一系列值的平均值。这个函数可以表示为 AVERAGE (number1, number2, …)。例如，表达式“＝AVERAGE(25, 42, 34, 17)”的结果是 29.5。相似地，单元格的表达式“＝AVERAGE(A3:G3)”指对 A3 到 G3 单元格区域的值求平均值。

例如，要计算图 4-11 所示的学生平均分，并把结果放在 I 列单元格中，操作步骤如下。

（1）单击 I2 单元格，使其变为活动单元格。

（2）单击数据编辑区的“插入函数”按钮，弹出“插入函数”对话框。

（3）在“选择函数”列表中选择 AVERAGE 函数。

（4）单击“确定”按钮，弹出图 4-36 所示的“函数参数-AVERAGE”对话框。Excel 会根据活动单元格所在位置与行列的关系自动赋予 Number1 一个求值范围。

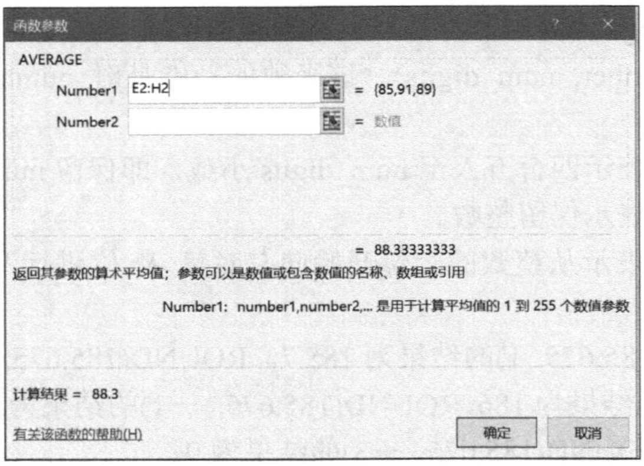

图 4-36　“函数参数-AVERAGE”对话框

在图 4-36 中，系统给 Number1 自动赋予了 E2:H2 的范围，这显然是不正确的，这时需重新选择公式所应用的范围。选中正确的区域后（本例中选择 E2:G2），单击“确定”按钮。如果与公式中所要引用的参数区域一致，则直接单击“确定”按钮，即可完成求平均分的操作。

2）MAX 和 MIN 函数

MAX 和 MIN 函数分别给出指定范围中所有值或者一系列数值的最大值和最小值，这些函数可以表示为

MAX(number1, number2, …)

MIN(number1, number2, …)

例如，在图 4-37 中，E10 单元格中的公式为“＝MIN(E2:E9)”，从这个公式得出的值是从 E2 到 E9 单元格范围中的最小值 75。在 E11 单元格中的公式是“＝MAX(E2:E9)”，它将正好产生相反的结果：得出的是指定单元范围中所有值的最大值 96。

3）SUM 函数

SUM 函数用于计算一系列值的和，常由一个单元格区域引用来表示这一系列值。例如，“＝SUM(4, 13, 16)”将给出一个值 33。图 4-37 中，H2 单元格中的公式“＝SUM(E2:G2)”将给出 E2:G2 单元格区域中所有数值的和 265。SUM 函数是相加一列数值的一种容易的方法，也可以在“自动求和”时使用它。

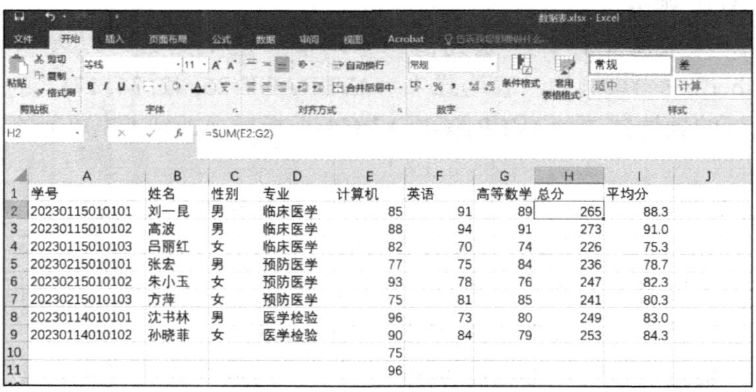

图 4-37　函数的应用实例

3. “自动求和”按钮的使用

当求和区域和存放结果的区域相连时，可使用“自动求和”按钮来求和。

在 H3 单元格中输入公式“＝E3＋F3＋G3”能计算公式的结果并存放到 H3 单元格中。实际上，还可以利用“自动求和”按钮达到此目的，而无须输入公式。

（1）使用“自动求和”按钮输入一个求和公式。这里仍以求 E3:G3 各单元格中数据之和为例。具体操作步骤如下。

① 选中参加求和的单元格区域及存放结果的单元格 E3:H3，其中 H3 是存放结果的单元格。

③ 单击“公式”|“函数库”|“自动求和”按钮。可以看到 H3 单元格中出现了求和结果，单击 H3 单元格，在数据编辑区出现“＝SUM(E3:G3)”，表示 H3 单元格中的公式是“＝SUM(E3:G3)”，意思是求 E3:G3 各单元格的数据之和，与“＝E3＋F3＋G3”功能相同。显然，“自动求和”按钮代替用户输入了求和公式。如果参加求和的单元格很多，则用“自动求和”按钮比输入公式要方便得多。

（2）使用“自动求和”按钮输入多个求和公式。通过选中区域的变化，使用“自动求和”按钮能一次输入多个求和公式。

在图 4-37 所示的学生成绩表中，分别求每名学生的各科成绩总分。具体操作步骤如下。

① 选中参加求和的单元格区域及存放结果的单元格 E2:H9。

② 单击“公式”|“函数库”|“自动求和”按钮。求和操作一次完成，相当于同时计算了所有结果的求和公式。若在学生成绩表中选中 E2:H9 单元格区域，则只求每名学生的各科成绩总分；若选中 E2:G10 单元格区域，则只求每门科目的总分。通过选中区域的变化，可以实现相应的求和计算。

（3）多区域求和。若参加求和的单元格区域不连续，则求和的具体操作步骤如下。

① 选中存放结果的单元格（如 J3 单元格）。

② 单击“公式”|“函数库”|“自动求和”按钮，此时数据编辑区显示“＝SUM()”。

③ 选中求和的各个区域（按住 Ctrl 键，拖动选中各个区域，如 E2:E9 和 G2:G9，选中的区域将被动感的虚线框围住）。

④ 单击“输入”按钮。

此时，在 J3 单元格中出现求和的结果，同时数据编辑区显示 J3 中的公式为“＝SUM(E2:E9, G2:G9)”，表示对 E2:E9 和 G2:G9 两个单元格区域求和。

（4）SUMIF 求和。在图 4-37 所示的学生成绩表中，求每名学生各科成绩高于 85 分的之和，并将结果存放在 J2:J9 单元格区域中。

具体操作步骤如下。

① 将光标定位到要存放结果的 J2 中单元格中。

② 单击数据编辑区上的“插入函数”按钮，在弹出的“插入函数”对话框中选择函数 SUMIF，单击“确定”按钮，然后在弹出的“函数参数-SUMIF”对话框中进行相应设置，如图 4-38 所示。

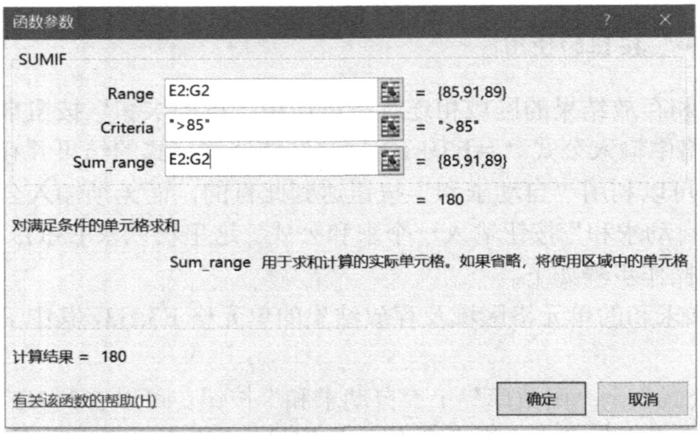

图 4-38 “函数参数-SUMIF”对话框

③ 单击“确定”按钮，J2 单元格中即显示结果 180。

④ 拖动填充句柄至 J9 单元格进行公式复制。

4. 函数的嵌套

在某些情况下，用户可能需要将某个公式或函数的返回值用作另一个函数的参数，称为函数的嵌套使用。

例如，求图 4-37 所示的学生成绩表中前两名学生的总分平均分，可利用公式“=AVERAGE(SUM(E2:G2), SUM(E3:G3))”实现，如图 4-39 所示。

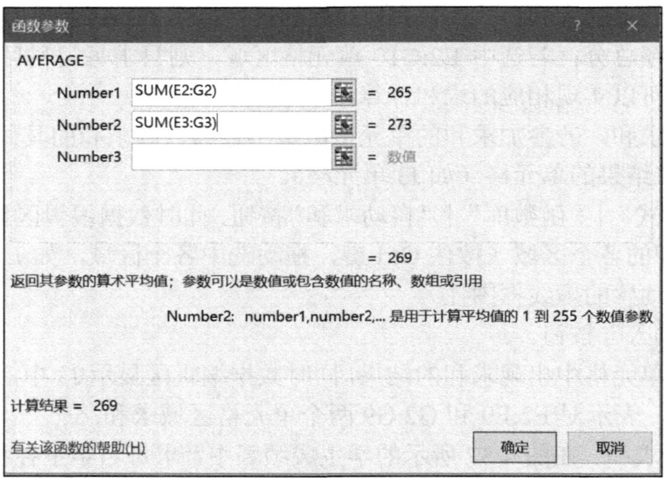

图 4-39 函数的嵌套使用示例

4.3.6 公式中的常见错误信息及处理方法

在单元格中输入或编辑公式后，有时会出现如#DIV/0！或# # # # #！的错误信息。表 4-3 列出了 Excel 中常见的错误信息和出错原因。

表 4-3　Excel 中常见的错误信息和出错原因

错误信息	出错原因
# # # # #!	公式所产生的结果太长，该单元格无法容纳，或者单元格的日期或时间格式产生了一个负值
#DIV/0!	公式中出现被零除的现象
# N/A	在函数或公式中没有可用数值
# NAME?	在公式中使用了 Excel 不能识别的文本
# NUM!	公式或函数中某个数值有问题
# NULL!	试图为两个并不相交的区域指定交叉点
# REF!	单元格引用无效
# VALUE!	使用了错误的参数或运算对象类型，或者自动更正公式功能失效，不能更正公式

下面分别对上述错误信息可能产生的原因及解决方法进行具体说明。

1. # # # # #!

若单元格中出现# # # # #!，则可能的原因及解决方法如下。

（1）单元格中公式产生的结果太长，该单元格无法容纳。

解决方法：可以通过调整单元格的宽度来消除该错误。

例如，某单元格的计算结果为 1123456789456.0023，由于单元格宽度太小，无法容纳该结果，因此出现# # # # #! 这种错误信息。

（2）日期和时间格式的单元格中出现负值。对日期和时间格式的单元格进行计算时，必须确保计算后的结果是一个有效的日期或时间值，且为正。如果计算结果是一个负值，则会显示错误值#VALUE!。

2. #DIV/0!

如果单元格中出现错误信息#DIV/0!，很可能是该单元格的公式中出现了零除问题，即输入的公式中包含除数 0，也可能是公式中的除数引用了零值单元格或空白单元格（空白单元格的值将解释为零值）。

解决方法：修改公式中的零除数或零值单元格或空白单元格引用，或者在作除数的单元格中输入不为零的值。

3. #N/A

在函数或公式中没有可用数值时，会产生错误信息#N/A。

4. #NAME?

一旦公式中使用了 Excel 无法识别的文本，就会产生错误信息#NAME?。若出现该错误信息，可以从以下几方面进行检查。

（1）公式中单元格区域引用不正确。例如，某单元格有公式“＝AVERAGE(D2D3)”，显然应使用冒号“:”表示 D2:D3，系统无法识别 D2D3，因此出现该错误信息。

（2）在公式中输入文本时没有使用双引号。系统将未用双引号括起的文本解释为名称，因此应将公式中的文本括在双引号中。例如，若希望将文本 It is 和 B2 单元格中的文本合并到一起，应使用公式“="It is"&B2”。如果单元格中的公式错误地写为“＝It is &B2”，文本 It is 没有用引号括起来，就会出现错误信息#NAME?。

（3）公式中的名称或函数名拼写错误。这时修改拼写错误即可。

5. #NUM!

当公式或函数中的某个数值有问题时，就会产生错误信息#NUM!。例如，公式产生的结果太长或太小，即超出－10307～＋10307，当某单元格中的公式为“＝1.4E＋250*1.2E＋370”时，其结果大于 10307，就会出现错误信息#NUM!。

6. #NULL!

在单元格中出现错误信息#NULL!的原因可能是试图为两个并不相交的单元格区域指定交叉点。例如，使用了不正确的区域运算符或不正确的单元格引用等。

如果要引用两个不相交的单元格区域，则两个区域之间应使用区域运算符“,”。例如，公式中要对两个单元格区域求和，在引用这两个单元格区域时要使用“,”，即 SUM（B1:B5,D1:D5）。如果单元格区域之间使用的是空格，则 Excel 会试图对同时属于这两个单元格区域的单元格求和，但是由于 B1:B5 和 D1:D5 并不相交，它们并没有共同的单元格，从而出现该错误信息。

7. #REF!

单元格中出现错误信息#REF!是该单元格引用无效的结果。设 B2 单元格中有数值 3，B3 单元格中有公式“＝B2＋1”，则 B3 单元格显示结果为 4。若删除 B2 单元格，则 B3 单元格中的公式“＝B2＋1”对 B2 单元格的引用无效，就会出现该错误信息。

8. #VALUE!

当公式中使用不正确的参数时，将产生错误信息#VALUE!。这时应确认公式或函数所需的参数类型是否正确，公式引用的单元格中是否包含有效的数值。如果需要数字或逻辑值时却输入了文本，就会出现该错误信息。

4.4 图表的制作与使用

在实际工作中，仅有数据清单形式的数据是不够的，有时需要将数据清单中的数据形象化地表示出来。Excel 提供了丰富的图表功能，可以利用其方便地绘制不同的图表。图表具有很好的视觉效果，能形象地反映数据的对比关系及趋势，当数据源发生变化时，图表中对应的数据也会随之自动更新，使数据更加直观，从而方便用户查看图案和数据的差异、预测趋势等。

4.4.1 图表的创建

在创建图表之前，有必要先来了解图表的类型及常用术语。

1. 图表类型

Excel 提供了多种图表类型，在此将介绍几种主要的图表类型及其用途，便于读者在建立图表的过程中选用合适的图表类型。

单击“插入”|“图表”|“推荐的图表”按钮，弹出“插入图表”对话框，如图 4-40 所示，从中可以选择不同的图表类型。

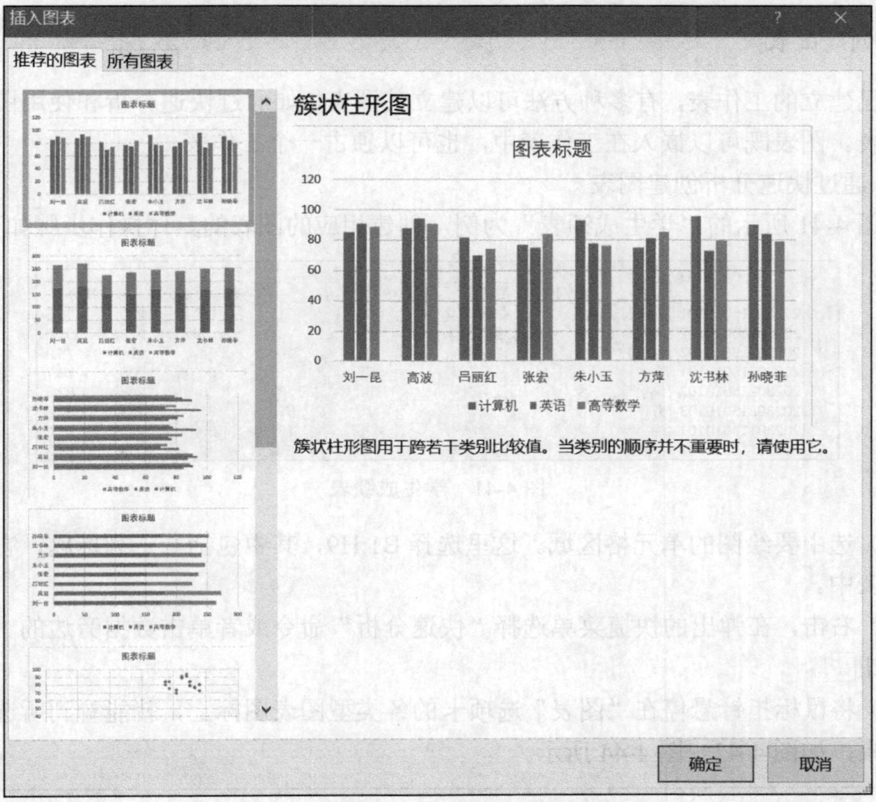

图 4-40　“插入图表”对话框

2. 常用术语

了解 Excel 中有关创建图表的一些术语，有利于正确创建图表。

图表：选中的工作表数据的图形描述。

图表标题：为图表指定的标题。

数据标记：在图表中用于标记一个数据的符号。数据标记随图表类型的变化而变化，如柱形图和条形图使用矩形框作为数据标记，饼形图使用楔形作为数据标记。

网格线：图形区域内的延伸线，使查看数据更容易。

图表正文：描述图表数据或对象的正文。附属正文附属于一个图表对象，非附属正文不附属于任何图表对象。

图例：指示图表数据标记的一个框。

轴：一条坐标线，沿着该线绘制图表数据。类别（行标题）沿着类别轴或 X 轴绘制，数据值沿着数值轴或 Y 轴绘制。

刻度线：与轴相交的一条短线，用于描述类别和数据值。

绘图区：绘制数据图的区域，包括所有的轴和数据标记。

数据系列：一系列相关的数据值。绘图时，同一系列的数据用同一种方式表示（如同一种颜色）。

3. 创建图表

对已建立的工作表，有多种方法可以建立其图表，如通过快速分析和使用图表工具创建图表。图表既可以嵌入在工作表中，也可以独占一个工作表。

1）通过快速分析创建图表

以图 4-41 所示的“学生成绩表”为例，创建相应的图表的具体操作步骤如下。

	A	B	C	D	E	F	G	H	I
1	学号	姓名	性别	专业	计算机	英语	高等数学	总分	平均分
2	20230115010101	刘一昆	男	临床医学	85	91	89	265	88.3
3	20230115010102	高波	男	临床医学	88	94	91	273	91.0
4	20230115010103	吕丽红	女	临床医学	82	70	74	226	75.3
5	20230215010101	张宏	男	预防医学	77	75	84	236	78.7
6	20230215010102	朱小玉	女	预防医学	93	78	76	247	82.3
7	20230215010103	方萍	女	预防医学	75	81	85	241	80.3
8	20230114010101	沈书林	男	医学检验	96	73	80	249	83.0
9	20230114010102	孙晓菲	女	医学检验	90	84	79	253	84.3

图 4-41　学生成绩表

（1）选中要绘图的单元格区域。这里选择 B1:H9，其中包括行、列标题，它们会出现在图表中。

（2）右击，在弹出的快捷菜单选择“快速分析”命令或者单击数据旁边的“快速分析”按钮。

（3）将鼠标指针悬停在“图表”选项卡的各类型图表图标上，就能看到所选图表的实际效果，如图 4-42～图 4-44 所示。

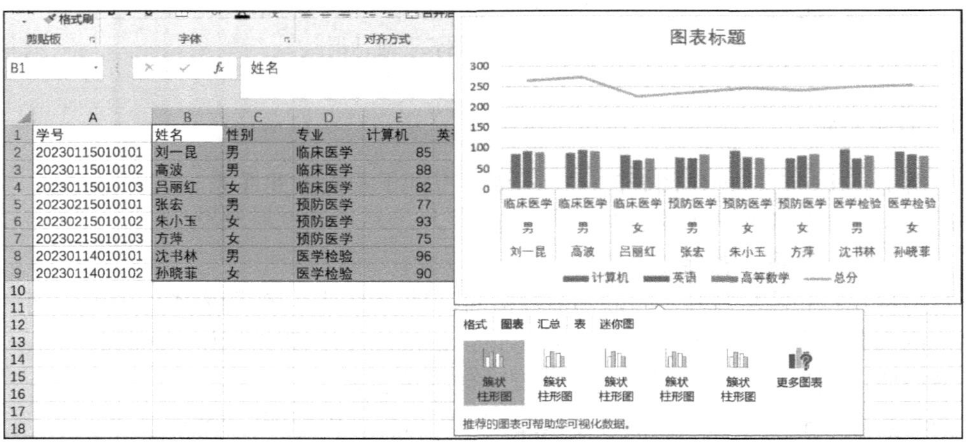

图 4-42　图表效果预览（1）

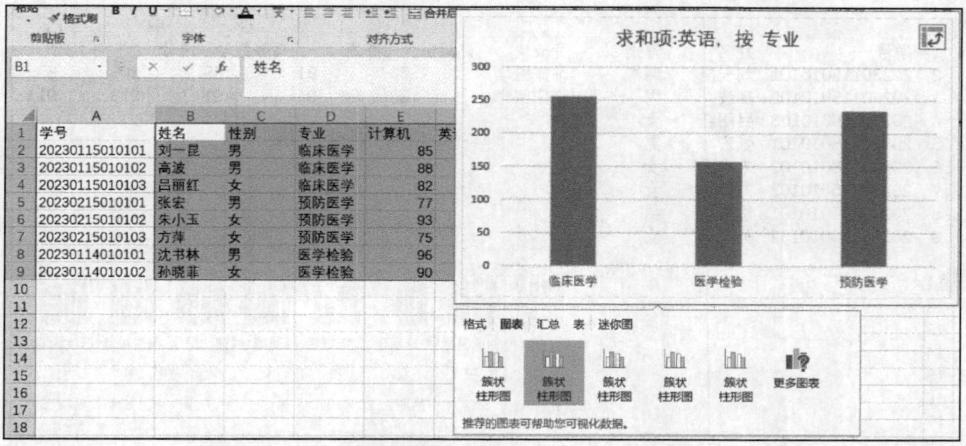

图 4-43　图表效果预览（2）

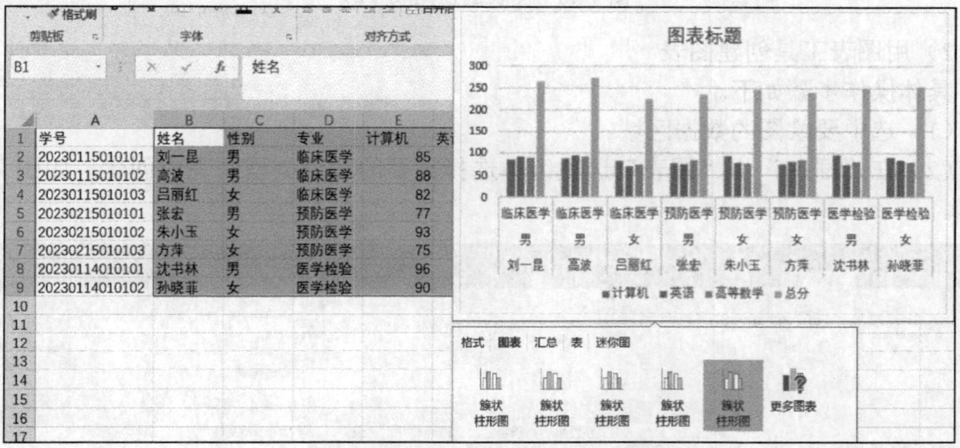

图 4-44　图表效果预览（3）

（4）选择一种合适的图表，即完成图表的创建，如图 4-45 和图 4-46 所示。

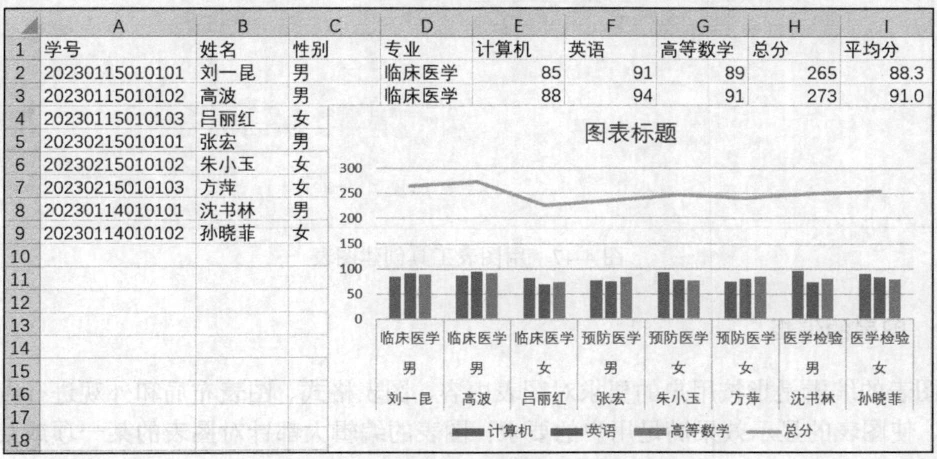

图 4-45　图表创建完成（1）

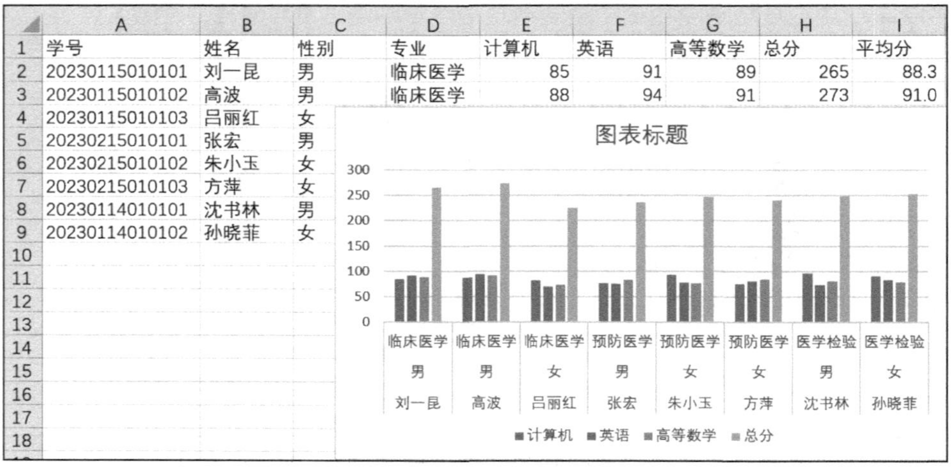

图 4-46　图表创建完成（2）

2）用图表工具创建图表

具体操作步骤如下。

（1）选中要绘图的数据区域。

（2）在“插入”｜“图表”选项组中选择需要的图表类型，完成创建，如图 4-47 所示。

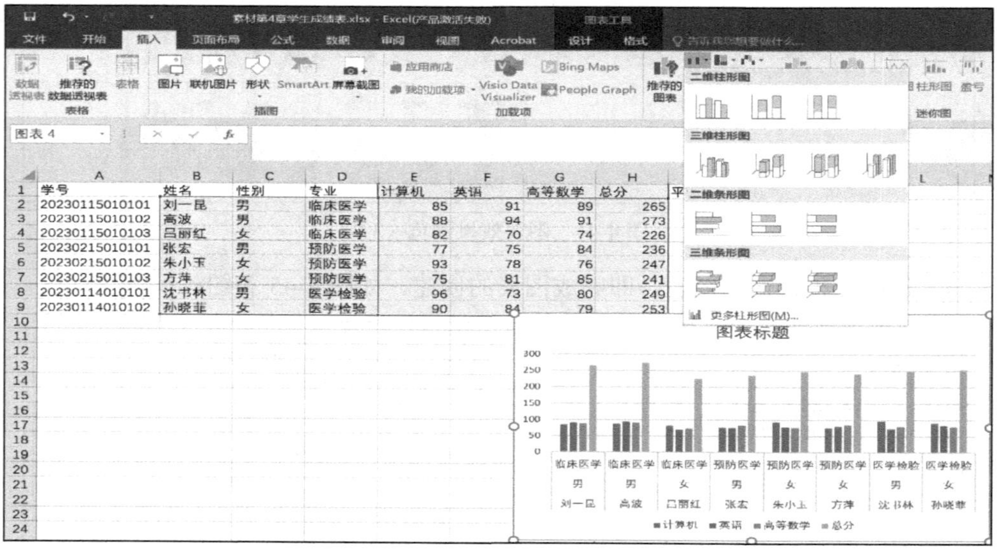

图 4-47　用图表工具创建图表

4.4.2　图表的编辑

图表的编辑是指按用户的要求对图表内容、图表格式、图表布局和外观进行编辑和设置，使图表的显示效果满足用户的要求。图表的编辑大都针对图表的某一项或某些项进行，图表项的特点直接影响图表的整体风格。

（1）选中图表。单击某一图表即可将其选中，此时在图表的四周出现 8 个白色的小圆圈，称为控点，如图 4-47 所示。

（2）移动图表。选中图表，当鼠标指针变成十字箭头状时，按住鼠标左键不放，然后将图表拖动到目标位置。

（3）调整图表大小。如果图表大小不合适，可以放大或缩小图表。在图表上单击，图表边框上出现控点，将鼠标指针移动到控点上，指针变成双向箭头状，拖动鼠标就能使图表沿着箭头方向放大或缩小。

（4）删除图表。选中图表后，按 Delete 键或单击“开始”｜“编辑”｜“清除”下拉按钮，在打开的下拉列表中选择“清除格式”命令，即可删除图表。

4.4.3　图表的格式化

图表的格式化包括图表文字的格式化、坐标轴刻度的格式化、数据标志的颜色设置、风格线的设置、图表格式的自动套用等；还可以对图表中的图例进行添加、删除和移动操作，对图表中的数据系列或数据点进行添加和删除操作等，改变当前的图表类型、数据源及图表的位置等。选择相应的命令，执行后进行对应的取值，就可以做出期望的改变。

1. 改变图表类型

图表被创建后，如果用户感觉效果不理想，可以将其更换成另一类型。具体操作步骤如下。

（1）选中要更改图表类型的图表。

（2）单击“插入”｜“图表”｜“推荐的图表”按钮，弹出“插入图表”对话框，用户可以在此选择任意一种图表类型的子图表类型。

（3）单击“确定”按钮，即可更改图表的类型。

2. 改变图表标题

图表被创建后，有时对图表标题不满意，此时可以修改图表标题。改变图表标题可以采用以下方法之一。

方法 1：双击编辑法。双击图表标题，然后输入需要的文字。

方法 2：快捷菜单法。在图表标题上右击，在弹出的快捷菜单中选择“编辑文字”命令，输入需要的文字，也可改变图表标题。

3. 向图表中添加数据标签

数据标签的类型与选中的数据系列或数据点有关。要添加数据标签，可执行以下操作。

（1）若向数据系列添加数据标签，则单击相应的数据系列；若向单独的数据添加数据标签，则应先单击要添加标签的数据点所在的数据系列，然后单击需要设置标签的数据点。

（2）单击图表中需要显示数据的区域，右击，在弹出的快捷菜单中选择“添加数据标签”命令。

（3）按需要选择对应的功能，如图 4-48 所示。

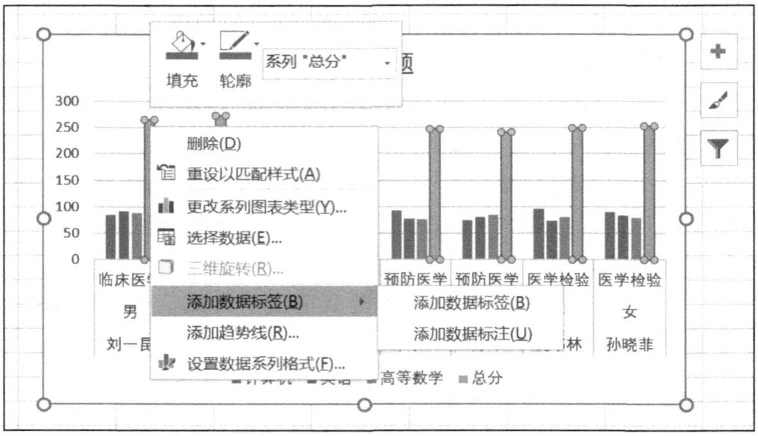

图 4-48　添加数据标签

4. 设置图表快速布局

设置图例在图表中的位置的操作步骤如下。

（1）选中图表。

（2）单击“图表工具-设计”｜“图表布局”｜“快速布局”下拉按钮，弹出图表布局库，将鼠标指针悬停在各布局上可查看其效果。

（3）根据需要选择一种图表布局，如图 4-49 所示。

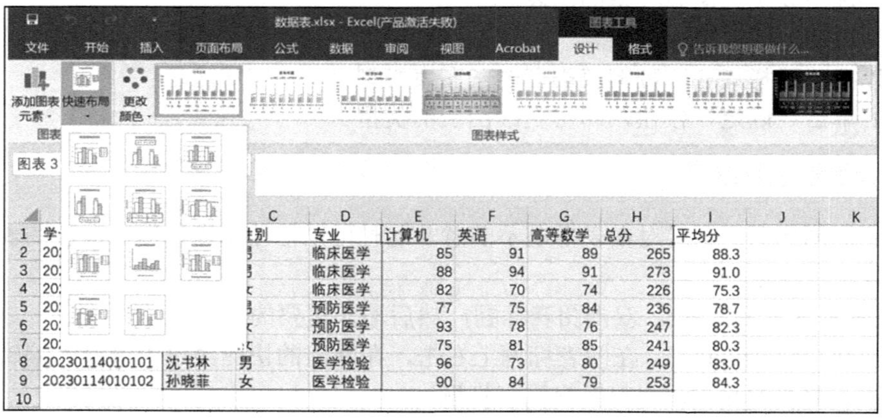

图 4-49　快速布局

5. 改变图表的填充颜色、图案、线条和边框

图表建立之后，有时需要改变图表的填充颜色、图案、线条和边框。具体操作步骤如下。

（1）选中图表。

（2）在“图表工具-格式”｜“形状样式”选项组中，可通过形状填充对图表区颜色进行设置，通过形状轮廓对图表边框的线形和颜色进行设置，可通过形状效果对图表进行预设、阴影、映像、发光、柔化边缘、棱台和三维旋转效果的设置。图 4-50 为“图表工具-格式”选项卡中的功能按钮。

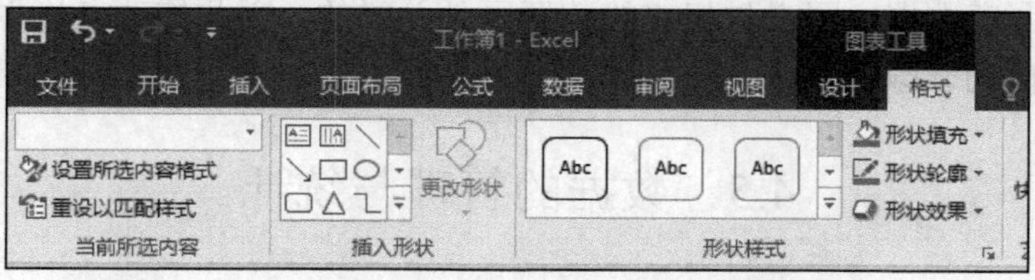

图 4-50　“图表工具-格式”选项卡

6. 改变图表文字字体和颜色

改变图表文字字体和颜色的具体操作步骤如下。

（1）选中图表。

（2）单击“图表工具-设计”｜“图表样式”|“更改颜色”下拉按钮，打开图 4-51 所示的颜色库。

（3）单击选择所需颜色。

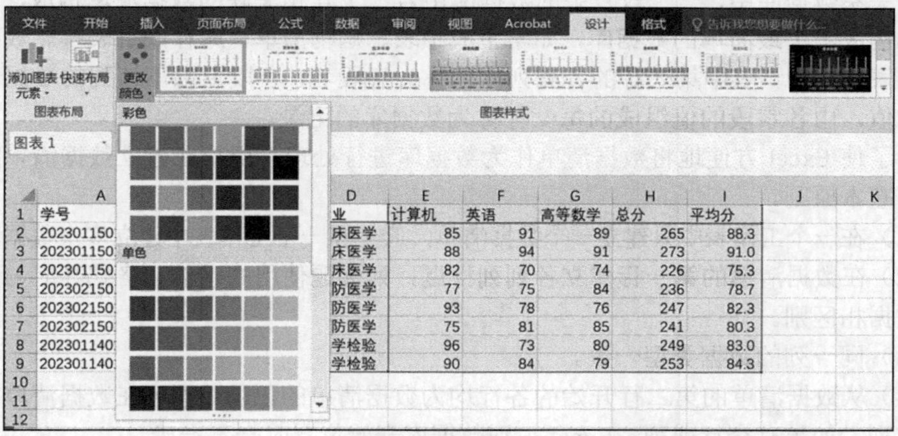

图 4-51　颜色库

7. 增加、删除和修改图表数据

图表建立后，有时希望增加数据系列或数据点。例如，在成绩表中新增或减少一门学科的学生成绩，或者删除学生的成绩等。有时数据区中某个（些）数据有误，也需要修改。随着数据的增加、删除、修改，图表自动进行相应修改的方法如下。

（1）增加图表数据。选中图表，右击，在弹出的快捷菜单中选择“选择数据”命令，弹出“选择数据源”对话框，完成添加即可。

（2）删除图表数据。若同时删除工作表及图表中的数据系列，删除工作表中的相应数据，图表中的数据系列图即随之消失。若只删除图表中的数据系列图，保留工作表中相应数据，则具体操作步骤如下。

① 单击图表中要删除的数据系列图中的任意一个，则该系列所有的图均被标记。

② 按 Delete 键，或者单击“开始”｜“编辑”｜“清除”下拉按钮，在打开的下

拉列表中选择“清除内容”命令。

（3）修改图表数据。图表与相应的数据区是关联的，因此修改表格中数据，相应的图表也会随之自动修改。

4.5 数据的管理与统计

在实际工作中，常常面临大量数据需要及时、准确地进行处理的情况，这时可借助数据清单技术来处理。Excel 提供了强大的数据管理功能，可以利用其中的各项数据处理功能，对复杂的数据进行分析与处理，可大幅降低工作的烦琐性，并提高工作效率。在 Excel 中，很容易获取其他数据库系统中的数据源并对其进行处理。

4.5.1 数据清单的建立与编辑

1. 数据清单

在关系数据库中，一个较复杂的数据库由若干个互相关联的数据清单构成，一个数据清单构成一个最简单的数据库，如学生成绩表、购物清单、库存账目表等。数据清单与二维表格相似，表中第一行的各列列标题称为字段名，字段名以下该列的数据称为该字段的值，由各字段的值组成的每一行称为数据库的记录。

为了使 Excel 方便地将数据清单作为数据库进行处理，用户在建立数据清单时应注意以下基本原则。

（1）在一个工作表中只建立一个数据清单，避免在一个工作表中建立多个数据清单。

（2）在数据清单的第一行建立各列列标题，列标题使用的字体、格式等应与数据清单的数据相区别。

（3）同一列的数据类型一致。

（4）从数据清单的第二行开始的各行均为数据清单的记录。不可在数据清单中放置空行或列，如果有空行或列，Excel 识别数据库开始位置时会不准确。

按上述原则建立数据清单后，Excel 就可将数据清单作为数据库处理。

2. 建立数据清单

数据清单由字段结构和记录数据组成，字段结构就是表格的列标题，记录数据就是表格中的各行数据。在 Excel 工作表中创建一个数据清单只需两步：①在工作表的一个空行中输入所需的字段名；②在字段名正下方一行的每个单元格中输入字段所需的条目（数据记录）。

下面以图 4-52 所示的数据清单为例进行介绍，具体操作步骤如下。

（1）建立数据清单的字段结构。在工作表的第一行输入各字段名，如“学号”“姓名”“性别”“专业”“计算机”“英语”“高等数学”“总分”“平均分”。

（2）输入数据清单的记录数据。可以直接从字段行的下一行开始逐行输入数据，也可用“记录单”命令输入记录数据。具体步骤如下。

① 单击首行记录的任一单元格。

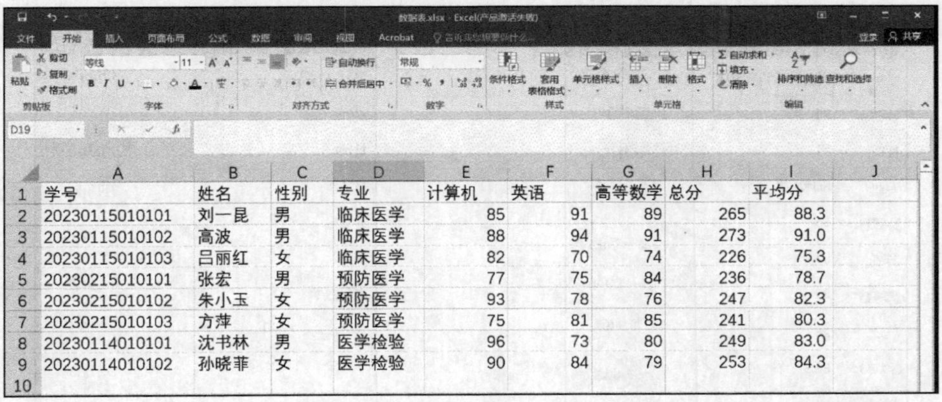

	A	B	C	D	E	F	G	H	I	J
1	学号	姓名	性别	专业	计算机	英语	高等数学	总分	平均分	
2	20230115010101	刘一昆	男	临床医学	85	91	89	265	88.3	
3	20230115010102	高波	男	临床医学	88	94	91	273	91.0	
4	20230115010103	吕丽红	女	临床医学	82	70	74	226	75.3	
5	20230215010101	张宏	男	预防医学	77	75	84	236	78.7	
6	20230215010102	朱小玉	女	预防医学	93	78	76	247	82.3	
7	20230215010103	方萍	女	预防医学	75	81	85	241	80.3	
8	20230114010101	沈书林	男	医学检验	96	73	80	249	83.0	
9	20230114010102	孙晓菲	女	医学检验	90	84	79	253	84.3	
10										

图 4-52　数据清单

② 单击自定义快速访问工具栏上的“记录单”按钮，弹出图 4-53 所示的记录单对话框。

③ 单击“新建”按钮，增加一条新记录，输入新记录的字段值，按 Tab 键或单击转到下一字段。各字段值输入完毕后，可按 Enter 键转到下一条记录。重复本步骤，直到全部记录输入完毕。

3. 编辑数据清单

在数据清单中，可以很简单地从已输入的记录中查找符合某一特定条件的记录，也可以直接将需要的数据输入单元格中增加和编辑记录，还可以通过“开始”|“编辑”|“清除”命令将不想要的行从数据清单中删除。

1）查找记录

在数据清单中直接移动单元格指针到目标记录、在记录单对话框中单击“上一条”“下一条”按钮或利用滚动条等都能定位到目标记录。但是当数据清单中的记录数量庞大时，使用上述方法就显得效率低下了，此时可以使用条件定位法。

条件定位是指根据目标记录满足的条件查找目标记录。使用条件定位查找目标记录的具体操作步骤如下。

（1）单击查找范围的起始记录（查找从该记录开始）。

（2）单击自定义快速访问工具栏上的“记录单”按钮，弹出图 4-53 所示的记录单对话框。

（3）单击“条件”按钮，打开条件参数输入对话框，如图 4-54 所示。

（4）在与条件相关的字段文本框中输入条件值。

例如，在“计算机”字段输入“＞90”，表示查找“计算机”成绩高于 90 分的学生；在“总分”字段输入“＞240”，表示查找总分超过 240 分的学生。以上两个条件同时输入，表示查找“总分超过 240 分且计算机成绩高于 90 分的学生”。

（5）单击“下一条”按钮，就可以定位在满足条件的第一条记录上；再次单击“下一条”按钮，可以定位在满足条件的第二条记录上，以此类推。

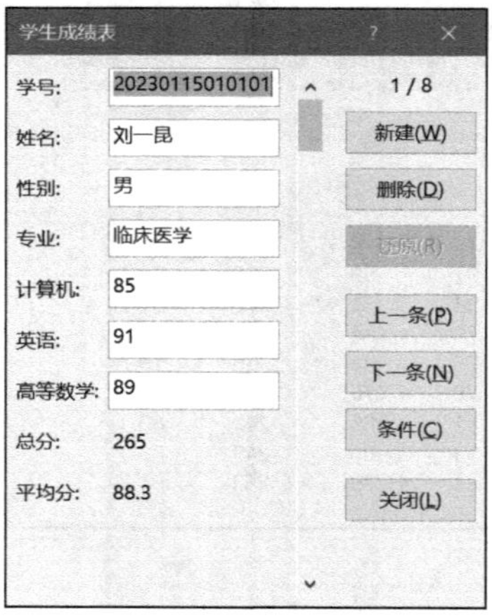

图 4-53　记录单对话框

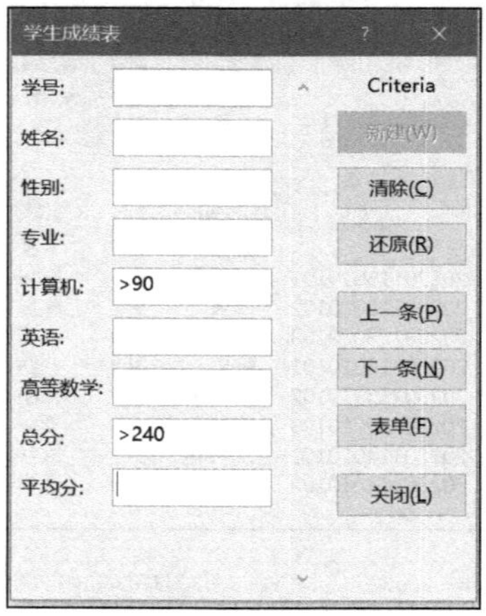

图 4-54　按条件查找记录

2）修改记录

定位到要修改的记录后，直接修改有关字段值，即可修改该字段。通过记录单方式定位时，记录单中具有公式的字段不能修改；当修改与之有关的字段时，它的值也随之发生变化。

3）插入记录

插入记录的操作步骤如下。

（1）选中某记录（注意，将在该记录前插入记录）。

（2）单击“开始”｜“单元格”｜“插入”下拉按钮，在打开的下拉列表中选择“单元格”命令，弹出“插入”对话框，选中“整行”单选按钮，单击“确定”按钮，则在当前记录前插入一条空记录。

（3）在空记录中输入数据。

4）追加记录

追加记录的操作步骤如下。

（1）单击自定义快速访问工具栏上的“记录单”按钮，弹出图 4-53 所示的记录单对话框。

（2）单击“新建”按钮，即增加一条空记录，依次输入新记录数据。

（3）单击“确定”按钮。

注意： 无论当前光标位于数据表的哪个单元格中，执行上述操作后总是在数据表下方插入一条新记录。

5）删除记录

删除记录的操作步骤如下。

（1）单击自定义快速访问工具栏上的“记录单”按钮，弹出图 4-53 所示的记录单对话框。

（2）定位在要删除的记录上。

（3）单击“删除”按钮，在弹出的“删除确认”对话框中单击“确定”按钮。

注意： 删除的记录不能恢复。

4.5.2　数据的排序

对于已经编制好的数据清单，可能需要用各种方式来进行排序，这种操作通常通过数据排序来完成。当 Excel 排序一个数据表时，会将该数据表中的所有记录按照用户提出的要求排列为一种新次序。例如，学生成绩统计表按照总分分数从高到低排序，那么排序后的数据清单含有原来数据清单的全部记录，但是记录按总分由高到低排列。

排序的依据字段称为关键字，有时关键字可能不止一个，如对学生成绩统计表按男生、女生排序，在男生和女生中又分别按总分由高到低排序。在这里采用两个关键字，先按关键字“性别”排序，当性别相同时，再按关键字“总分”排序。

1. 用排序工具排序

在数据清单中，单击某字段名，即将该字段作为排序关键字。在“数据”｜“排序和筛选”选项组中有“升序”和“降序”两个排序工具按钮，单击需要的排序工具按钮，数据清单的记录即按指定顺序排列。

2. 用菜单命令排序

用菜单命令排序的操作步骤如下。

（1）单击“开始”｜“编辑”｜“排序和筛选”下拉按钮，在打开的下拉列表中选择“自定义排序”命令，弹出图 4-55 所示的“排序”对话框。

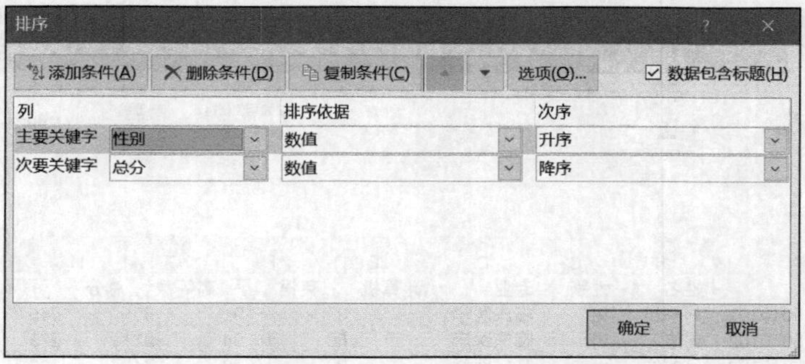

图 4-55　“排序”对话框

（2）在“主要关键字”下拉列表中选择排序主要关键字（如“性别”），并在其后选择排序顺序（如“升序”）；在“次要关键字”下拉列表中选择排序次要关键字（如“总分”），并在其后选择排序顺序（如“降序”）。

（3）选中“数据包含标题”复选框，表示标题行不参加排序，否则标题行也参加排序。

（4）单击“确定”按钮。

可以看到，“性别”相同的学生又分别按“总分”从高到低降序排序。

3. 对某区域排序

若只对数据清单的部分记录进行排序，则先选中排序的区域，然后用上述方法进行排序即可。选中的区域记录按指定的排序依据排列，其他的记录顺序不变。

4. 恢复排序

若使数据清单保留原来的排序状态，最简单的办法是在排序前进行备份。

若使经多次排序的数据清单恢复到未排序前的状况，则可以事先在数据清单中增加一个名为“记录号”的字段，并依次输入一个记录号序号。用其他条件排序后要恢复到原来排序状态，可以按“记录号”字段的升序排序重新排序。

4.5.3 数据的筛选

在数据清单中，有时参加操作的只是一部分记录，为了加快操作速度，可将要操作的数据记录筛选出来作为操作对象，以减小查找范围。要设置比使用数据记录单更复杂的检索条件，可以利用 Excel 的筛选数据功能来实现。

筛选数据的方法有两种：自动筛选和高级筛选。

1. 自动筛选

1）自动筛选数据

在图 4-52 所示的学生成绩表中，以筛选女生的记录为例展开介绍。具体操作步骤如下。

（1）单击“开始”｜“编辑”｜“排序和筛选”下拉按钮，在打开的下拉列表中选择“筛选”命令，此时，数据清单的每个字段名旁均出现一个下拉按钮，如图 4-56 所示。

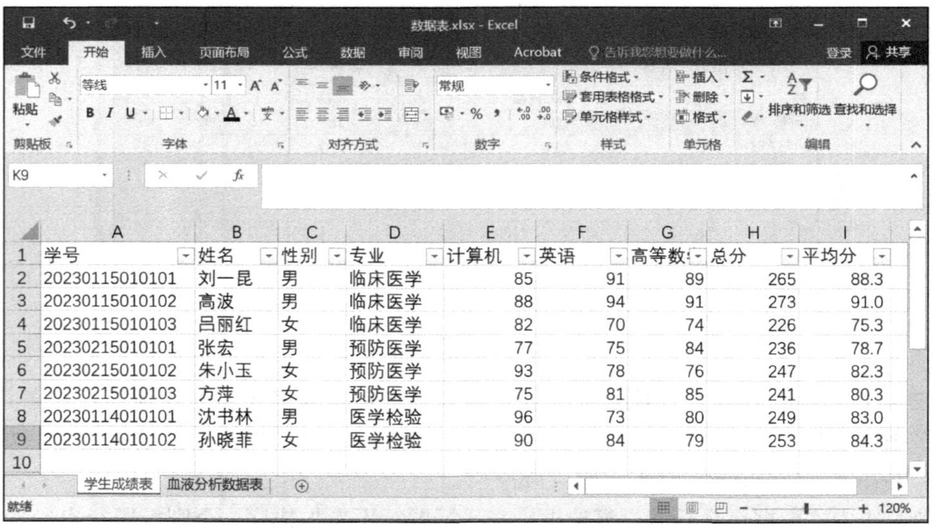

图 4-56 使用自动筛选后的数据清单

（2）单击与筛选条件有关字段（如“性别”）的下拉按钮，在打开的下拉列表中选择“女”，结果如图 4-57 所示。

2）用自定义条件筛选数据

利用自定义条件筛选，可以将较为复杂的条件（如属于某一范围的记录、使用计算条件的记录或者满足“或”条件的记录）用于自动筛选。在筛选的数据清单中单击字段

旁边的下拉按钮，在打开的下拉列表中选择“文本筛选”|“自定义筛选”命令，就可以在弹出的“自定义自动筛选方式”对话框中使用复杂的条件了。

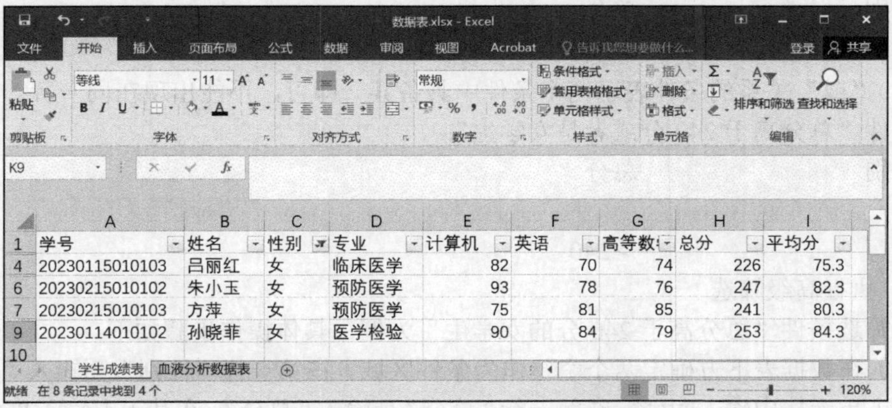

图 4-57　选择性别“女”后的筛选结果

在图 4-56 所示的自动筛选状态下，在“总分”下拉列表中选择“文本筛选”|“自定义筛选”命令，弹出“自定义自动筛选方式”对话框，如图 4-58 所示。在上面一行左侧下拉列表中选择运算符（如大于或等于），在右侧下拉列表中选择或输入运算对象（如 240）；用同样的方法可以在下面一行指定第二个条件（小于或等于 270）。中间的单选按钮可规定这两个条件的逻辑关系：“与”表示两个条件必须同时成立，而“或”表示两个条件之一成立即可。本例中，若选中“与”单选按钮，则输入的条件是总分的范围为 240～270。

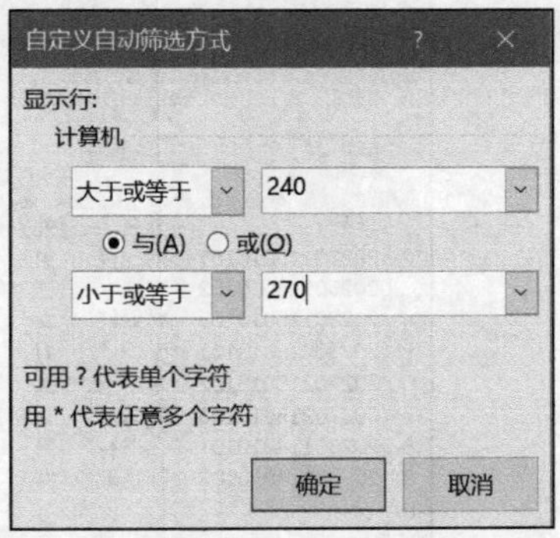

图 4-58　“自定义自动筛选方式”对话框

3）取消筛选

在数据清单中，若需要取消筛选，可执行以下操作。

单击“开始”|“编辑”|“排序和筛选”下拉按钮，在打开的下拉列表中选择“筛选”命令。

提示: 在构造筛选条件时可以使用通配符。例如，查找姓李的同学，可以表示为“李*”。

2. 高级筛选

使用自动筛选，可以在数据表中筛选出符合特定条件的值。但有时所设的条件较多，使用自动筛选比较麻烦，这时可以使用高级筛选来筛选数据。具体操作步骤如下。

1）构造筛选条件

筛选条件可放在数据表前，也可以放在数据表后。若放在数据表前，应在数据表前插入若干空行作为条件区域，空行的个数以能容纳条件为限。

根据条件在相应字段的上方输入字段名，并在刚输入的字段名下方输入筛选条件。用同样方法构造其他筛选条件。多个条件的“与”“或”关系可用以下方法实现。

（1）“与”关系的条件必须出现在同一行。“与”关系的条件表示条件必须同时具备，因此必须出现在同一行。例如，表示条件“总分高于 240 分的女学生”：

性别	总分
女	＞240

（2）“或”关系的条件表示两个条件中具备其一即可，不能出现在同一行。例如，表示条件“总分高于 240 分或者是女学生”：

性别	总分
女	
	＞240

2）执行高级筛选

以筛选条件“总分高于 240 分的女学生”为例，具体操作步骤如下。

（1）在数据表下方确定两个空行作为条件区域。在第一行“性别”列输入“性别”，在其下方单元格中输入“女”；在第一行“总分”列输入“总分”，在其下方输入“＞240”，如图 4-59 所示。

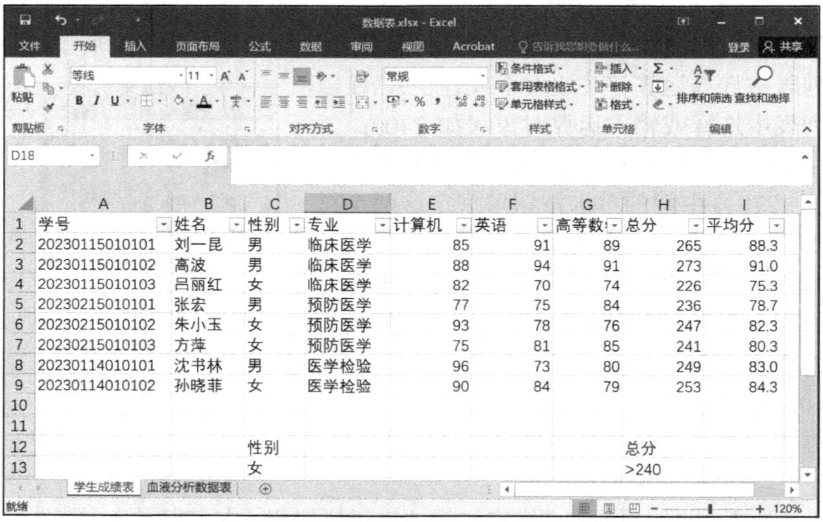

图 4-59　构造筛选条件

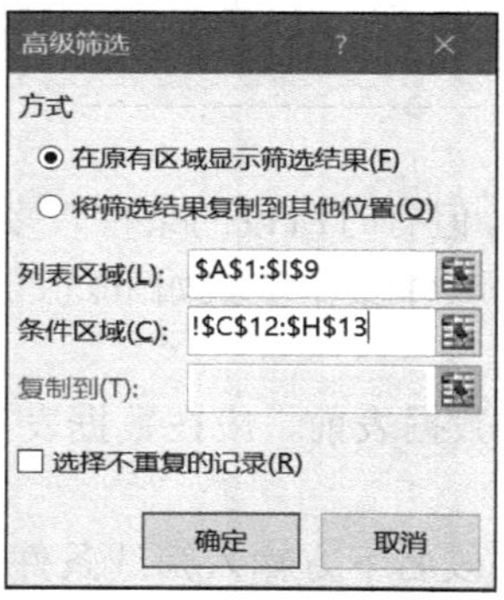

图 4-60　“高级筛选”对话框

（2）单击数据表中任一单元格，然后单击“数据”|“排序和筛选”|“高级”按钮，弹出“高级筛选”对话框，如图 4-60 所示。

（3）在“方式”选项区域选择筛选结果的显示位置，这里选中“在原有区域显示筛选结果”单选按钮。在“列表区域”文本框中指定数据区域（一定包含字段名的行），单击其右侧的折叠按钮，然后在数据表中选中数据区域，也可以直接输入“$A$1:$I$9”。用同样的方法在“条件区域”文本框指定区域“$C$12:$H$13”。

（4）单击“确定”按钮，结果如图 4-61 所示，原有数据被高级筛选结果代替。

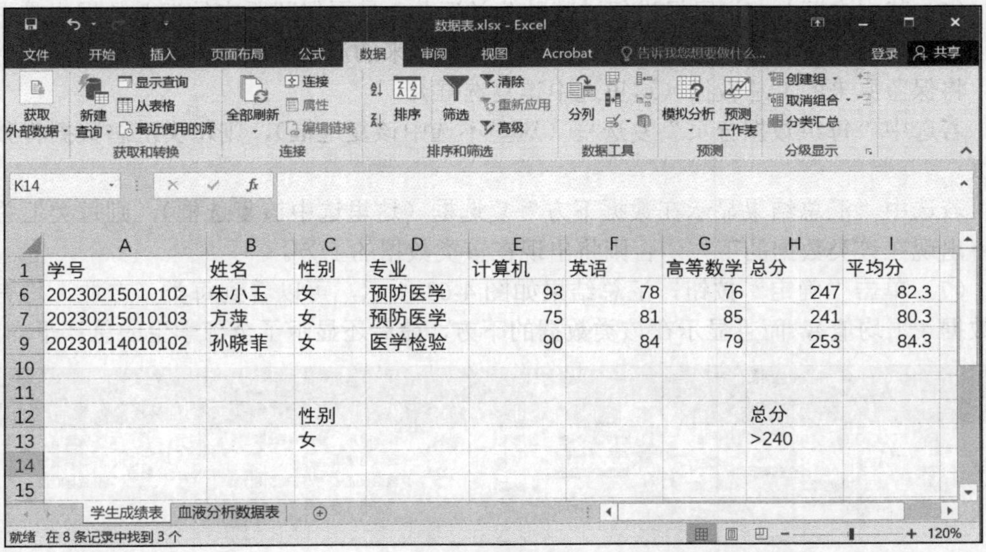

图 4-61　高级筛选结果

3）在指定区域显示筛选结果

若保留原有数据，使筛选结果在其他位置显示，则可以在高级筛选步骤③中选中“将筛选结果复制到其他位置”单选按钮，并在“复制到”文本框中指定显示区域的左上角单元格地址（如$A$14），高级筛选结果将在指定位置显示。

4.5.4　数据的分类汇总

分类汇总是分析数据清单的常用方法，通常是将数据清单中关键字相同的一些记录合并为一组，并对每组记录按列进行求和、计算平均值等汇总。

注意： 在对某字段进行分类汇总之前，必须对其进行排序。

1. 分类汇总数据

以图 4-53 的学生成绩表为例，按“专业”汇总学生各门课程的平均分数。具体操作步骤如下。

（1）按分类字段（本例为“专业”）进行排序。

（2）单击“数据”｜“分级显示”｜“分类汇总”按钮，弹出“分类汇总”对话框，如图 4-62 所示。

（3）在“分类字段”下拉列表中选择分类字段（本例选择“专业”）。

（4）在“汇总方式”下拉列表中选择汇总方式（本例选择“平均值”）。

（5）在“选定汇总项”列表中选择要汇总的一个或多

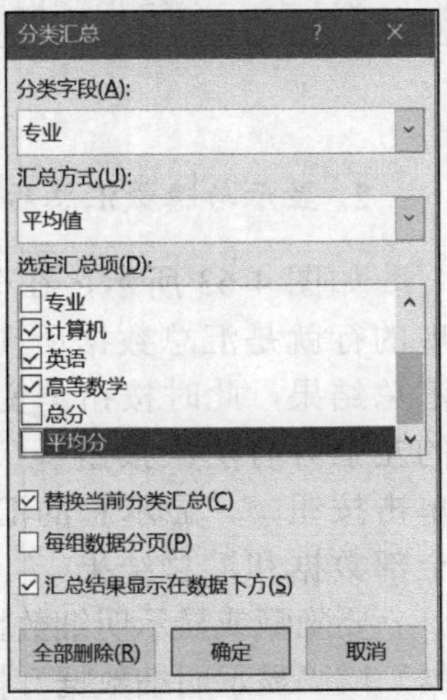

图 4-62　“分类汇总”对话框

个字段（这里选择“计算机”“英语”“高等数学”）。

（6）若本次汇总前，已经进行过某种分类汇总，是否保留原来的汇总数据由是否选中“替换当前分类汇总”复选框决定。若不保留原来的汇总数据，则选中该复选框，否则，将保留原来的汇总数据（这里选中该复选框）。

若选中“每组数据分页”复选框（这里不选中该复选框），则每类汇总数据将独占一页。

若选中“汇总结果显示在数据下方”复选框（这里选中该复选框），则每类汇总数据将出现在该类数据的下方，否则将出现在该类数据的上方。

（7）单击“确定”按钮，汇总结果如图 4-63 所示，可以看到每类（专业）均有汇总数据（平均值），而且显示在该类数据的下方，最后还显示了全部学生的总计平均值。

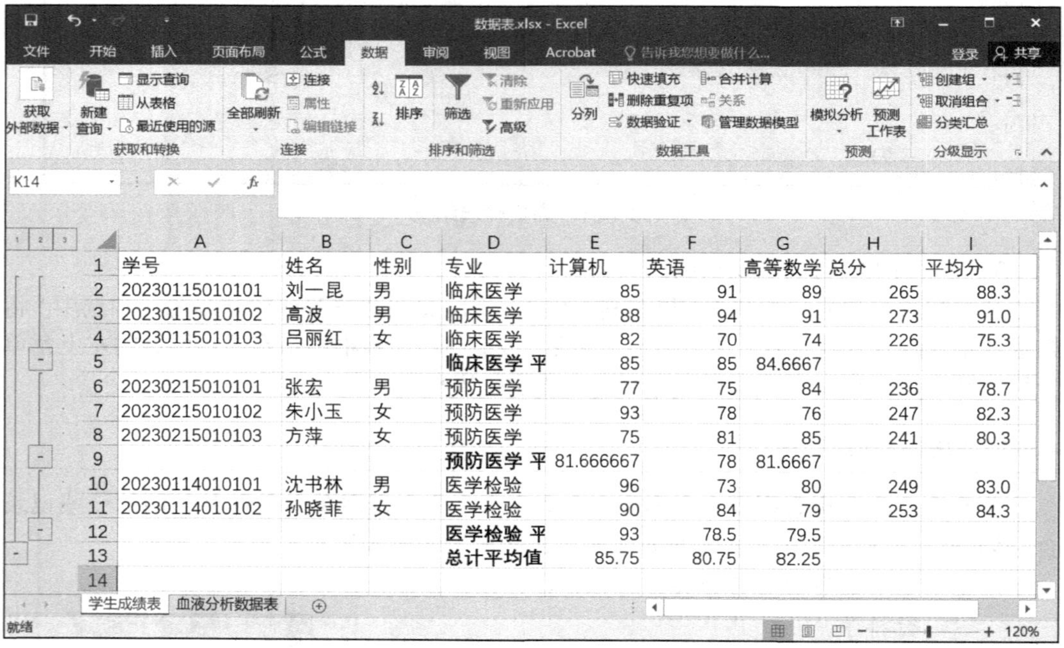

图 4-63 按专业汇总每门课程的平均成绩

2. 显示与隐藏汇总后的数据

如图 4-63 所示，在分类汇总表的左侧出现了“摘要”按钮 - 。“摘要”按钮出现的行就是汇总数据所在的行。单击该按钮，会隐藏该类数据，只显示该类数据的汇总结果，此时按钮 - 变成 + 。单击 + 按钮，会使隐藏的数据恢复显示。在汇总表的左上方有层次按钮 1 、 2 、 3 。单击按钮 1 ，只显示总的汇总结果，不显示数据；单击按钮 2 ，显示总的汇总结果和分类汇总结果，不显示数据；单击按钮 3 ，显示全部数据和汇总结果。

要隐藏或显示明细数据，还可以通过单击“数据”|“分级显示”|“隐藏明细数据”或“显示明细数据”按钮来实现。

4.6　预览与打印

打印的目的是将编辑好的文本通过打印机打印出来；打印预览功能所呈现的效果就是文本打印出来的实际效果，用户可以在第一时间拥有最直观的感受。如果对打印效果不满意，可以重新对页面进行编辑和修改。

4.6.1　打印预览

将需要打印的工作表设置完成后，就可以查看打印预览了，具体操作步骤如下。

（1）打开需要打印的工作表。

（2）选择“文件” | “打印”命令，在打开的“打印”窗口右侧即可查看打印预览效果，如图 4-64 所示。

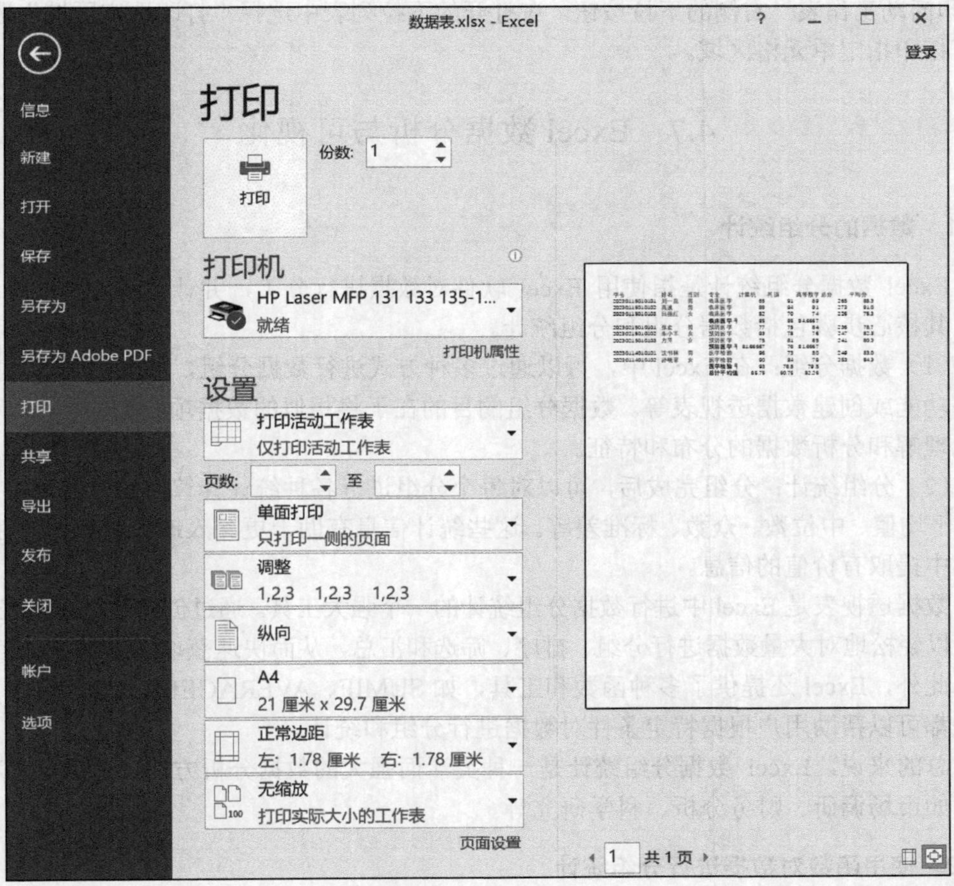

图 4-64　“打印”窗口

在“打印”窗口的下方会显示当前的页数和总页数，如果有多页，单击“下一页”按钮或“上一页”按钮，可以预览每一页的打印内容。

（3）单击窗口右下角的“显示边距”按钮，可以开启或关闭页边距、页眉和页脚边距及列宽的控制线；拖动边界和列间隔线可以调整输出效果。

4.6.2 打印当前工作表

页面设置完成后，就可以打印输出了。在打印之前还需要对打印选项进行设置。在图 4-64 所示的窗口中，设置打印的份数、选择连接的打印机、设置打印的范围和页码范围，以及打印的方式、纸张大小、页边距和缩放比例等，单击“打印活动工作表”右侧的下拉按钮，在打开的下拉列表中选择“打印活动工作表”选项。设置完成后，单击“打印”按钮，即开始打印工作表。

4.6.3 仅打印指定区域

在打印工作表时，如果仅需要打印工作表的指定区域，可以对当前工作表做进一步设置。可先在工作表中选中需要打印的单元格区域，然后在图 4-64 所示的窗口中单击“打印活动工作表”右侧的下拉按钮，在打开的下拉列表中选择“打印选定区域”选项，即可打印指定单元格区域。

4.7 Excel 数据分析与可视化

4.7.1 数据的分组统计

Excel 数据分组统计是指使用 Excel 软件对数据进行分类，并计算各分类的统计信息。其核心步骤包括数据分组和分组统计。

（1）数据分组：在 Excel 中，可以通过多种方式进行数据分组，如使用筛选功能、排序功能或创建数据透视表等。数据分组的目的在于将相似的数据项归为一类，以便更好地理解和分析数据的分布和特征。

（2）分组统计：分组完成后，可以对每个分组进行各种统计计算，如计算每组的总和、平均值、中位数、众数、标准差等。这些统计信息有助于更深入地了解数据的性质，并从中提取有价值的信息。

数据透视表是 Excel 中进行数据分组统计的一个强大工具。通过创建数据透视表，用户可以轻松地对大量数据进行分组、排序、筛选和汇总，从而快速获取所需的统计信息。

此外，Excel 还提供了多种函数和工具，如 SUMIF、AVERAGEIF、COUNTIF 等，这些都可以帮助用户根据特定条件对数据进行分组和统计。

总的来说，Excel 数据分组统计是一种灵活而强大的数据分析方法，适用于各种场景，如市场调研、财务分析、科学研究等。

4.7.2 使用函数对数据进行分组统计

在日常工作中，经常要统计各个区间段的数量分布，如教师的年龄分布、考试的分数分布等。最容易想到的方法是使用 COUNTIF 函数分别计算出各个区间段的个数。除此以外，Excel 提供了 FREQUENCY 函数，用于计算频率分布。

1）FREQUENCY 函数的作用及语法

FREQUENCY 函数计算数值在某个区域中的出现频率，然后返回一个垂直数组。例如，使用函数 FREQUENCY 可以在分数区域中计算测验分数的个数。

语法：＝FREQUENCY(data_array, bins_array)

FREQUENCY 函数包含两个参数，前一个参数 data_array 是统计区域，后一个参数 bins_array 是分段点。FREQUENCY 函数的第二个参数可以是单元格区域，也可以是常量数组。

2）用 FREQUENCY 函数进行分组统计

下面以图 4-65 所示的数据清单为例，介绍如何使用 FREQUENCY 函数统计区间数量分布。

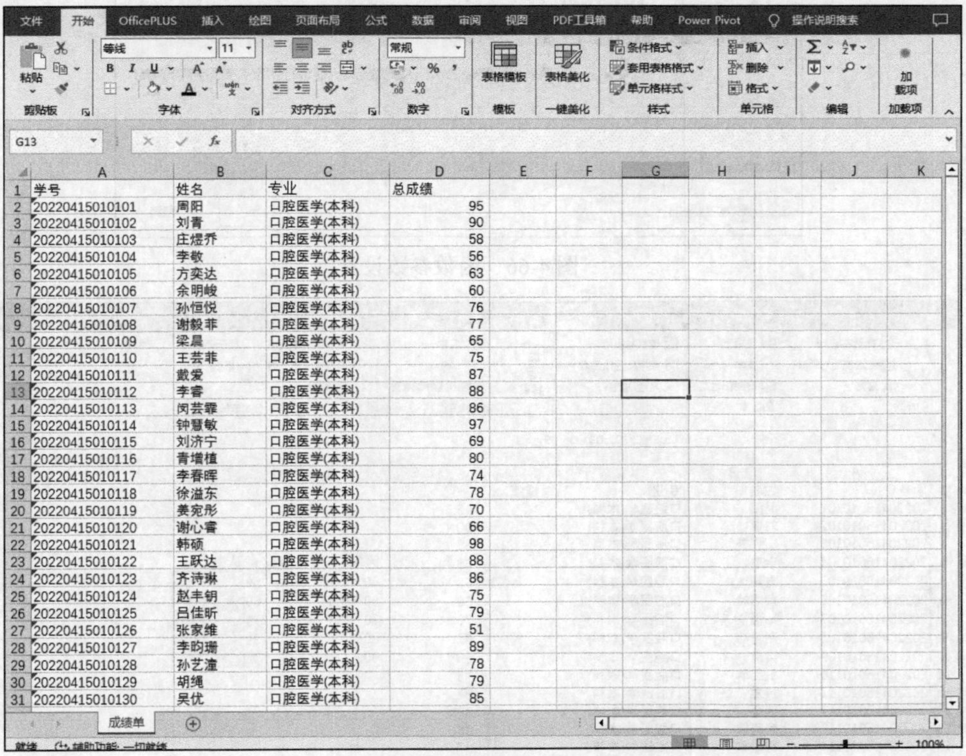

	A	B	C	D
1	学号	姓名	专业	总成绩
2	20220415010101	周阳	口腔医学(本科)	95
3	20220415010102	刘青	口腔医学(本科)	90
4	20220415010103	庄煜乔	口腔医学(本科)	58
5	20220415010104	李敬	口腔医学(本科)	56
6	20220415010105	方奕达	口腔医学(本科)	63
7	20220415010106	余明峻	口腔医学(本科)	60
8	20220415010107	孙恒悦	口腔医学(本科)	76
9	20220415010108	谢毅菲	口腔医学(本科)	77
10	20220415010109	梁晨	口腔医学(本科)	65
11	20220415010110	王芸菲	口腔医学(本科)	75
12	20220415010111	戴爱	口腔医学(本科)	87
13	20220415010112	李睿	口腔医学(本科)	88
14	20220415010113	闵芸霏	口腔医学(本科)	86
15	20220415010114	钟慧敏	口腔医学(本科)	97
16	20220415010115	刘济宁	口腔医学(本科)	69
17	20220415010116	青增植	口腔医学(本科)	80
18	20220415010117	李春晖	口腔医学(本科)	74
19	20220415010118	徐溢东	口腔医学(本科)	78
20	20220415010119	姜宛彤	口腔医学(本科)	70
21	20220415010120	谢心睿	口腔医学(本科)	66
22	20220415010121	韩硕	口腔医学(本科)	98
23	20220415010122	王跃达	口腔医学(本科)	88
24	20220415010123	齐诗琳	口腔医学(本科)	86
25	20220415010124	赵丰钥	口腔医学(本科)	75
26	20220415010125	吕佳昕	口腔医学(本科)	79
27	20220415010126	张家维	口腔医学(本科)	51
28	20220415010127	李昀珊	口腔医学(本科)	89
29	20220415010128	孙艺潼	口腔医学(本科)	78
30	20220415010129	胡绳	口腔医学(本科)	79
31	20220415010130	吴优	口腔医学(本科)	85

图 4-65　数据清单

统计数据清单 D2:D31 单元格区域中 60 分以下的人数，60 分到 70 分之间的人数，70 分到 80 分之间的人数，80 分到 90 分之间的人数及 90 分以上的人数。

（1）在 F5:H5 单元格区域的 3 个单元格中分别输入统计表的标题行内容：区间、分段点和人数。

（2）在 F6:F10 单元格区域输入：60 分以下、60～69 分、70～79 分、80～89 分和 90 分以上。

（3）在 G6:G9 单元格区域输入：59、69、79 和 89 四个分段点。注意，分段点的顺序要么从小到大，要么从大到小。

（4）分段点设置好以后，就可以统计出以此分段点划分的区间内各自分布的个数了。在 H6:E10 单元格区域显示统计结果，选中 H6:E10 单元格区域（注意此处应比分段点多一个单元格），然后选择函数 FREQUENCY，在“函数参数-FREQUENCY”对话框中，第一个参数是统计区域：D2:D31，第二个参数是分段点：G6:G9，如图 4-66 所示。两个参数设置好以后，按 Ctrl＋Shift＋Enter 组合键，公式会转化为{=FREQUENCY(D2:D31, G6:G9)}，H6:E10 就会分别显示各区间段内的人数，如图 4-67 所示。

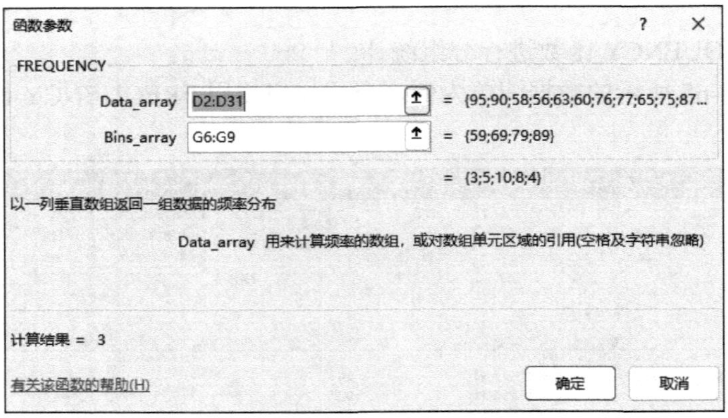

图 4-66 函数参数设置

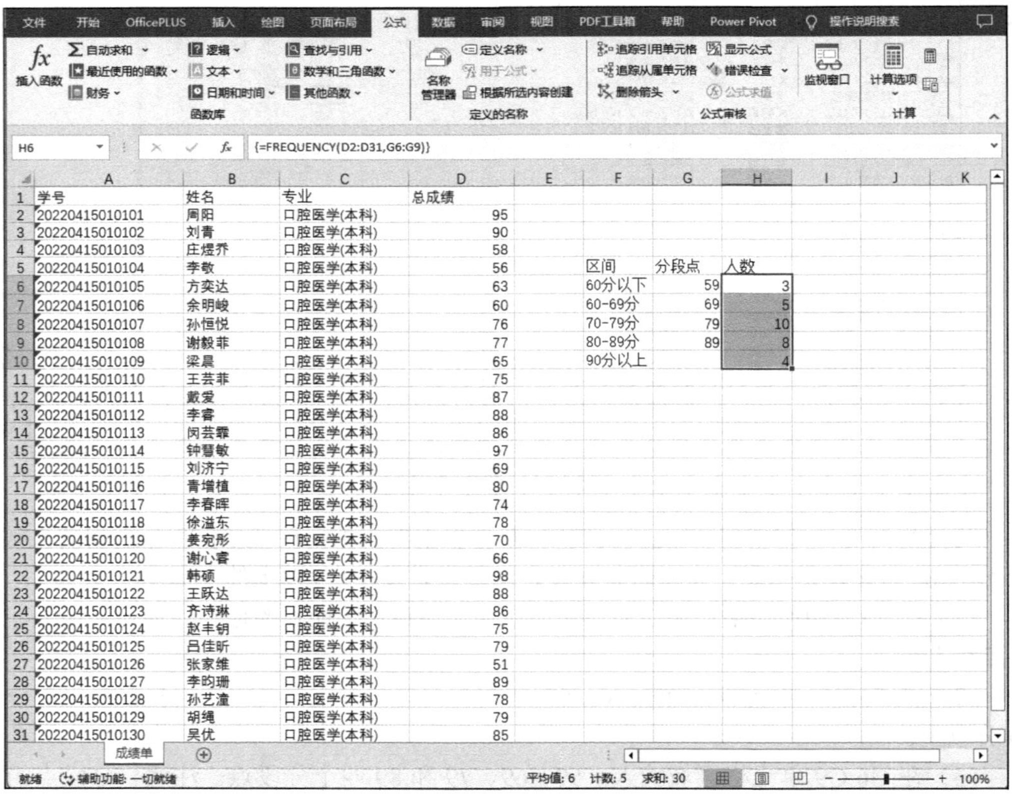

图 4-67 区间统计结果

4.7.3　数据透视表与数据透视图

数据透视表是 Excel 提供的一个分析数据的强有力工具，是 Excel 重要的功能之一。

随着数据库中的记录规模越来越大，需要做的统计工作越来越多、越来越复杂，仅仅使用数据的“分类汇总”功能已经无法满足要求。这时，借助数据透视表功能，会起到事半功倍的效果。

数据透视表允许用户使用特殊的、直接的操作分析数据清单和工作表中的数据。在数据透视表中，用户可以扭转和重组页字段、行字段和列字段来修饰其布局，这就是其名称的由来。

数据透视表是一种特殊的工作表，是包含汇总数据的交互式工作表和统计表。它是一种对大量数据快速汇总和建立交叉列表的交互式表格。用户可以在数据透视表中指定想显示的字段和数据项，以确定如何组织数据。用户可以变换行和列以查看源数据的不同汇总结果，可以显示不同的页面以筛选数据，还可以根据需要显示单元格区域的明细数据。数据透视表是一种动态工作表，提供了一种以不同角度观看数据清单的简便方法。

1. 数据透视表的组成

数据透视表主要由以下部分组成。

（1）行字段：数据透视表中指定为行方向的源数据清单或表单中的字段。

（2）列字段：数据透视表中指定为列方向的源数据清单或表单中的字段。在表中，列字段全部显示在不同的列中。

（3）数据字段：含有数据的源数据清单或表单中的字段。数据字段通常汇总数值型数据，数据透视表中的数据字段值来源于对数据清单中数据透视表行、列、数据字段相关的记录的统计。

（4）数据项：数据透视表中的分类，代表源数据中同一字段或列中的单独条目。数据项以行标或列标的形式出现，或出现在页字段的下拉列表中。

（5）页字段：数据透视表中指定为页方向的源数据清单或表单中的字段。单击页字段的不同项，在数据透视表中会显示与该项相关的汇总数据。源数据清单或表单中的每个字段或列条目或数值都将成为页字段列表中的一项。在数据透视表的页字段中，一次只显示一个分页。

（6）数据区域：数据透视表中含有汇总数据的区域。数据区域中的单元格用来显示行和列字段中数据项的汇总数据，数据区域每个单元格中的数据代表源记录或行的一个汇总。

2. 创建数据透视表

创建数据透视表的方法很简单，下面仍以图 4-65 的数据清单为例，简要介绍利用数据表向导创建数据透视表的过程。具体步骤如下。

（1）单击数据清单的任一单元格。

（2）单击“插入”|“表格”|“数据透视表”按钮，弹出“创建数据透视表”对话框，如图 4-68 所示。选择数据区域，如图 4-69 所示。

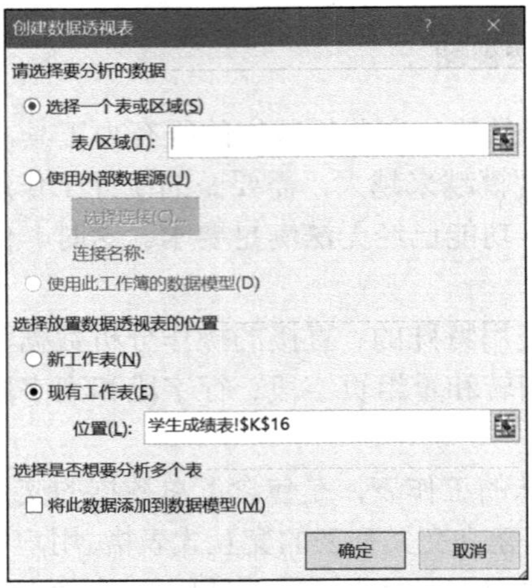

图 4-68 “创建数据透视表”对话框

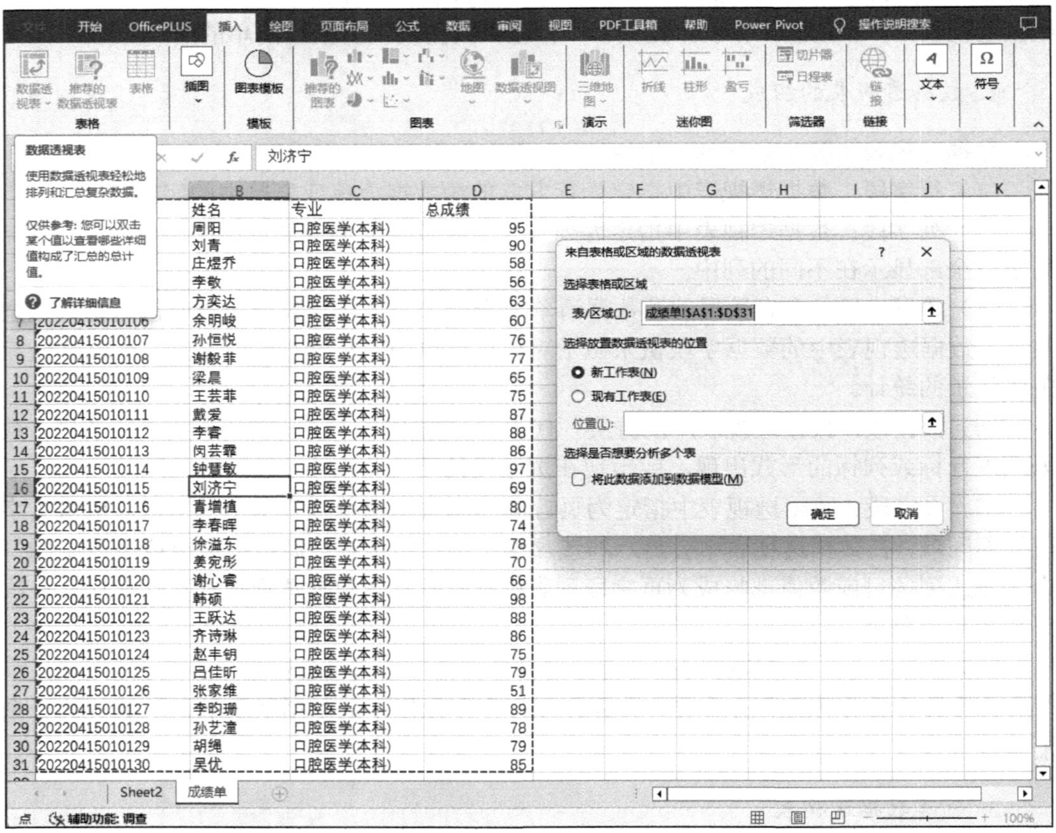

图 4-69 选择数据区域

单击“表/区域”文本框，在工作表中选择数据清单的范围（必须包含标题栏），本例中选中整个数据清单 A1:D31。

（3）在“选择放置数据透视表的位置”选项区域选中“新工作表”单选按钮。如果希望数据透视表显示在现有工作表中，则选中“现有工作表”单选按钮，如图 4-70 所示。

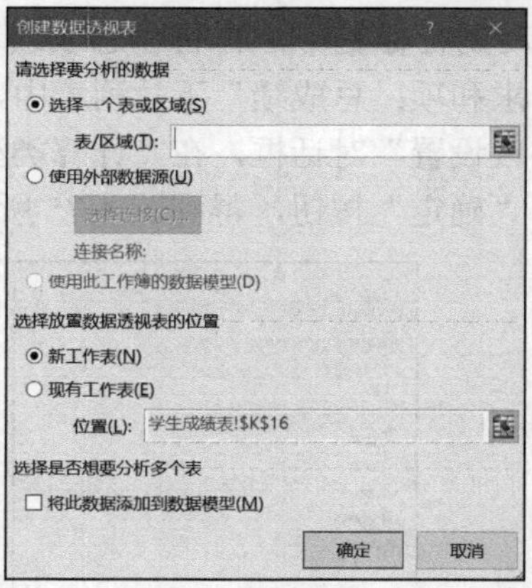

图 4-70　选择放置数据透视表的位置

（4）单击“确定”按钮，此时在新建 Sheet1 工作表中出现“数据透视表字段”窗格，如图 4-71 所示。

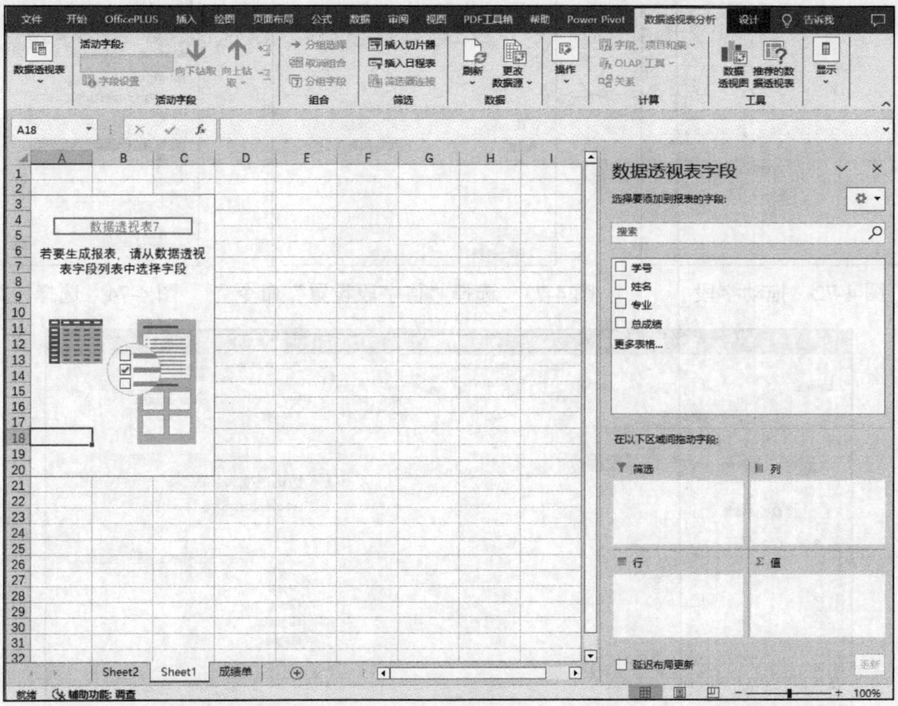

图 4-71　“数据透视表字段”窗格

（5）根据需要将“数据透视表字段”窗格中的相应字段拖动到相应的标签位置。这是创建数据透视表的重要步骤，用于指定数据清单中的哪些字段作为数据透视表的行、列、数据、页字段。

3. 设置数据透视表字段

数据透视表创建完成，接下来设置数据透视表字段。

先将“总成绩”字段拖动到行标签中，再将“总成绩”字段拖动到值标签中，如图 4-72 所示。在值标签中“求和项：总成绩”下拉列表中，选择“值字段设置”命令，如图 4-73 所示。弹出“值字段设置”对话框，在“计算类型”列表框中选择“计数”选项，如图 4-74 所示，单击“确定”按钮，得到图 4-75 所示的数据清单。

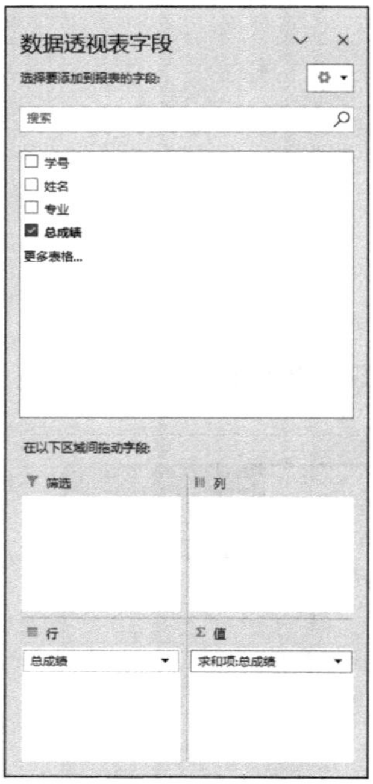

图 4-72　拖动字段

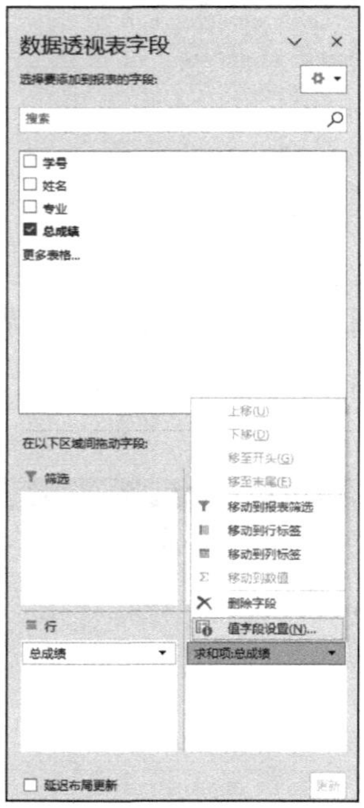

图 4-73　选择“值字段设置”命令

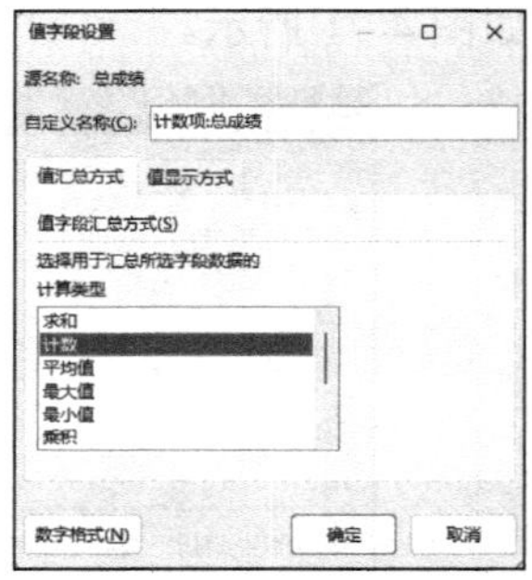

图 4-74　选择计算类型

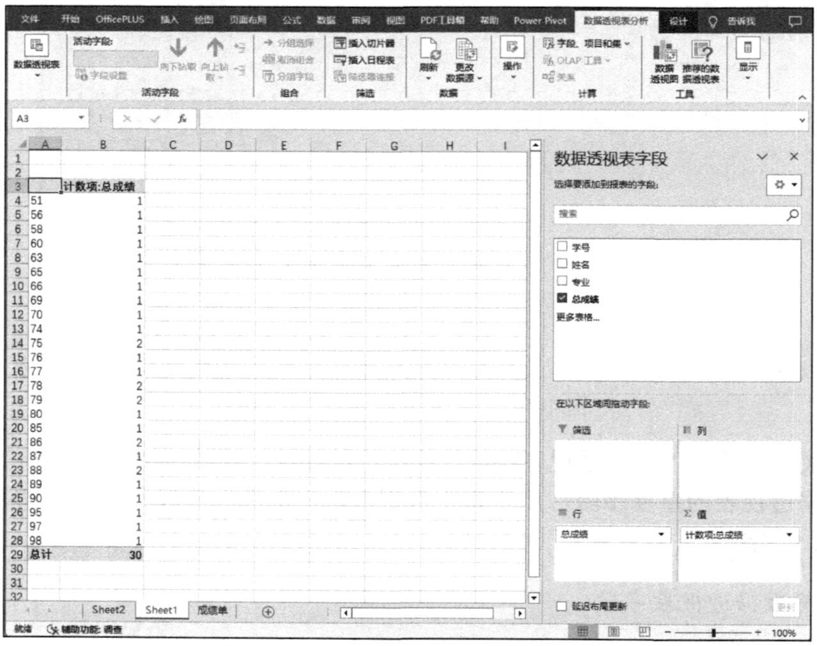

图 4-75　数据清单结果

右击行标签中的任意一个数值，在弹出的快捷菜单中选择“组合”命令，如图 4-76 所示，弹出图 4-77 所示的对话框。在对话框中设置：起始于 50，终止于 100，步长为 10。单击“确定”按钮，完成分组设置。将 A3 单元格“行标签”改为“区间”，将 B3 单元格“计数总项：总成绩”改为“人数”，即可完成区间数据统计。统计结果如图 4-78 所示。

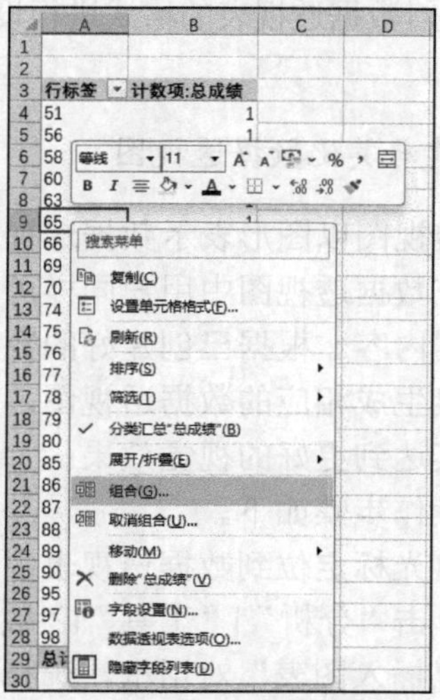

图 4-76　选择“组合”命令

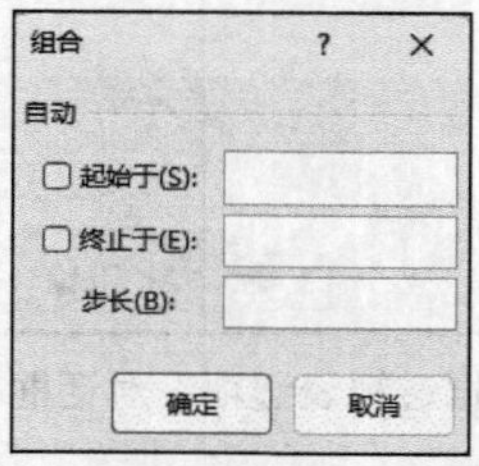

图 4-77　“组合”对话框

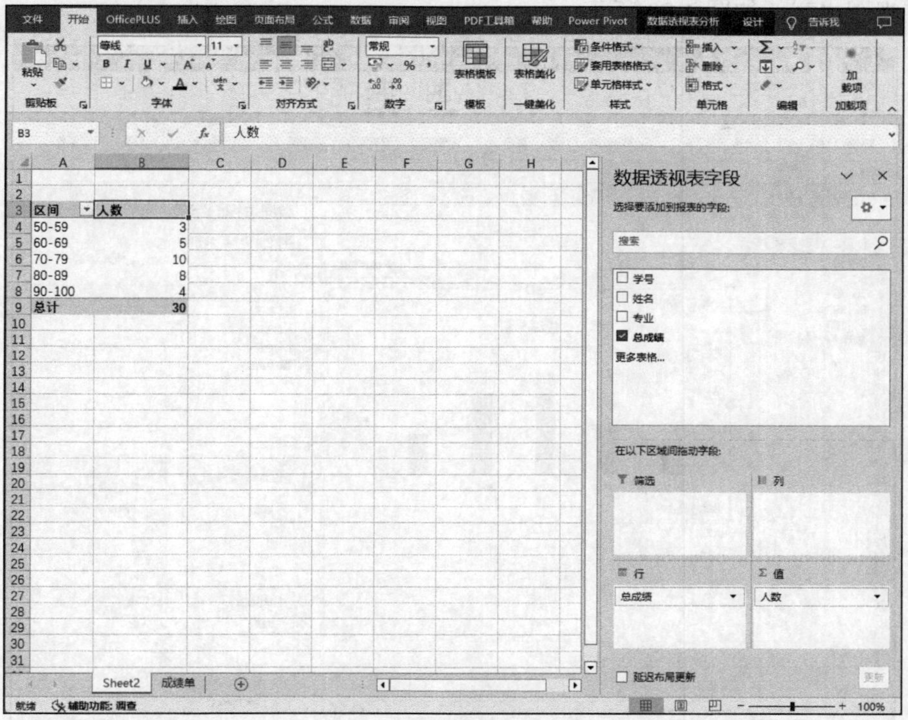

图 4-78　区间统计结果

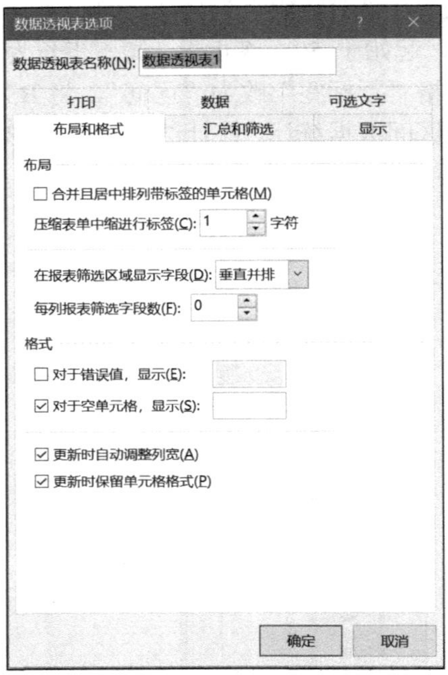

图 4-79 “数据透视表选项”对话框

4. 在数据透视表中设置格式

设置格式可使数据透视表更美观。方法如下：单击“数据透视表分析”|“数据透视表”|“选项”按钮，弹出“数据透视表选项”对话框，在此可以根据需要对数据透视表的格式进行设置，如图 4-79 所示。

5. 创建与美化数据透视图

数据透视图以图形表示数据透视表中的相关数据内容。在数据透视图中用户同样可以更改其布局和显示数据内容。根据已创建好的数据透视表，用户可以直接生成相应的数据透视图，并对其进行编辑，以使其达到更好的视觉效果。

具体操作步骤如下。

（1）将光标定位到数据透视表中。

（2）单击“分析”|“工具”|“数据透视图”按钮，弹出“插入图表”对话框，选择需要的图表类型，单击“确定”按钮。此时在该工作簿中自动生成一个新的工作表，并创建了相应的数据透视图内容，如图 4-80 所示。

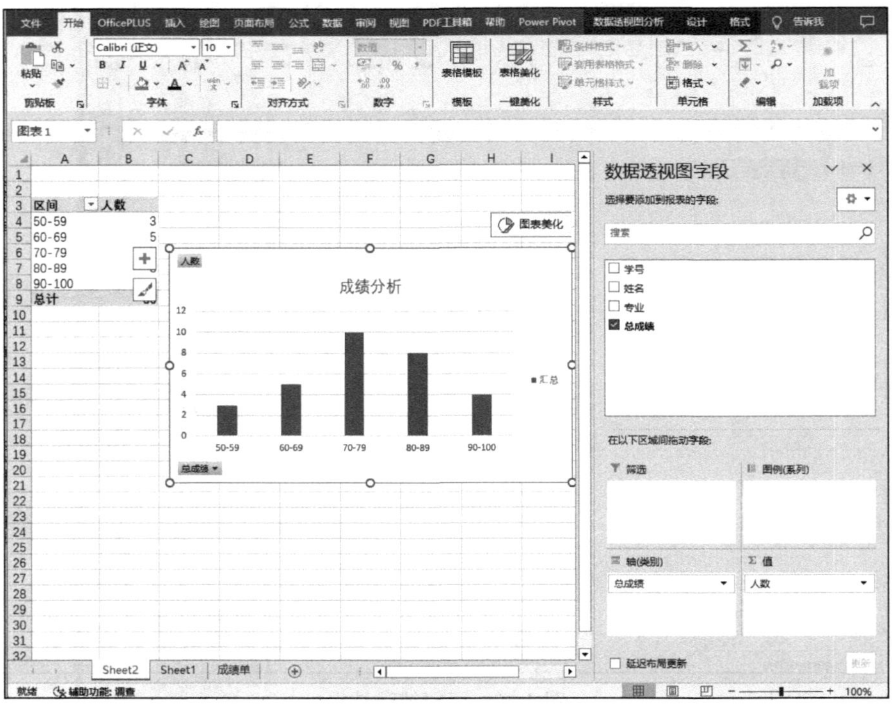

图 4-80 数据透视图

（3）设置数据透视图字段项。对于创建的数据透视图，用户同样可以设置其布局样式，拖动其中的字段项到合适的位置处，对其进行调整，使制作的图表达到更好的效果，并充分显示相关的数据内容。

（4）对数据透视图中显示的字段位置进行重新布局后，切换到“数据透视表”工作表，可以看到数据透视表中的布局也相应进行了调整。由此可知，数据透视表和数据透视图是相关的，修改其中任意一方的数据内容，另一方也会进行相应调整。

4.8 综合应用

4.8.1 Excel 综合实例

某公司拟对其产品季度销售情况进行统计，打开“Excel.xlsx”文件，如图 4-81 所示，按以下要求操作。

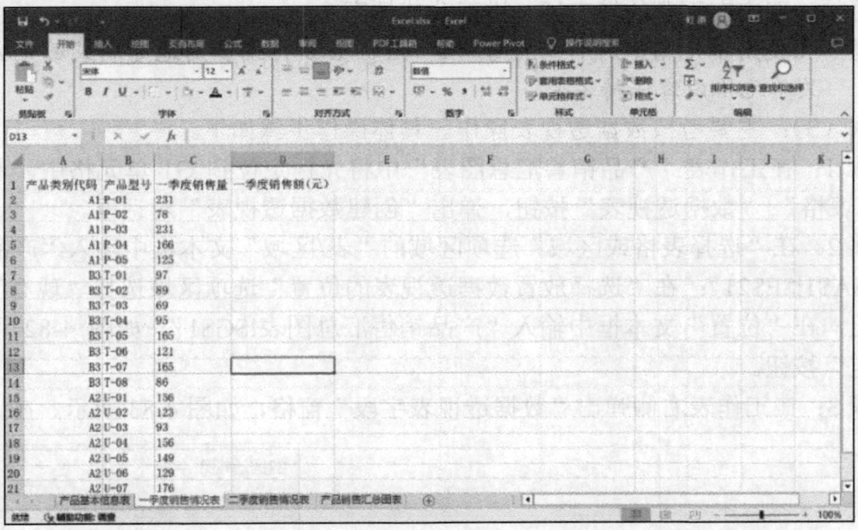

图 4-81　“Excel.xlsx”文件

（1）分别在“一季度销售情况表”“二季度销售情况表”中计算“一季度销售额（元）”列和“二季度销售额（元）”列中的数据，它们均为数值型，保留小数点后 0 位。

（2）在“产品销售汇总图表”中，计算“一二季度销售总量”和“一二季度销售总额”列中的数据，它们均为数值型，保留小数点后 0 位；在不改变原有数据顺序的情况下，按一、二季度销售总额给出销售额排名。

（3）在“产品销售汇总图表”中，选中 A1:E21 单元格区域，建立数据透视表，行标签为产品型号，列标签为产品类别代码，求和计算一二季度销售额的总计，将表置于以现工作表 G1 为起点的单元格区域中。

4.8.2 Excel 综合实例解析

要求（1）：主要考核单元格数据跨表引用及自动填充数据的操作。具体操作步骤如下。

步骤 1：打开“一季度销售情况表”工作表，在 D2 单元格中输入公式“＝C2*产品基本信息表!C2”，计算第一款产品的销售额。双击右下角的填充柄，进行公式填充。

步骤 2：选中 D 列，单击“开始”|“数字”选项组右下角的对话框启动器按钮，弹出“设置单元格格式”对话框。在“数字”选项卡下将格式设置为数值型，小数位数为 0。

步骤 3：打开“二季度销售情况表”工作表，重复步骤（1）和（2）操作。

要求（2）：主要考核 RANK 函数使用。具体操作步骤如下。

步骤 1：打开“产品销售汇总图表”工作表，在 C2 单元格中输入公式“＝一季度销售情况表!C2＋'二季度销售情况表'!C2”，计算第一款产品的销售总量。双击右下角的填充柄，进行公式填充。设置单元格格式为数值型，小数位数为 0。

步骤 2：在 D2 单元格中输入公式“＝一季度销售情况表!D2＋'二季度销售情况表'!D2”，计算第一款产品的销售总额。双击右下角的填充柄，进行公式填充。设置单元格格式为数值型，小数位数为 0。

步骤 3：在 E2 单元格中输入公式“＝RANK(D2,$D$2:$D$21,0)”，计算第一款产品的销售总额。双击右下角的填充柄，进行公式填充。

注意：在使用单元格绝对引用符号“$”后，若多行或多列地复制或填充公式，相关单元格内容保持不变。

要求（3）：主要考核数据透视表操作。具体操作步骤如下。

步骤 1：在工作表“产品销售汇总图表”中将光标定位到 G1 单元格中，单击“插入”|“表格”|“数据透视表”按钮，弹出“创建数据透视表”对话框。

步骤 2：在“选择表格或区域”选项区域的“表/区域”文本框中输入“产品销售汇总图表!$A$1:$E$21”；在“选择放置数据透视表的位置”选项区域选择“现有工作表”单选按钮，在“位置”文本框中输入“产品销售汇总图表!$G$1”，如图 4-82 所示，单击“确定”按钮。

步骤 3：在工作表右侧弹出“数据透视表字段”窗格，如图 4-83 所示。在“选择要

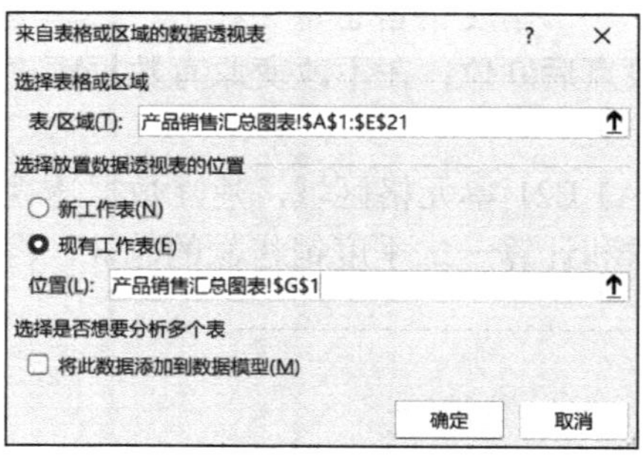

图 4-82 “来自表格或区域的数据透视表”对话框

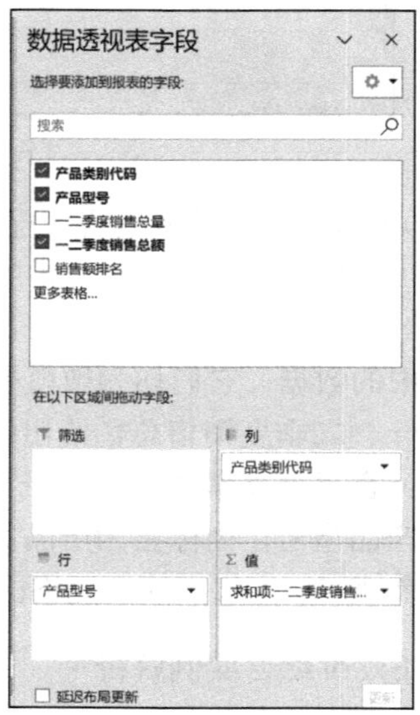

图 4-83 “数据透视表字段”窗格

添加到报表的字段”列表中选择“产品型号”字段，并拖动到“在以下区域间拖动字段”组中的行标签中。同理，拖动“产品类别代码”字段到列标签中，拖动“销售额一二季度销售总额（元）”字段到数值标签中。

步骤 4：保存 Excel 文档并退出 Excel 程序。制作好的工作簿样本如图 4-84 所示。

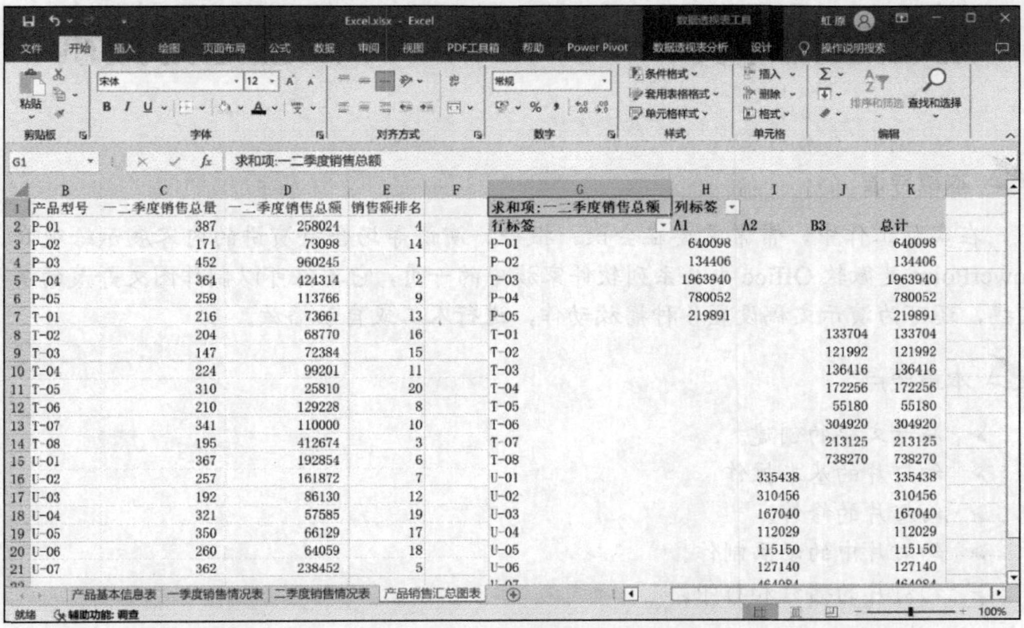

图 4-84　制作好的工作簿样本

本 章 小 结

本章主要讲述了 Excel 的基本概念和使用方法。通过本章学习，读者应熟练掌握各种数据的输入、工作表的基本操作、公式运算符的使用、公式输入及公式的移动和复制、求和及常用函数的使用、图表的创建与修饰，以及工作表数据的排序、筛选与分类汇总，了解相对地址与绝对地址引用。

第5章

办公应用软件 PowerPoint 高级应用技术

本章导读

在实际工作中，常常需要在会议、报告、演讲等场合将演讲的内容展示给观众。PowerPoint 是微软 Office 办公系列软件家族中的一员，它不仅可以制作图文并茂的演示文稿，还可为演示文稿设置各种播放动作，进行人工或自动播放。

本章要点

- 演示文稿的创建。
- 幻灯片的基本操作。
- 幻灯片的修饰。
- 幻灯片中的动画制作。
- 幻灯片的播放和打印。

5.1 PowerPoint 概述

5.1.1 PowerPoint 基本术语

1. 演示文稿

演示文稿是通过 PowerPoint 软件创建的文档，一个 PowerPoint 文件被称为一个演示文稿，演示文稿的默认扩展名为.pptx。

当启动 PowerPoint 时，PowerPoint 会自动新建一个默认名称为“演示文稿 1”演示文稿。当用户编辑完演示文稿保存时，PowerPoint 会提示用户输入文件名。

2. 幻灯片

一个演示文稿由若干张幻灯片组成，演示文稿的播放是以幻灯片为单位进行的，即播放时屏幕上显示的是一张张幻灯片，而不是整个演示文稿。

在幻灯片窗格中显示的幻灯片称为当前幻灯片。通常所说的对演示文稿进行编辑，实际上就是对演示文稿中的当前幻灯片进行编辑。

3. 幻灯片版式

幻灯片版式是幻灯片中的文字、图形等的位置排列方案。PowerPoint 提供了 11 种预先设计好的幻灯片版式，用户可根据需要选择相应的版式。

4. 占位符

幻灯片以占位符的形式定义幻灯片的版式。在实际工作中，人们常需将占位符中的内容进行相应的编辑修改，变成实际的内容。占位符不仅定义了内容在幻灯片上的位置，还定义了其中内容的格式。在幻灯片中，占位符又分为文本占位符和对象占位符，如图 5-1 所示。

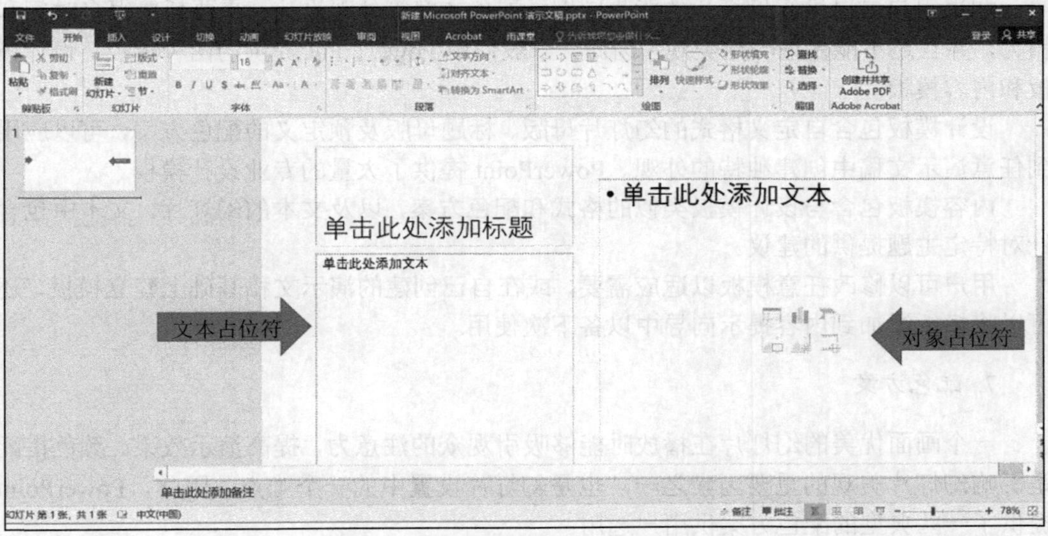

图 5-1　幻灯片版式中的占位符

（1）单击文本占位符，可在其中添加文字。

（2）单击对象占位符，可在其中添加指定对象。例如，单击“图片”图标占位符，弹出“插入图片”对话框，选择要插入的图片，单击“插入”按钮，即可插入该图片。

（3）单击占位符的边缘可以选中占位符，然后可对其进行移动、复制、缩放等操作，方法与对文本框等对象的操作相同。

5. 母版

为了使演示文稿制作有一个统一的效果，常常会应用母版。默认情况下，母版的底色、背景图案等样式被演示文稿中的幻灯片所共用。这样，只需更改母版的样式设计，所有幻灯片的样式都会随之改变，为修改幻灯片的样式带来了极大的方便。每个演示文稿中包含了一组母版：标题母版、幻灯片母版、讲义母版和备注母版。这些母版各自影响着不同类型的幻灯片，其类型及用途如表 5-1 所示。

表 5-1 母版类型及用途

类型	用途
标题母版	在标题母版上所做的修改，影响应用标题版式的所有幻灯片
幻灯片母版	在幻灯片母版上所做的修改，影响除标题版式外的所有幻灯片
讲义母版	在讲义母版上所做的修改，影响打印出来的讲义效果，如页眉、页脚等。可在幻灯片之外的空白区域添加文字或图形，使打印出来的讲义每页形式都相同。讲义母版上的内容只在打印时显示，不会在放映时显示，不影响幻灯片中的内容
备注母版	在备注母版上所做的修改，影响打印出来的备注页效果

6. 模板

如果用户自己进行幻灯片的背景图案、配色方案等外观设计，需要耗费很多时间和精力，并且还不能保证一定美观。因此，一般使用 PowerPoint 提供的两种模板：设计模板和内容模板。

设计模板包含自定义格式的幻灯片母版、标题母版及预定义的配色方案，可以应用到任意演示文稿中创建独特的外观。PowerPoint 提供了大量的专业设计模板。

内容模板包含与设计模板类似的格式和配色方案，以及文本的幻灯片，文本中包含针对特定主题提供的建议。

用户可以修改任意模板以适应需要，或在自己创建的演示文稿基础上建立模板，还可以将模板添加到内容提示向导中以备下次使用。

7. 配色方案

一个画面优美的幻灯片在播放时能够吸引观众的注意力，提高演示效果。颜色搭配是影响幻灯片美观的重要因素之一，也是幻灯片设置中的一个难点。因此，PowerPoint 提供了一些典型的配色方案供用户选用。

配色方案由 8 种颜色组成，用于演示文稿的主要颜色，如文本、背景、填充、强调文字所用的颜色。方案中的每种颜色都会自动用于幻灯片上的不同组件，用户可以挑选一种配色方案用于个别幻灯片或整篇演示文稿。通过这种方式，可以很容易地更改幻灯片或整篇演示文稿的配色方案，并确保配色方案与演示文稿中的其他幻灯片协调一致。

5.1.2 演示文稿的视图模式

PowerPoint 主要提供了 5 种视图，分别是普通视图、大纲视图、幻灯片浏览视图、备注页和阅读视图，帮助用户从各个侧面来观察幻灯片的效果，以适应不同的用户创建演示文稿的需要。单击 PowerPoint 窗口右下角视图切换工具栏中的按钮 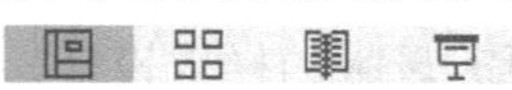，可在各视图之间轻松地进行切换。

1. 普通视图

普通视图是 PowerPoint 的默认视图，包含 3 种窗格：大纲窗格、幻灯片窗格和备注窗格，如图 5-2 所示。拖动窗格边框可调整不同窗格的大小。

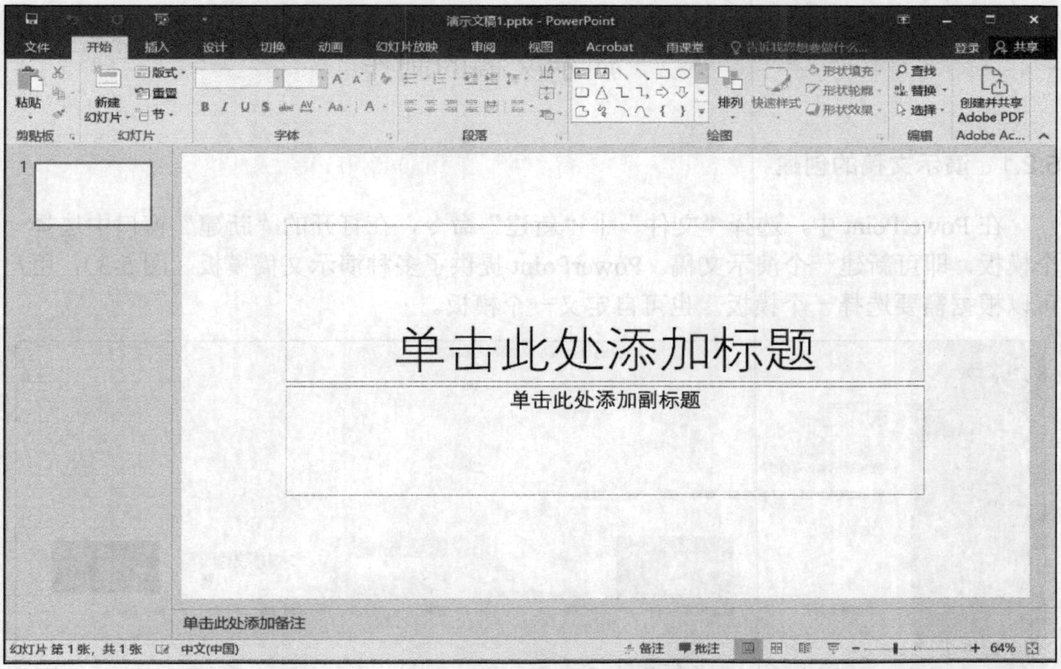

图 5-2　幻灯片普通视图

2. 大纲视图

在大纲视图下，可以编辑幻灯片，并通过大纲窗格在不同幻灯片之间进行切换。

3. 幻灯片浏览视图

在幻灯片浏览视图下，用户可以查看演示文稿中所有幻灯片的缩略图，以重新排列幻灯片。

4. 备注页

在备注页下，可以查看演示文稿与备注一同打印时的效果。演示文稿每页需要说明时，可切换到备注页，此时每个页面将包含一张幻灯片和演讲者备注，用户可以在此进行编辑。

5. 阅读视图

在阅读视图下，可以在 PowerPoint 窗口中播放幻灯片，以查看动画和切换效果，无须切换到全屏幻灯片放映。

以上是对 PowerPoint 视图的简单介绍，在具体的演示文稿创作过程中，用户可以根据不同的要求和不同的编辑时段，选择一个最佳的演示文稿创作环境。

5.2　演示文稿的制作

5.2.1　演示文稿的创建

在 PowerPoint 中，选择“文件”｜“新建”命令，在打开的“新建”窗口中选择一个模板，即可新建一个演示文稿。PowerPoint 提供了多种演示文稿模板（图 5-3），用户可以根据需要选择一个模板，也可自定义一个模板。

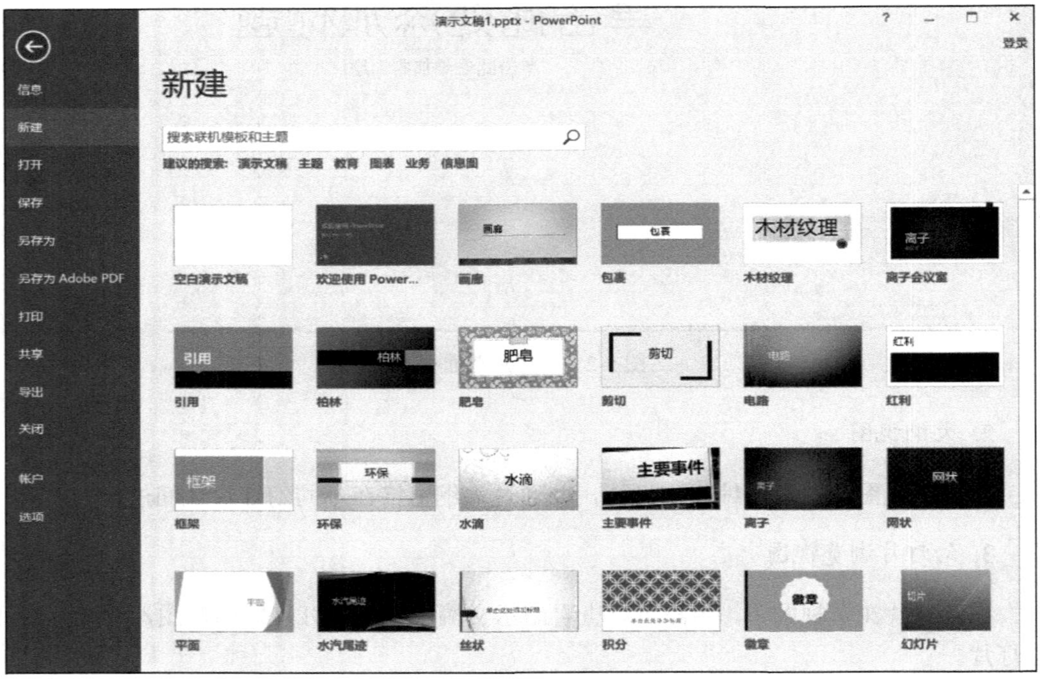

图 5-3　PowerPoint 演示文稿模板

1. 使用设计模板创建演示文稿

（1）启动 PowerPoint 2016。

（2）选择“文件”｜“新建”命令，在打开的“新建”窗口中选择一个模板，创建一个演示文稿。

（3）单击“设计”｜“主题”｜“其他”按钮，打开图 5-4 所示的主题库。

（4）在主题库中选择所需的设计模板，完成设计模板演示文稿的创建，进入演示文稿窗口。

（5）在演示文稿窗口的主标题和副标题中输入相应的内容，如“办公应用软件 PowerPoint 高级应用技术”，如图 5-5 所示。

至此，用设计模板创建演示文稿完成，但此时只创建了一张幻灯片，仍需要通过添加幻灯片的方式编辑其他内容，所有幻灯片的设计模板相同。

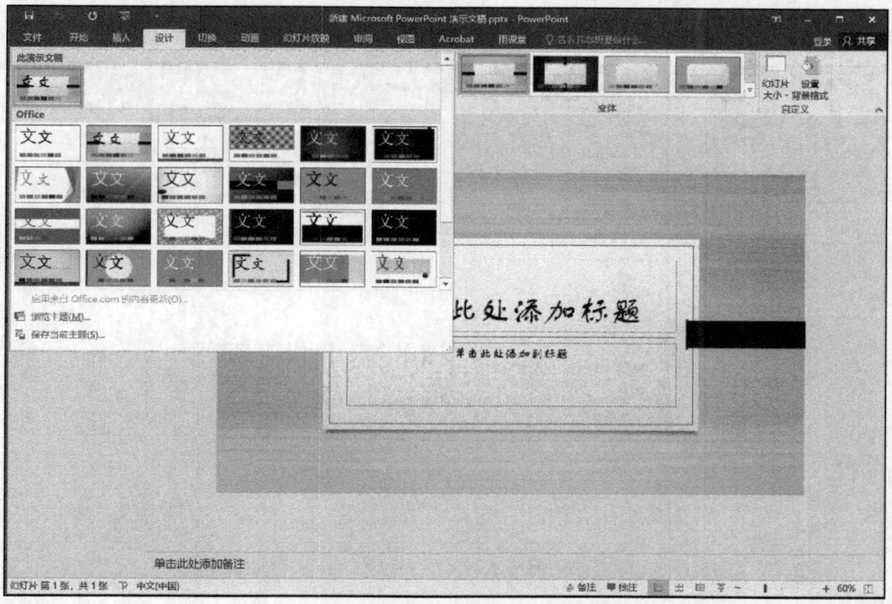

图 5-4　主题库

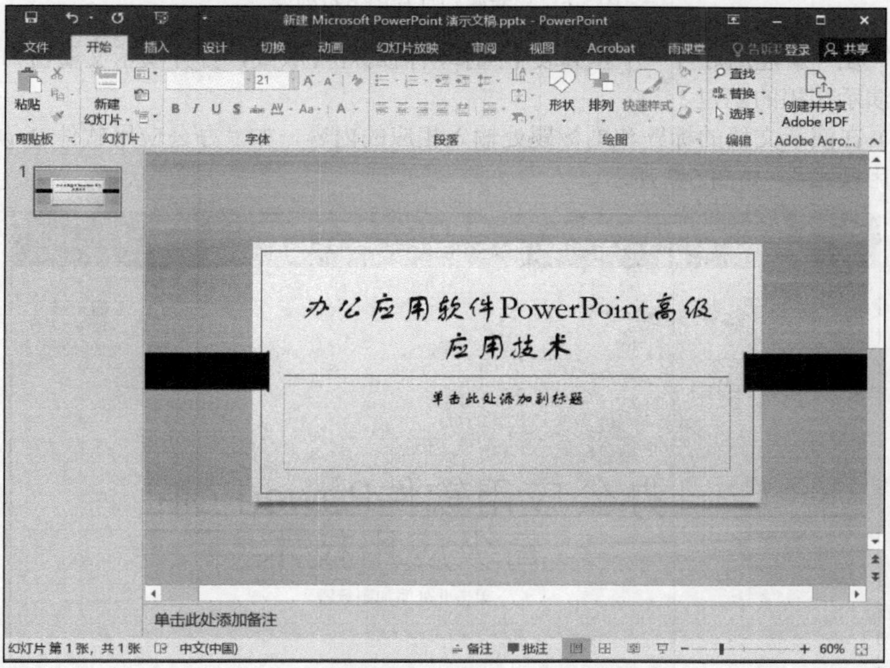

图 5-5　输入内容后的演示文稿（一）

2. 创建空白演示文稿

（1）启动 PowerPoint 2016。

（2）单击“开始”|“幻灯片”|“新建幻灯片”下拉按钮，打开图 5-6 所示的下

拉列表。

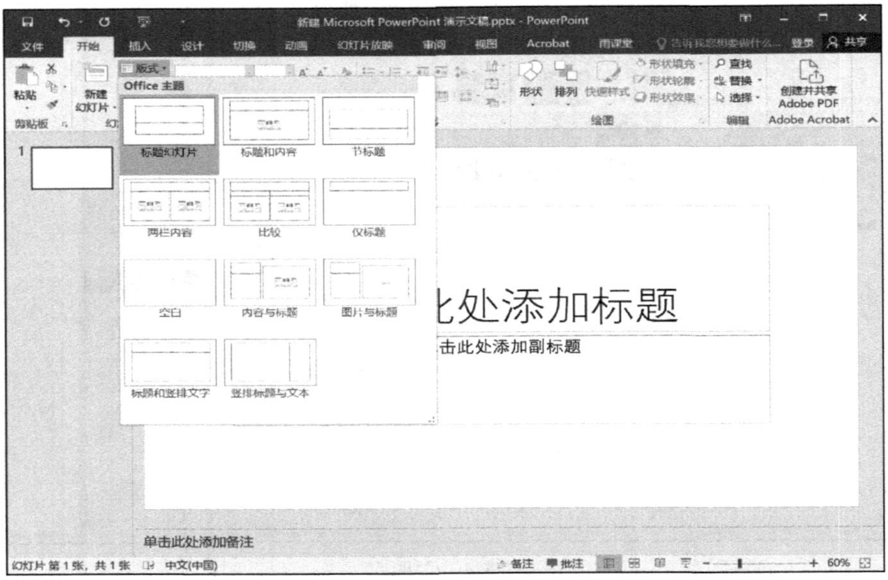

图 5-6　“新建幻灯片”下拉列表

（3）在“新建幻灯片”下拉列表中选择所需幻灯片版式，打开演示文稿窗口，即完成空白演示文稿的创建。

（4）在演示文稿的标题和副标题处输入相应的内容，如“办公应用软件 PowerPoint 高级应用技术”，如图 5-7 所示。

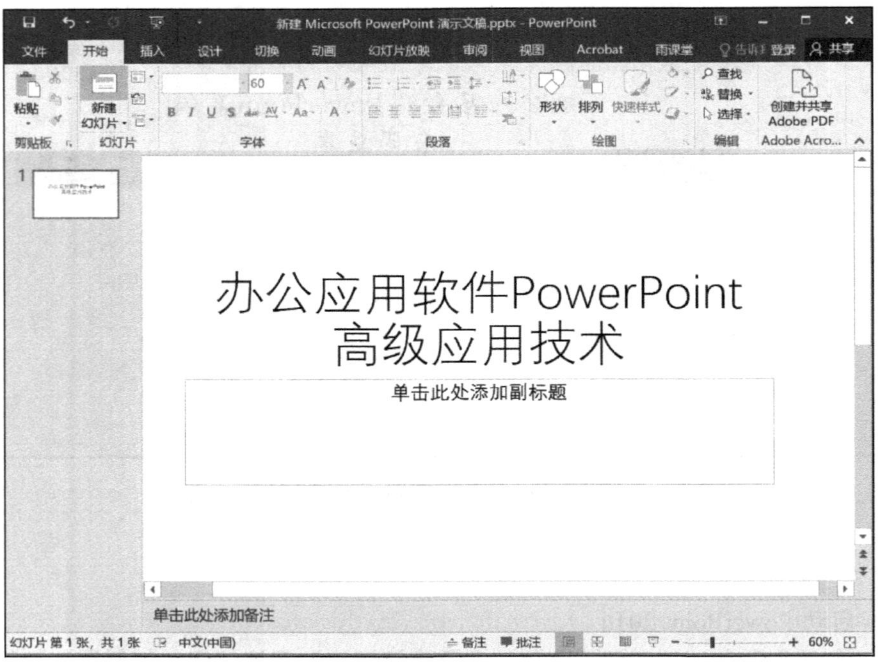

图 5-7　输入内容后的演示文稿（二）

至此，演示文稿的创建完成，但此时只创建了一张没有设置设计模板的幻灯片，还需通过设置设计模板并添加幻灯片的方式编辑其他内容。

5.2.2　幻灯片中组件的插入

1. 插入文本框

在 Word 文档中可以直接输入文字，但不能在 PowerPoint 幻灯片上直接输入文字。如果想在幻灯片上的文本占位符之外添加文字，则必须先插入一个文本框，再在文本框中输入文字。

2. 插入表格

在 PowerPoint 中，也可以插入表格，以更清晰地展示想表达的内容。具体操作步骤如下。

（1）插入一张版式为“标题与内容”的新幻灯片。

（2）单击“插入”|“表格”|“表格”下拉按钮，在打开的下拉列表中选择“插入表格”命令，弹出图 5-8 所示的“插入表格”对话框，设置要创建表格的行、列数，单击“确定”按钮。此时，在幻灯片上会生成一个指定行数和列数的空表格，如图 5-9 所示。

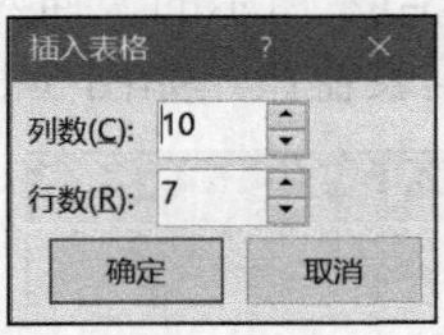

图 5-8　“插入表格”对话框

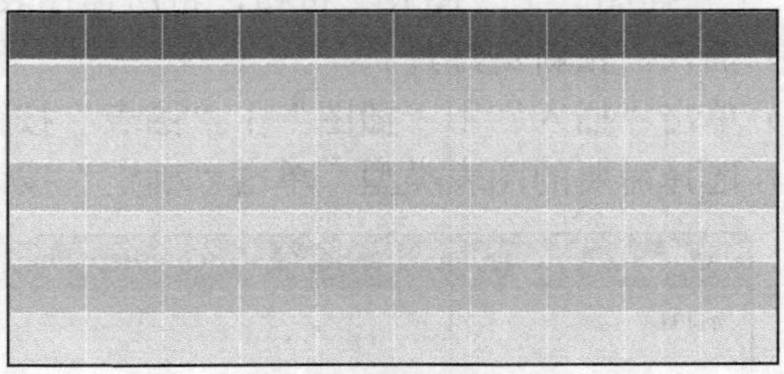

图 5-9　生成的表格

（3）在空表格中的各单元格中输入数据，并可在“表格工具-表设计”|“表格样式”选项组中选择表格的样式，或者在“表布局”选项卡中对表格设置行高，进行合并、拆分单元格等操作。

（4）单击表格框线外任意位置，退出“表格工具”选项卡，返回幻灯片视图。

3. 插入艺术字

在幻灯片中插入艺术字可使幻灯片具有特殊的视觉效果，艺术字具有图形对象的属性，可以像图片那样缩小、旋转等。它不具有文本属性，不能使用格式工具来改变其格式。在幻灯片中插入艺术字的操作步骤如下。

（1）插入一张版式为“空白”的新幻灯片，或选中要插入艺术字的幻灯片。

（2）单击“插入”|“文本”|“艺术字”下拉按钮，打开图 5-10 所示的艺术字库，该库中列有 20 种不同的艺术字样式供用户选用。

（3）选择艺术字库中的一种艺术字样式，即在幻灯片插入一个提示性文本框，在此可编辑艺术字，如图 5-11 所示。

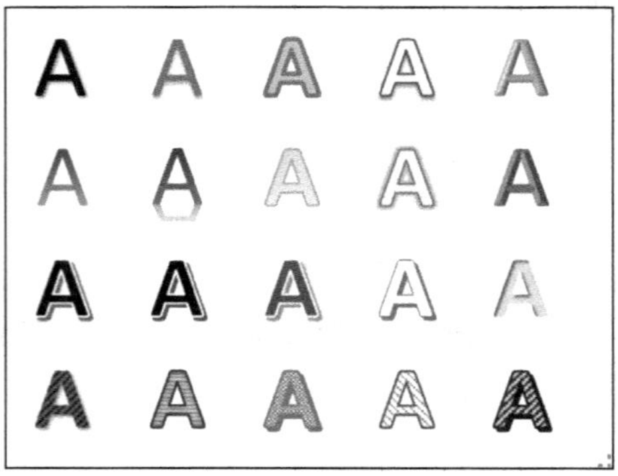

图 5-10　艺术字库

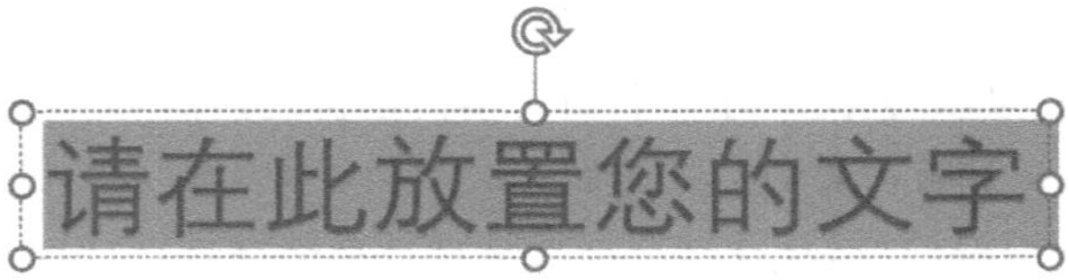

图 5-11　“请在此放置您的文字”提示性文本框

（4）在“请在此放置您的文字”的提示性文本框中输入内容。

提示：插入幻灯片中的艺术字，可以像调整图片的大小、位置那样进行调整。

4. 插入图表

在幻灯片中使用图表可以使数据说明更直观、醒目。

可以在创建幻灯片时选择“标题与内容”版式，在内容区域直接插入图表，或单击“插入”｜“插图”｜“图表”按钮，将所需图表插入幻灯片中。具体操作步骤如下。

（1）插入一张新幻灯片。

（2）单击“插入”｜“插图”｜“图表”按钮，弹出图 5-12 所示的“插入图表”对话框，选择需要的图表类型，单击“确定”按钮，打开数据表窗口，如图 5-13 所示。

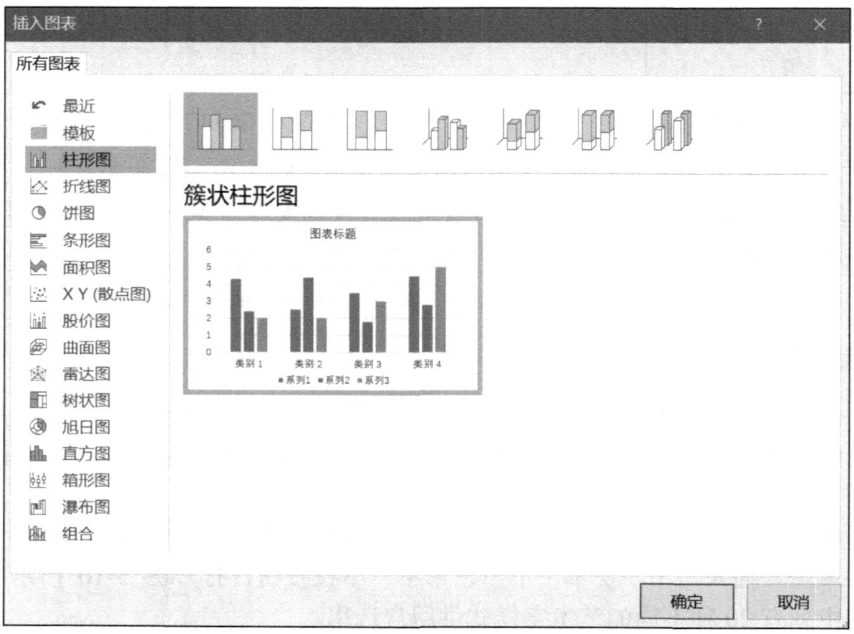

图 5-12　“插入图表”对话框

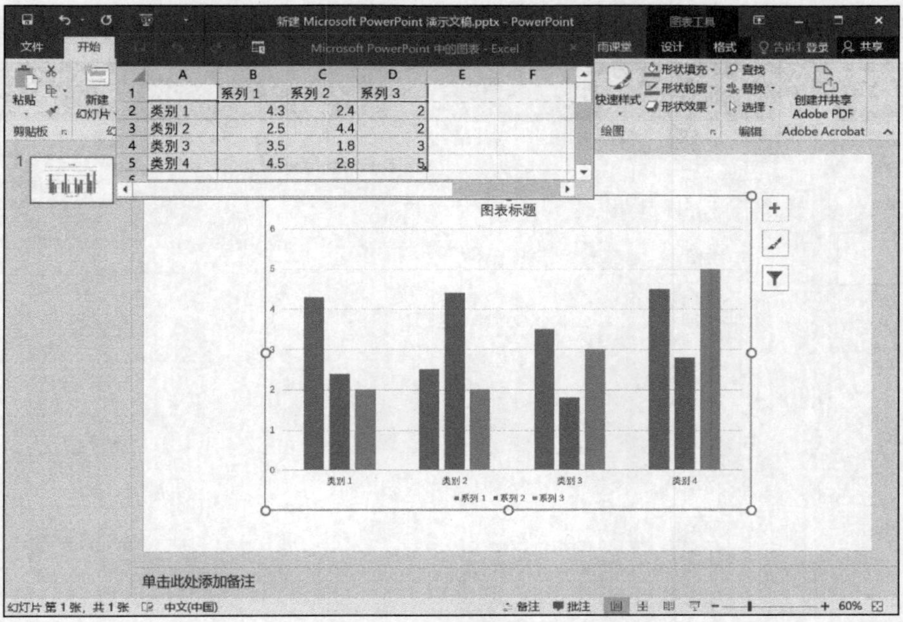

图 5-13　数据表窗口

（3）在数据表窗口中输入数据，替代表格中的示例数据。

（4）关闭数据表窗口，退出数据表，返回幻灯片视图。

5. 插入组织结构图

在介绍演示文稿的层次关系时，使用示意图来表示是最直观的一种方法。在 PowerPoint 中，可通过插入组织结构图来表示演示文稿的层次关系。与插入剪贴画一样，组织结构图可通过含有组织结构图的幻灯片版式插入，或者通过单击“插入”｜“SmartArt”按钮，弹出“选择 SmartArt 图形”对话框，该对话框中提供了大量不同类型的图形模板。

6. 插入自选图形

PowerPoint 中的自选图形主要包括基本形状、各种线条、箭头、流程图符号、星与旗帜及标注等。用户可选用自选图形自制图画，丰富幻灯片画面。具体操作步骤如下。

（1）插入一张版式为“空白”的新幻灯片，或选中要插入自选图形的幻灯片。

（2）单击“插入”｜“插图”｜“形状”下拉按钮，在打开的下拉列表中选择所需图形，如图 5-14 所示。

（3）此时鼠标指针变为十字状，移动鼠标指针到当前幻灯片中并拖动，即创建一个图形。

（4）选中已绘制好的图形，右击，在弹出的快捷菜单选择“编辑文字”命令，使已绘制的图形出现文本框，在光标闪烁处输入相应的文本，如“注释”。

（5）文本输入完毕后，可在“开始”菜单中进行字体、字形的设置。

（6）如有必要，还可为图形设置填充效果，可利用“绘图工具-形状格式”｜“形状样式”｜“形状填充”或“形状轮廓”命令来进行相应的设置。

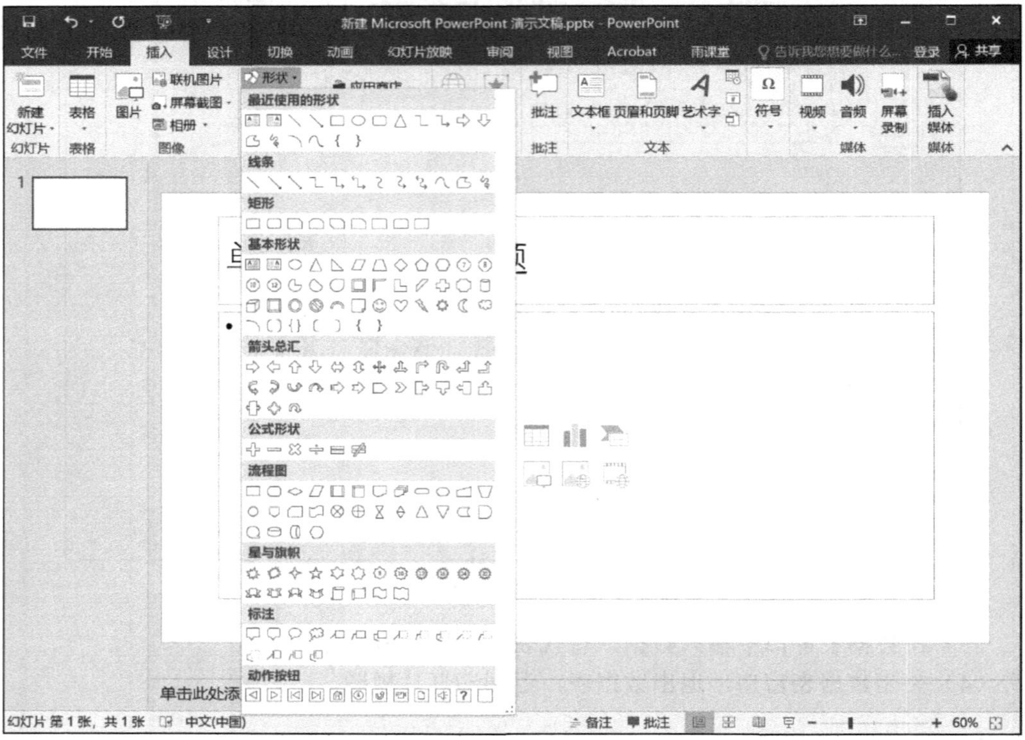

图 5-14　插入自选图形

5.2.3　幻灯片的基本操作

幻灯片的基本操作包括添加、删除、移动、复制幻灯片，改变幻灯片布局等。

1. 添加幻灯片

在普通视图下，单击“开始”｜“幻灯片”｜“新建幻灯片”下拉按钮或单击“插入”｜“幻灯片”｜“新建幻灯片”下拉按钮，打开“新建幻灯片”下拉列表，选择所需的版式后，即可在当前幻灯片后插入一张新幻灯片。

2. 删除幻灯片

在幻灯片浏览视图下，选中要删除的幻灯片（如果是连续的多张幻灯片，按住 Shift 键的同时先后单击起始和结束幻灯片；如果是不连续的幻灯片，按住 Ctrl 键的同时单击每张幻灯片），右击，在弹出的快捷菜单中选择“删除幻灯片”命令，或直接按 Delete 键，即可删除幻灯片。

3. 复制幻灯片

在幻灯片浏览视图下，先选中要复制的幻灯片，右击，在弹出的快捷菜单中选择“复制幻灯片”命令，即可在该幻灯片下方复制一张一模一样的幻灯片。

4. 移动幻灯片

在幻灯片浏览视图下，先选中要移动的幻灯片，然后拖动幻灯片到目标位置，即可移动幻灯片到目标位置。

5. 改变幻灯片布局

改变某一幻灯片的布局，具体操作步骤如下。

（1）打开演示文稿，选中要改变布局的幻灯片，使其成为当前幻灯片。

（2）单击“开始”｜“幻灯片”｜“版式”下拉按钮，打开幻灯片版式库，如图 5-15 所示。

（3）选择一种布局与幻灯片内容相协调的版式。

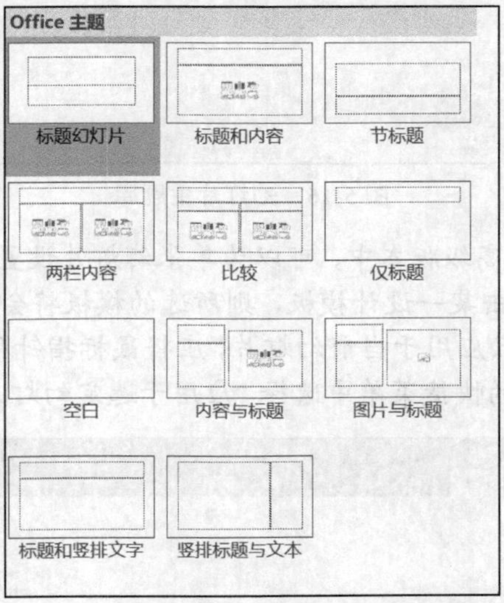

图 5-15　幻灯片版式库

5.3　幻灯片的修饰

为了达到预期的效果，在演示文稿创建后期，应根据文稿的内容对演示文稿整体的演示顺序、文字排版和设计模板的选择进行全局性考虑，对个别幻灯片的背景、配色方案和布局进行局部修饰。

5.3.1　设计模板的应用

可以在创建演示文稿时使用设计模板，也可在演示文稿建立好后再添加或改变设计模板。具体操作步骤如下。

（1）打开演示文稿。

（2）单击“设计”｜“主题”｜“其他”按钮，打开幻灯片主题库，如图 5-16 所示。

（3）将鼠标指针移动到设计模板上即可预览其效果，单击即可选中它。

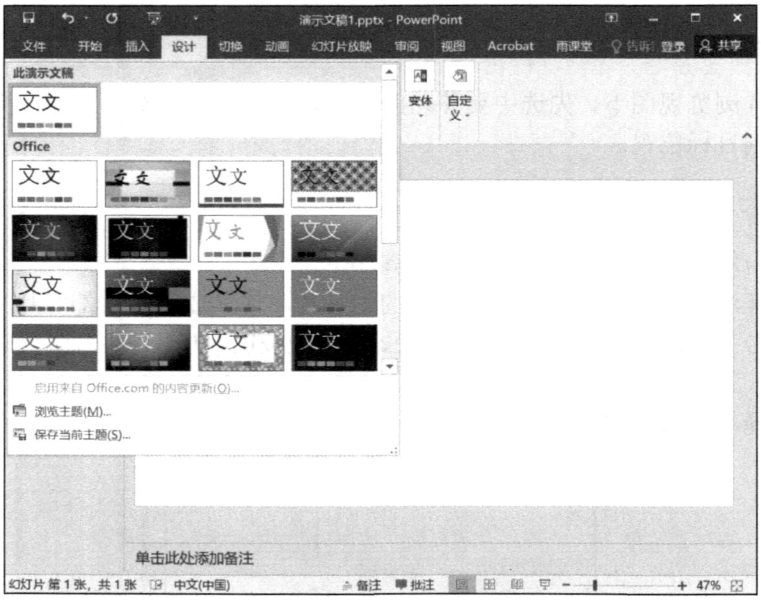

图 5-16 幻灯片主题库

提示： 在 PowerPoint 高级版本中，可以为单张幻灯片设置独立的设计模板。方法如下：若直接单击某一设计模板，则所选的模板将会应用于该演示文稿的每一张幻灯片；若只应用于当前幻灯片，应将鼠标指针移动到选择的设计模板上，右击，在弹出的快捷菜单中选择“应用于选定幻灯片”命令，如图 5-17 所示。

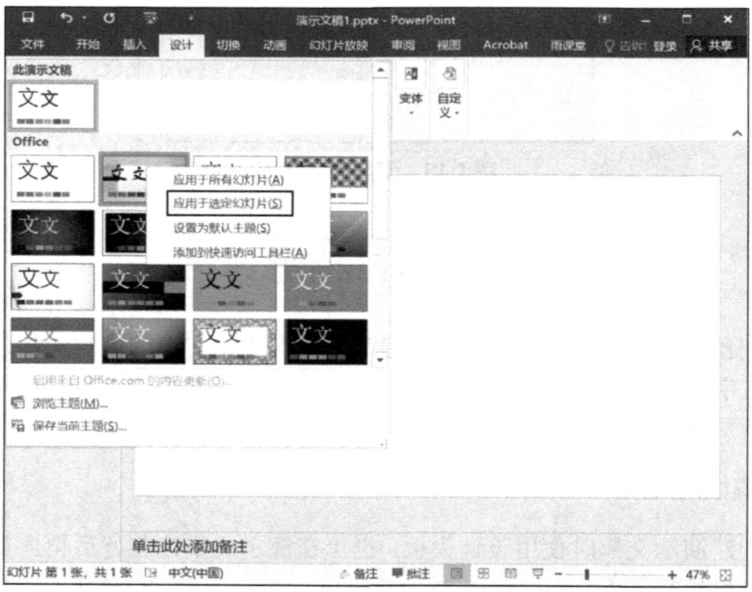

图 5-17 将设计模板应用于选定幻灯片

应用设计模板是一种背景、配色方案整体改变的一整套方法，好用易学，但不一定适合演示文稿中的每一张幻灯片。必要时，可以为个别幻灯片进行单独调整。

5.3.2　幻灯片母版

幻灯片母版可以控制演示文稿的全部幻灯片的字体格式、图片、背景和某些特殊效果（如阴影和项目符号样式）等，在幻灯片母版上设置的字体格式、背景色和插入的图片将在演示文稿的每一张幻灯片上反映。利用幻灯片母版可以对创建好的演示文稿进行排版和外观上的整体调整，使所创建的演示文稿有较统一的、个性化的外观。

母版主要有幻灯片母版和标题母版两种。

1. 幻灯片母版

幻灯片母版中包含文本占位符和页脚占位符（如日期、时间和幻灯片编号）。

在 PowerPoint 中，如果想使演示文稿的全部幻灯片有一个统一的外观，不必对幻灯片逐张进行修改，只需在幻灯片母版上做一次修饰。

如果想在每张幻灯片上添加相同文本（如公司的名称、相关的标志图片），可在幻灯片母版上插入文本框并添加文本或插入相应的图片。

2. 标题母版

如果希望标题幻灯片与演示文稿中其他幻灯片的外观有所区别，则可以修改标题母版。标题母版仅影响应用了“标题幻灯片”版式的幻灯片。利用标题母版调整幻灯片的整体排版和背景的操作步骤如下。

（1）打开拟调整排版和背景的演示文稿。

（2）单击“视图”｜“母版视图”｜“幻灯片母版”按钮，进入母版编辑状态，如图 5-18 所示。

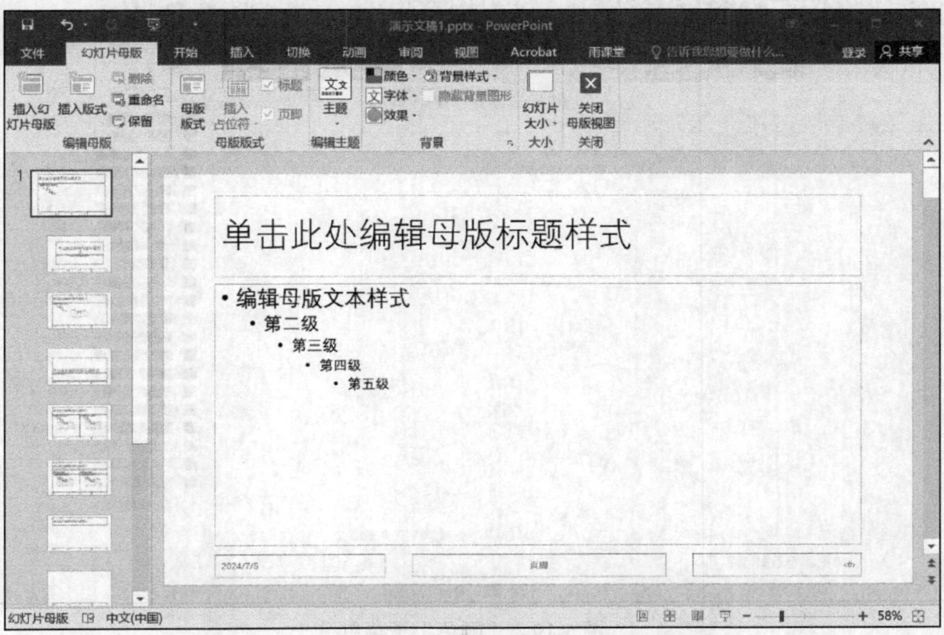

图 5-18　母版编辑状态

（3）对母版上的标题占位符、文本占位符进行字体、字号、颜色、段落格式、项目符号等修饰设置。

注意：不必输入具体的文本内容，这里只对文本的格式进行设置。

（4）在“幻灯片母版”|“背景”选项组中，可以设置背景的样式、颜色、字体等。

（5）如果有需要，也可以在母版的适当位置插入专用的徽标图片并调整大小，插入文本框并输入需要显示的固定文本。

（6）单击“幻灯片母版”|“关闭”|“关闭母版视图”按钮，退出母版编辑状态，返回演示文稿编辑窗口，查看母版结果。如果不理想，则可重新进入母版编辑状态，修正母版。

5.3.3 幻灯片配色方案和背景的设置

应用设计模板是一种整体改变幻灯片外观设计、全局的方法。如要对个别幻灯片进行局部调整，可采用下述方法。

1. 设计配色方案

幻灯片的配色方案包括幻灯片的“背景”“文本和线条”“阴影”“标题文本”“填充”“强调文字”“强调超链接”“强调和尾随超链接”8类对象的颜色。配色方案的调整操作步骤如下。

（1）在幻灯片浏览视图下，选中要调整配色方案的幻灯片。

（2）单击“设计”|“变体”|“其他”按钮，在打开的下拉列表中选择“颜色”命令，打开“颜色”子菜单，如图5-19所示。

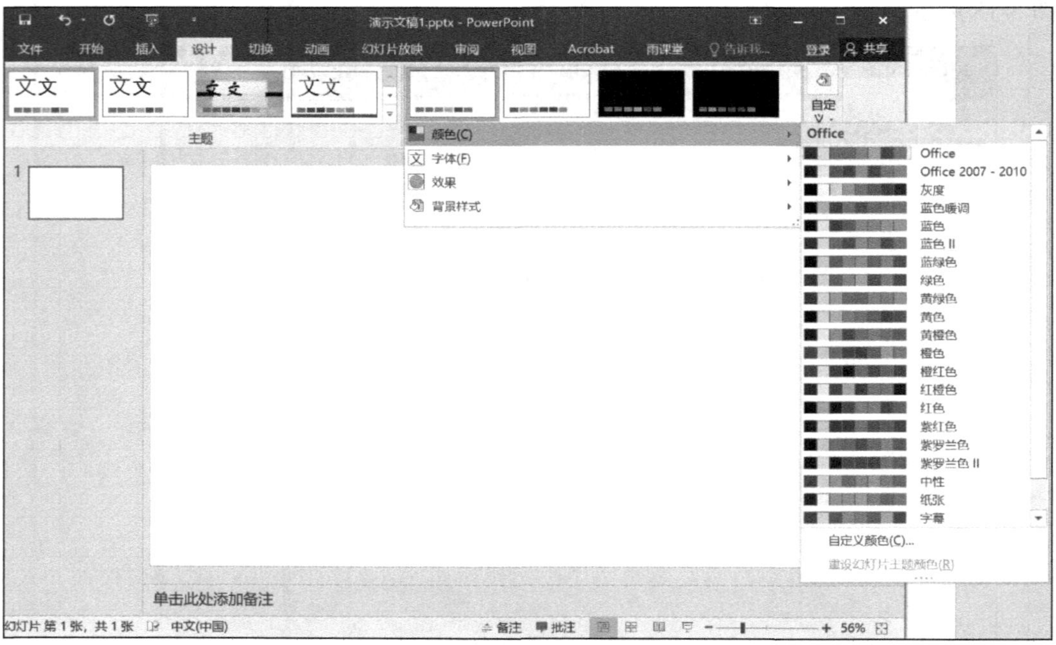

图5-19 “颜色”子菜单

（3）在“颜色”子菜单中有“自定义颜色”和“Office”两个选项，“Office”选项中列有系统精心设计的多种配色方案，选择一种配色方案，当前幻灯片的配色方案就改变为所选择的方案。

（4）如果标准配色方案无法满足要求，则可以通过“自定义颜色”选项自定义想要的配色效果。

2. 调整幻灯片背景

用户可以根据需要对一张幻灯片或全部幻灯片的背景进行调整，具体操作步骤如下。

（1）打开演示文稿，在普通视图或幻灯片浏览视图下选中要调整背景的幻灯片。

（2）单击“设计”｜“自定义”｜“设置背景格式”按钮，打开“设置背景格式”窗格，如图 5-20 所示。

（3）单击“填充”下拉按钮，打开其下拉列表。

（4）选中“图案填充”单选按钮，打开图 5-21 所示的填充效果图案库。

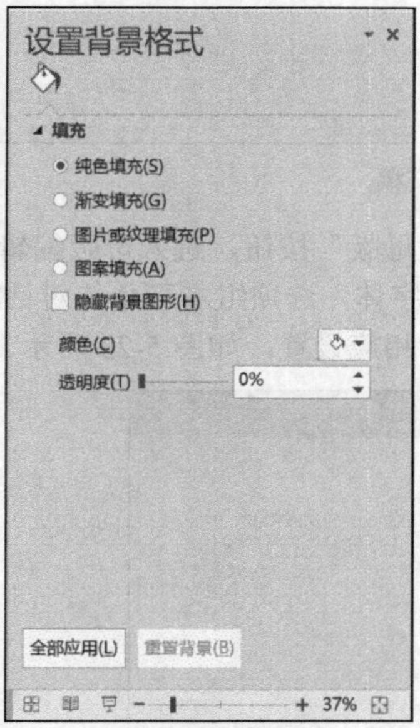

图 5-20　“设置背景格式”窗格

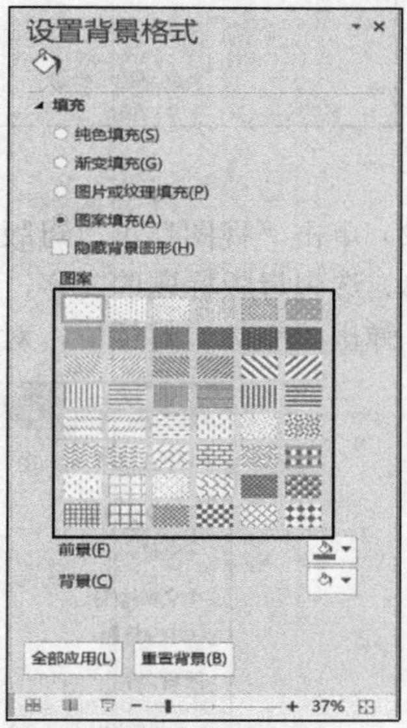

图 5-21　填充效果图案库

（5）选择所需图案，如果要改变全部幻灯片，则单击“全部应用”按钮。

关闭“设置背景格式”窗格后，幻灯片的背景即变为所定义的背景。

5.3.4　幻灯片修饰应用实例

实例 1：设置母版。

在 PowerPoint 中，通过设置母版制作符合个人设计风格的幻灯片。要求如下：创建含有 4 张幻灯片的新演示文稿，设置母版，操作完成后以 Example1.pptx 为名保存。

具体操作步骤如下。

（1）新建一个演示文稿并插入 4 张幻灯片，如图 5-22 所示。

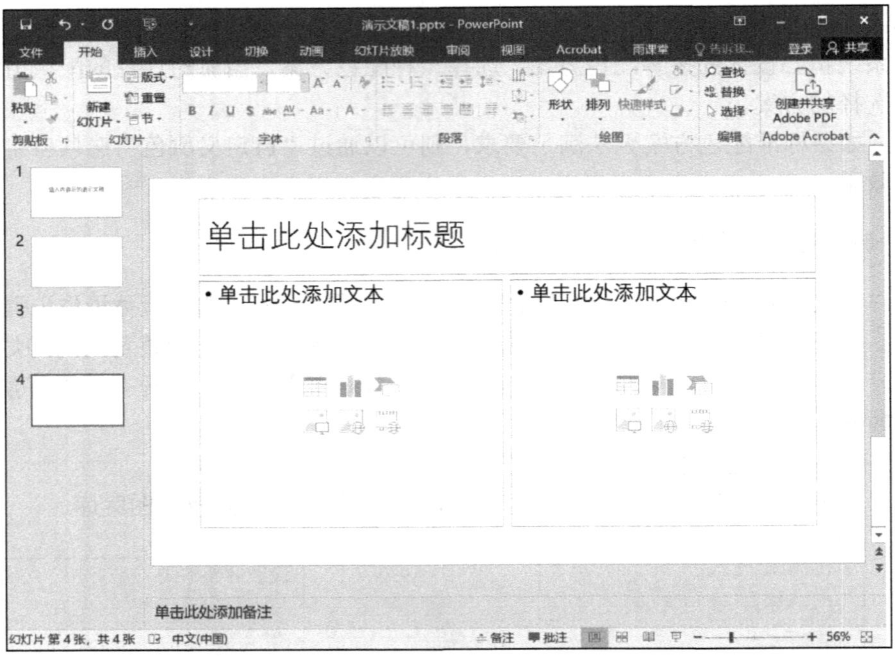

图 5-22　新建演示文稿

（2）单击“视图”｜“母版视图”｜“幻灯片母版”按钮，进入母版编辑状态。

（3）选中母版标题的文字，单击“开始”｜“字体”选项组右下角的对话框启动器按钮，弹出“字体”对话框，对母版标题文字进行相应设置，如图 5-23 所示。

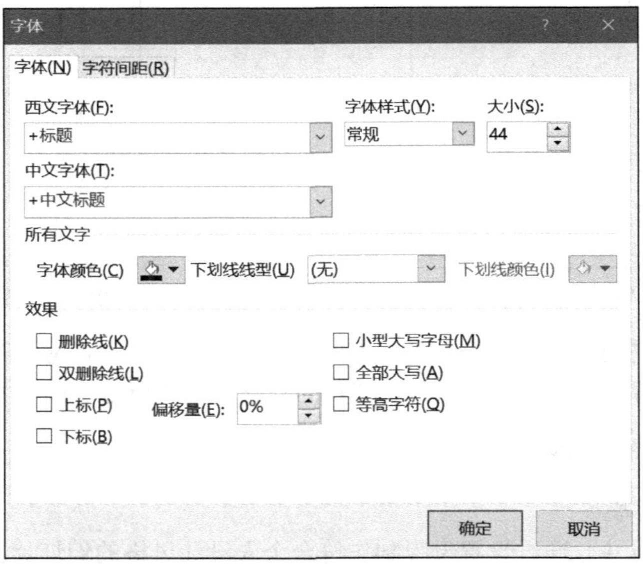

图 5-23　母版标题文字设置

（4）单击“插入”｜“图像”｜“图片”下拉按钮，在打开的下拉列表中选择“此设备”命令，弹出“插入图片”对话框，在相应的路径下选择相应的图片，单击“插入”

按钮，即可在母版中插入该图片，调整图片在幻灯片中的位置及大小。

（5）单击“幻灯片母版”｜“关闭”｜“关闭母版视图”按钮，退出母版编辑状态，母版设置完成后的效果，如图 5-24 所示。

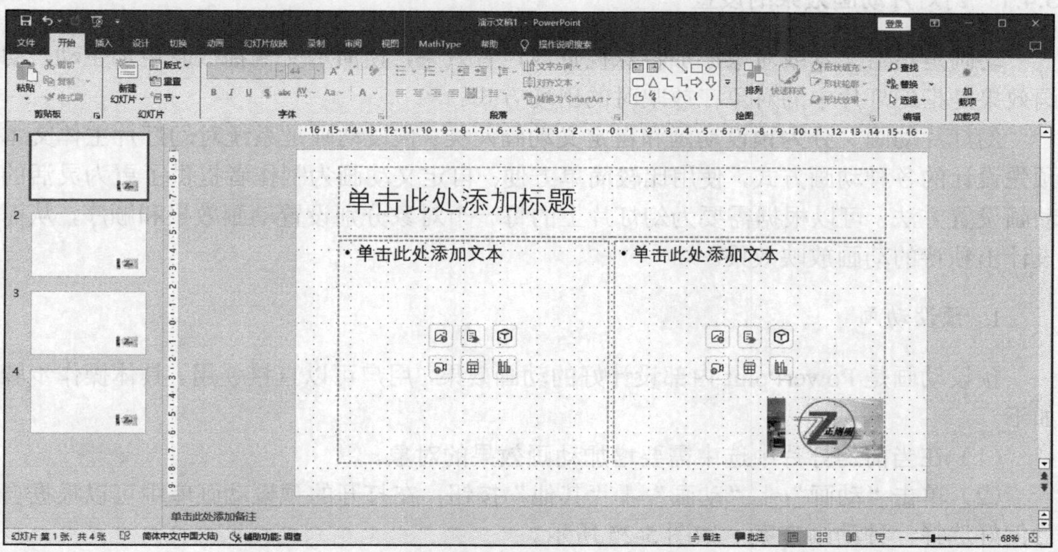

图 5-24　母版设置完成后的效果

（6）保存文件名为 Example1.pptx，完成本例制作。

返回普通视图后，系统自动在每张幻灯片中都插入了一张图片。如果用户输入标题文字，那么所有幻灯片中的标题文字格式都与母版设计的相同。

实例 2：为幻灯片设置背景。

在 PowerPoint 中，修改幻灯片的背景颜色，制作符合个人设计风格的幻灯片。要求如下：为 Example1.pptx 中的第一张幻灯片背景填充“花束”纹理，操作完成后以 Example2.pptx 为名保存。

具体操作步骤如下。

（1）打开演示文稿 Example1.pptx，并选中第二张幻灯片。

（2）单击“设计”｜“自定义”｜“设置背景格式”按钮，打开“设置背景格式”窗格。

选择“图片或纹理”单选按钮，打开的填充效果库，单击“纹理”右侧文本框下拉按钮，在打开的开表中选择“花束”图案，将透明度设置为 5%，单击“关闭”按钮，将填充应用到当前幻灯片。

（3）保存文件为 Example2.pptx，完成本例操作。

5.4　演示文稿的播放

还 PowerPoint 演示文稿中，还可以插入声音、影片，播放 CD 乐曲和录制旁白等。通过对幻灯片中对象的出场方式和一些控制进行设置，可使幻灯片获得动画效果，提高演示文稿的趣味性和吸引力。使用 PowerPoint 提供的超链接功能，可以改变幻灯片的放映次序，实现交互式播放。

5.4.1 幻灯片动画效果的设置

动画是指给文本或对象添加特殊视觉或声音效果，使演示文稿播放时更加生动。动画效果是指幻灯片中的对象在放映时的出场方式。

幻灯片动画又分为预设动画和自定义动画两类。预设动画是系统对幻灯片主体文本预先设计的各种动画方式，使用比较简单方便；自定义动画为制作者提供了更为灵活的动画设置方法，可以根据需要为幻灯片上的每一个对象分别设置动画效果和顺序，从而设计出独特的动画放映效果。

1. 预设动画

预设动画是 PowerPoint 内部设计好的动画效果，用户可以直接使用。具体操作步骤如下。

（1）在当前幻灯片中选中需要增加动画效果的对象。

（2）单击“动画”｜“动画”｜“其他”按钮，在打开的预设动画库中可以根据自己偏好选择一种动画方案，如图 5-25 所示。

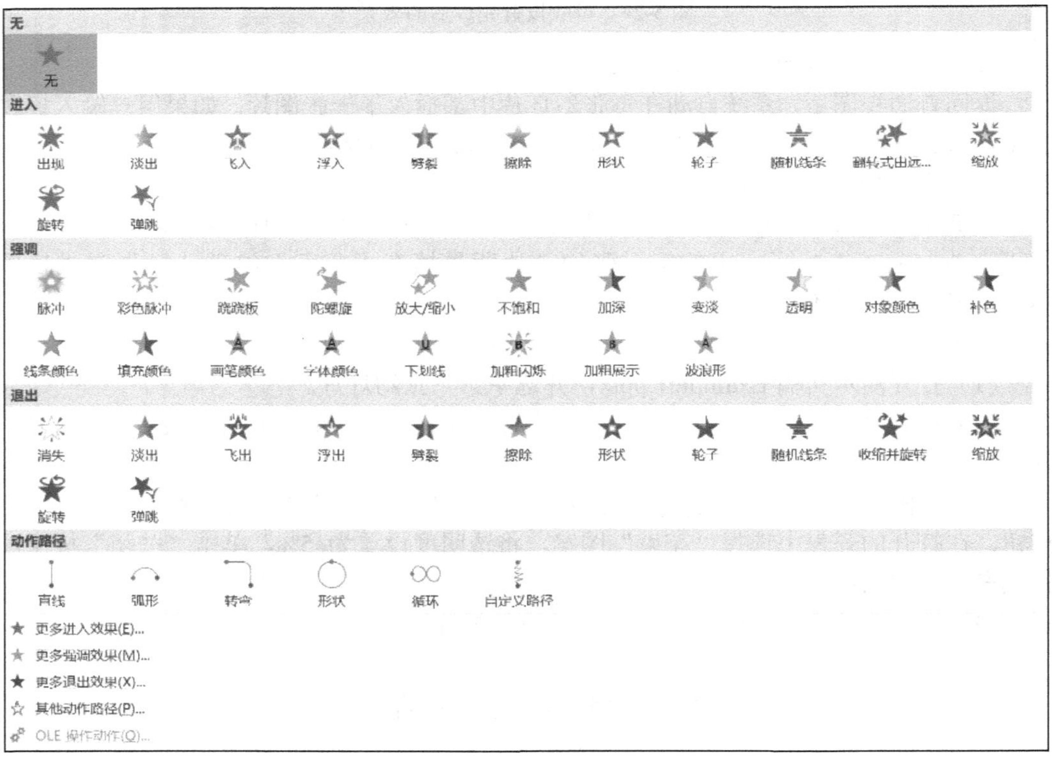

图 5-25　预设动画库

2. 自定义动画

除了使用预设动画方案外，还可以为幻灯片中的对象设置自定义动画，从而使幻灯片的设计更具个性化。

单击“动画”|“高级动画”|“添加动画”下拉按钮，在打开的下拉列表中选择“动作路径”|“自定义路径”命令，用鼠标在幻灯片上绘制对象的运动路径，定义对象的移动轨迹，选择“高级动画”选项组中的命令，进一步完成自定义动画相关设置，如图 5-26 所示。

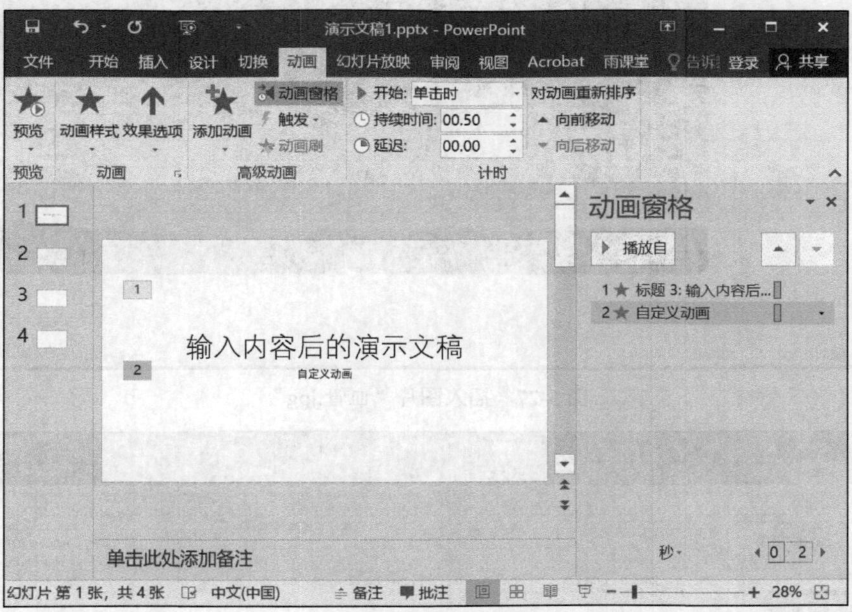

图 5-26　自定义动画

提示： 自定义动画还可以对幻灯片的各种对象任意绘制直线、曲线等运动轨迹，并设置相关属性，使对象沿绘制的路径运动。

细胞在血管中流动

5.4.2　幻灯片动画效果应用实例

实例： 制作自定义动画。

在 PowerPoint 中使用自定义动画功能，制作细胞在血管中流动的动画效果。要求如下：在“医学动画.pptx”演示文稿的幻灯片中设置细胞图片的自定义动画路径，以及出场时间、顺序等，操作完成后保存文件。

具体操作步骤如下。

（1）新建一个演示文稿，在第一张幻灯片中插入“血管.jpg”图片，调整图片大小，使其充满幻灯片，如图 5-27 所示。

（2）在此幻灯片左侧插入“白细胞.gif”图片，选中该图片，单击“图片工具-图片格式”|“调整”|“颜色”下拉按钮，在打开的下拉列表中选择“设置透明色”命令，单击图片的白色区域，使其透明，效果如图 5-28 所示。

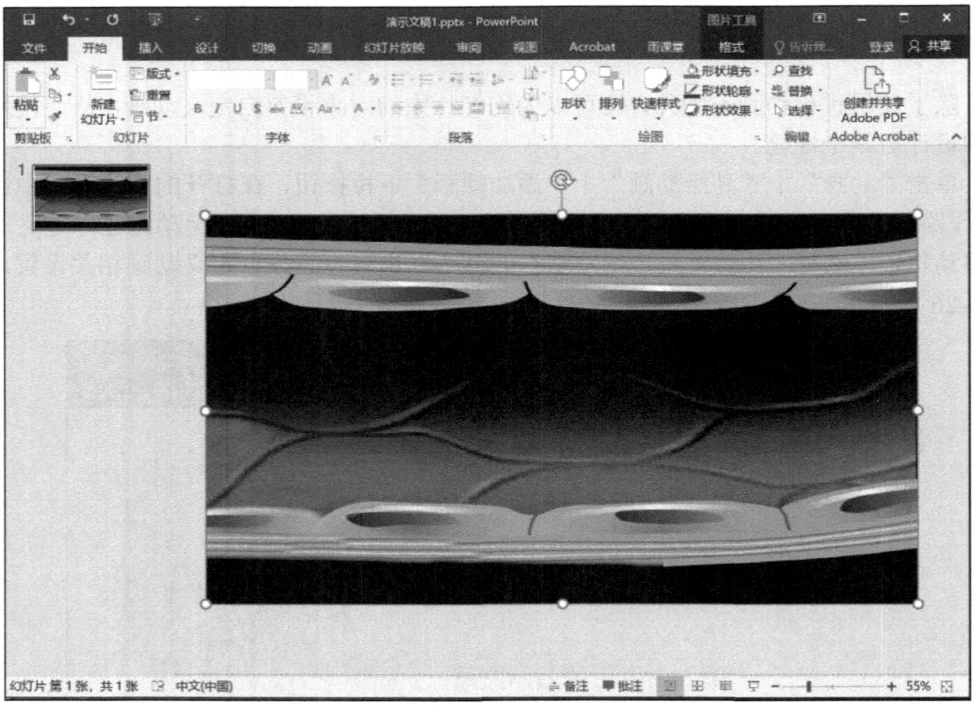

图 5-27　插入图片“血管.jpg”

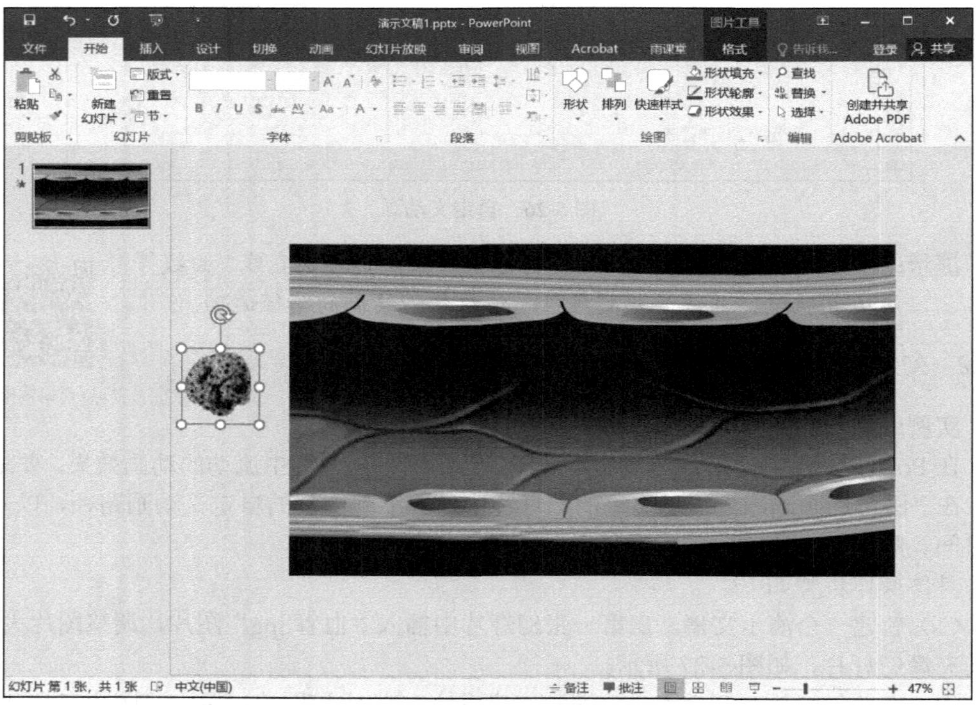

图 5-28　设置“白细胞.gif”图片透明

（3）选中“白细胞.gif”图片，单击“动画”｜“动画”｜“其他”按钮，在打开的下拉列表中选择“自定义路径”命令，绘制路径，如图 5-29 所示，使图片按照绘制的路径进入。

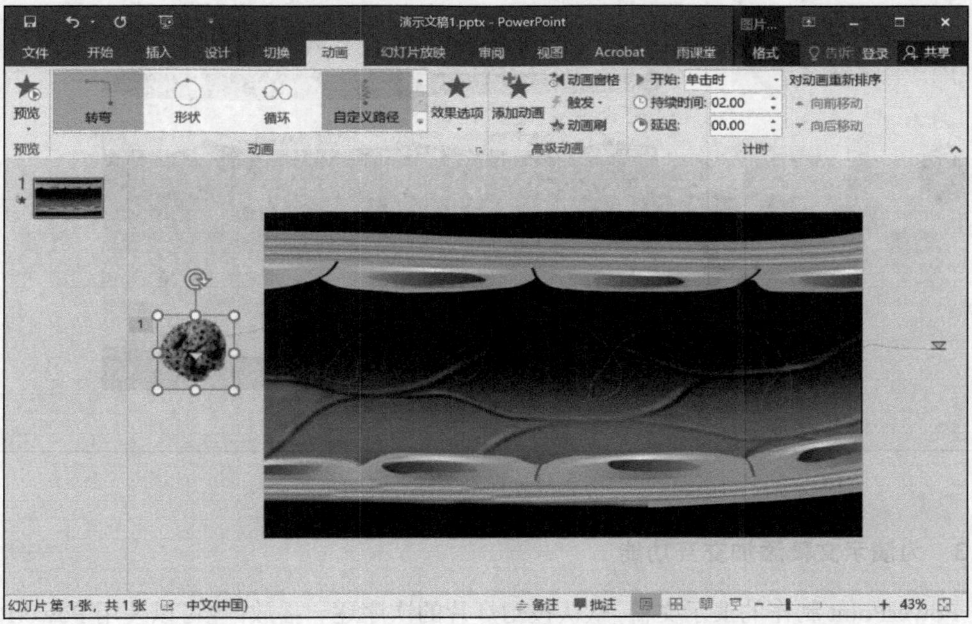

图 5-29　绘制图片路径

（4）重复步骤（2）和（3），继续添加多个细胞图片，分别绘制其动画路径，如图 5-30 所示。

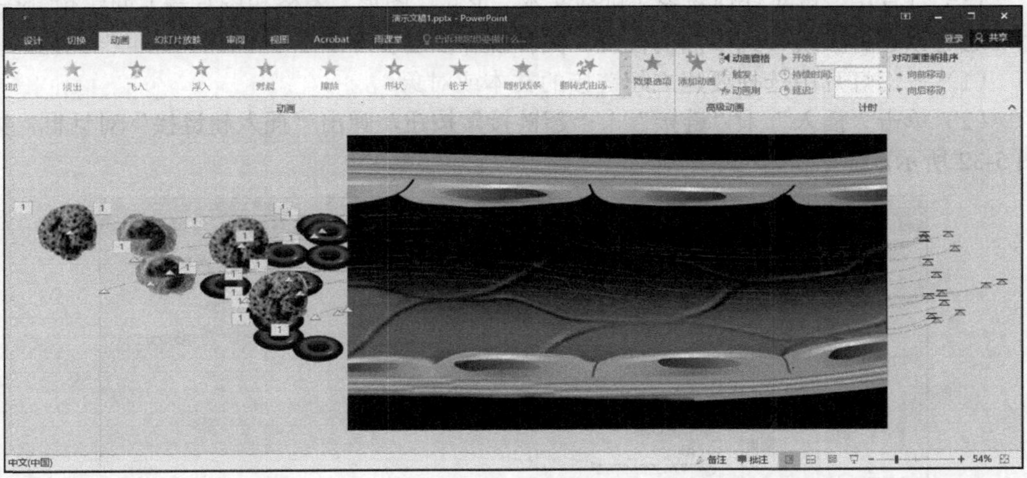

图 5-30　添加多个细胞图片

（5）在“动画”|“计时”选项组中对每张图片分别进行时间设置，制作各个细胞陆续进入血管的效果，如图 5-31 所示。

（6）将演示文稿保存为“医学动画.pptx”。

（7）放映幻灯片，查看动画效果。

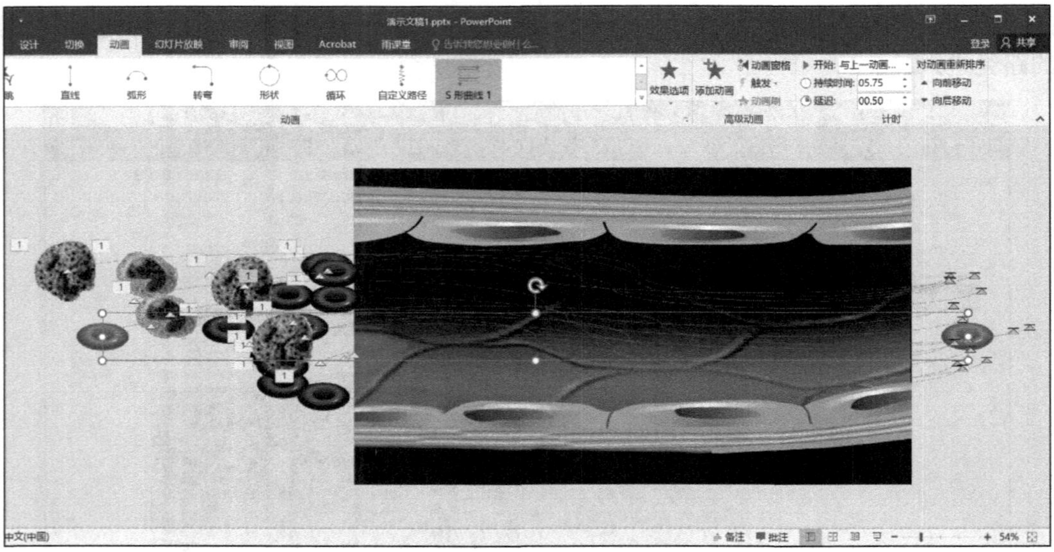

图 5-31　设置动画计时

5.4.3　为演示文稿添加交互功能

PowerPoint 制作的演示文稿，默认按幻灯片的次序逐一播放；也可以使用 PowerPoint 提供的超链接功能改变幻灯片的放映次序，实现交互式播放。

1. 创建超链接

在幻灯片中，可对任何对象（包括文本、形状、图形、表格和图片等）创建超链接，然后通过该超链接跳转到不同的位置。具体操作步骤如下。

（1）在幻灯片中选择要建立超链接的文本或对象。

（2）单击“插入”｜“链接”｜“超链接”按钮，弹出“插入超链接”对话框，如图 5-32 所示。

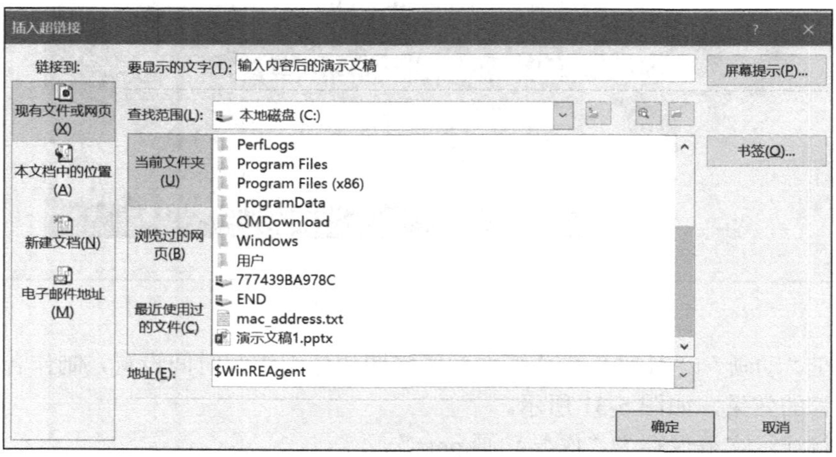

图 5-32　“插入超链接”对话框

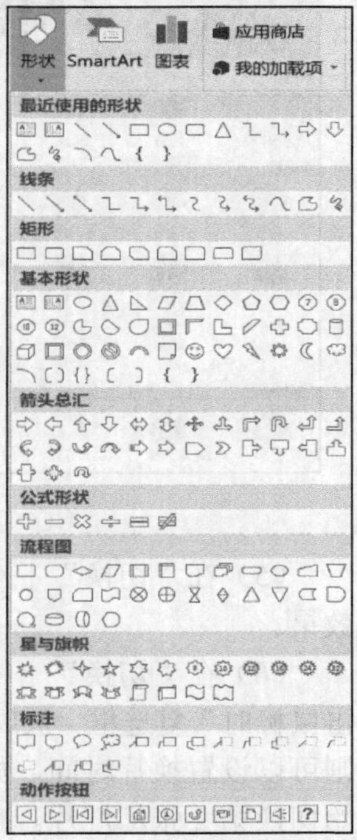

图 5-33　动作按钮

（3）选择要链接的位置，并选择相应的链接方式。

① 现有文件或网页：链接到其他文件。

② 本文档中的位置：链接到当前文稿的某一张幻灯片。

③ 新建文档：链接到一个新建的文件。

④ 电子邮件地址：链接到一个具体的电子邮箱。

（4）单击“确定”按钮，完成超链接设置。

建立好超链接的文本会添加下划线，并显示为配色方案指定的颜色。在播放幻灯片时，单击有超链接的对象，跳转到其他位置后，下划线颜色会发生改变，因此可以通过颜色分辨访问过的超链接。

2. 添加动作按钮

在幻灯片中，还可以添加动作按钮，以执行某些动作。

单击“插入”｜“插图”｜“形状”按钮，在打开的列表中选择“动作按钮”区域的图标，可以将动作按钮插入演示文稿并定义超链接，如图 5-33 所示。动作按钮包括一些形状，如左箭头和右箭头。可以使用这些常用的易理解的符号转到下一张、上一张、第一张和最后一张幻灯片。PowerPoint 还有播放电影或声音的动作按钮。

3. 隐藏幻灯片

有时在播放演示文稿时希望不播放其中某些幻灯片，一种做法是将其删除，但这显然并不明智，因为其他场合可能又希望播放这些幻灯片。在这种情况下，最好的做法是使用 PowerPoint 提供的隐藏幻灯片功能。隐藏幻灯片的操作步骤如下。

（1）选中不希望播放的幻灯片（可以是多张）。

（2）单击“幻灯片放映”｜“设置”｜“隐藏幻灯片”按钮。

此时，大纲窗格中的该幻灯片图标变成凹陷状。

如果要取消隐藏，重复上述操作，即可使大纲窗格中的该幻灯片图标恢复到正常状态。

5.4.4　演示文稿的放映

1. 切换幻灯片

一个演示文稿由若干张幻灯片组成，在放映过程中，每张幻灯片可以选择不同的切换效果和速度，以引出演示文稿新的部分或强调某张幻灯片。切换幻灯片的操作步骤如下。

（1）在幻灯片浏览视图下，选中要设置切换方式的幻灯片（可以是多张）。

（2）单击“切换”｜“切换到此幻灯片”｜“其他”按钮，打开图 5-34 所示的切换效果库。

（3）选择一种切换效果，如“擦除”。

（4）在“切换”｜“计时”｜“持续时间”微调框中可以设置幻灯片切换效果的持续时间。

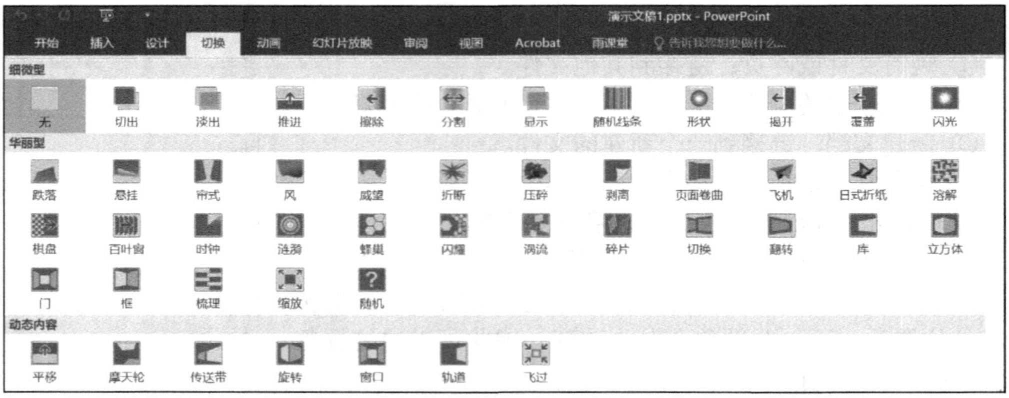

图 5-34　幻灯片切换效果库

（5）在“切换”|“计时”|“声音”下拉列表中，可以选择幻灯片切换时的声音效果。

（6）在“切换”|“计时”|“换片方式”选项区域有两个复选框，如果选中“单击鼠标时”复选框，放映时，可通过单击换片；如果选中“设置自动换片时间”复选框，则可以设置换片时间，如设置为 2s，则在放映时，当前一张幻灯片停留 2s 后，自动开始切换第 2 张幻灯片。

（7）设置好的效果，只应用于当前幻灯片。如果要将所做的设计应用于所有幻灯片，则将幻灯片全部选中，单击“全部应用”按钮。

（8）如果要对每一张幻灯片设置不同的切换方式，则选中要设置的其他幻灯片，然后重复上述步骤。

2. 设置放映方式

（1）单击“幻灯片放映”|“设置”|“设置幻灯片放映”按钮，弹出“设置放映方式”对话框，如图 5-35 所示。

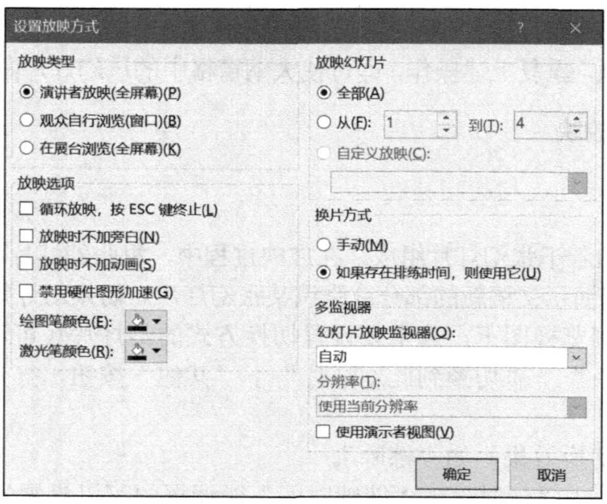

图 5-35　“设置放映方式”对话框

（2）在“放映类型”选项区域选择一种放映方式。根据演示文稿的用途和放映环境，可设置多种放映方式。

3. 放映演示文稿

放映演示文稿的操作步骤如下。

（1）进入幻灯片放映视图。单击视图切换工具栏中的“幻灯片放映”按钮，即可进入幻灯片放映视图。

（2）控制幻灯片的放映。在幻灯片放映过程中，用户可以从当前幻灯片切换到上一张或下一张幻灯片，也可以直接从当前幻灯片切换到另一张幻灯片。这可以通过幻灯片播放状态下的菜单命令实现，也可以通过快捷菜单中的命令实现。

① 切换到上一张或下一张幻灯片。

方法 1：按键盘上的方向键来切换。

方法 2：在幻灯片任意位置右击，在弹出的快捷菜单中选择“上一张”或“下一张”命令。

如果只是想切换到下一张幻灯片，还可以通过按空格键、Enter 键或单击实现。

② 放映时切换到任意一张幻灯片。在幻灯片任意位置右击，在弹出的快捷菜单中选择“查看所有幻灯片”命令，再选择要切换的幻灯片。

③ 终止放映。

方法 1：按 Esc 键。

方法 2：在幻灯片任意位置右击，在弹出的快捷菜单中选择“结束放映”命令。

4. 自定义放映

单击“幻灯片放映”｜“开始放映幻灯片”｜“自定义幻灯片放映”下拉按钮，在打开的下拉列表中选择“自定义放映”命令，弹出“自定义放映”对话框，定义需要放映的幻灯片及放映顺序，如图 5-36 所示。

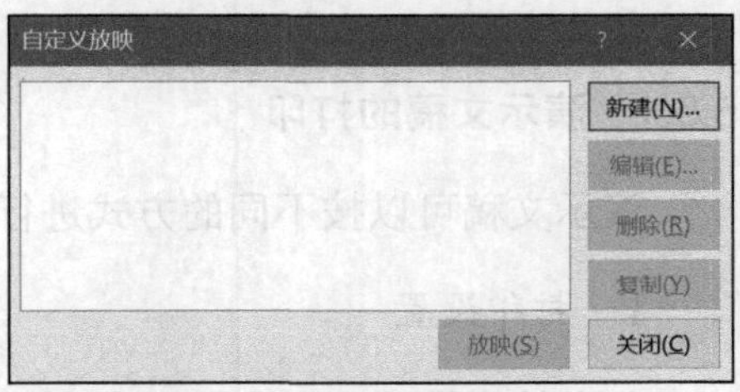

图 5-36　“自定义放映”对话框

5. 演示文稿放映的常用工具：绘图笔

绘图笔的作用类似于板书笔，放映幻灯片时，可以在幻灯片上书写或绘画，常用于演讲时强调或添加注释（只在放映时显示，不影响幻灯片内容），同时可设置绘图颜色和擦除绘制的笔迹。

在放映演示文稿时，绘制一条红色下划线突出显示的操作步骤如下。

（1）打开要放映的演示文稿，按 F5 键或单击“幻灯片放映”按钮，进入幻灯片放映视图。

（2）在幻灯片的任意位置右击，在弹出的快捷菜单中选择“指针选项”｜“墨迹颜色”｜“红色”命令。

（3）鼠标指针由原来的箭头状变为笔状，移动鼠标指针到画线位置并拖动鼠标。

（4）擦除笔迹：在幻灯片任意位置右击，在弹出的快捷菜单中选择“指针选项”｜

“擦除幻灯片上所有笔迹”命令，则绘图笔所绘制的笔迹自动消失。

（5）按 Enter 键切换浏览下一页幻灯片。

（6）按 Esc 键停止放映。

5.4.5 幻灯片中多媒体技术的应用

1. 插入声音文件

在幻灯片中插入声音文件的操作步骤如下。

（1）准备好声音文件（*.wav、*.mid、*.MP3 等格式）。

（2）选中需要插入声音文件的幻灯片。

（3）单击“插入”|“音频”|“PC 上的音频”按钮，弹出“插入音频”对话框，选择相应的声音文件后，单击“确定”按钮，弹出图 5-37 所示的提示框，根据需要单击其中的按钮，即可将声音文件插入幻灯片中，此时幻灯片中显示一个小喇叭符号。

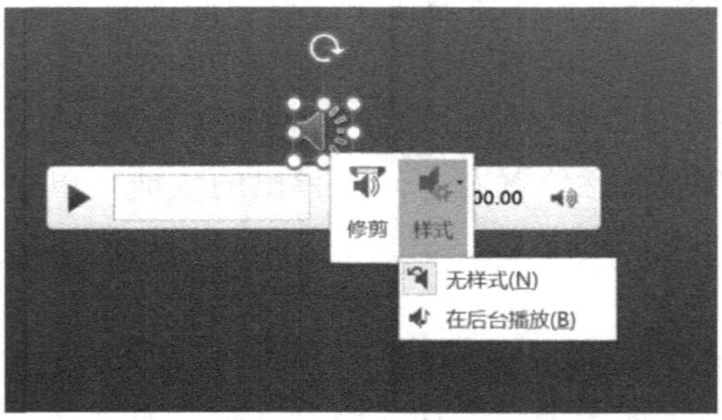

图 5-37 插入声音文件时的提示框

2. 插入视频文件

在幻灯片中插入视频文件的操作步骤如下。

准备好视频文件，选中相应的幻灯片，单击“插入”|“媒体”|“视频”按钮，然后参照“插入声音文件”的操作，将视频文件插入幻灯片中。

5.5 演示文稿的打印与打包

5.5.1 演示文稿的打印

演示文稿可以按不同的方式进行打印，如幻灯片、讲义、备注、大纲等。

1. 打印设置

打印输出演示文稿之前，需要进行打印参数的设置和页面设置。

选择“文件”|“打印”命令，打开图 5-38 所示的“打印”窗口，在此可以设置幻灯片的颜色、打印方式等内容。

也可以不设置打印参数，直接单击“打印”按钮打印，但打印效果可能不理想，因为其是根据系统默认的打印参数来打印演示文稿的。

2. 打印讲义

打印讲义的操作步骤如下。

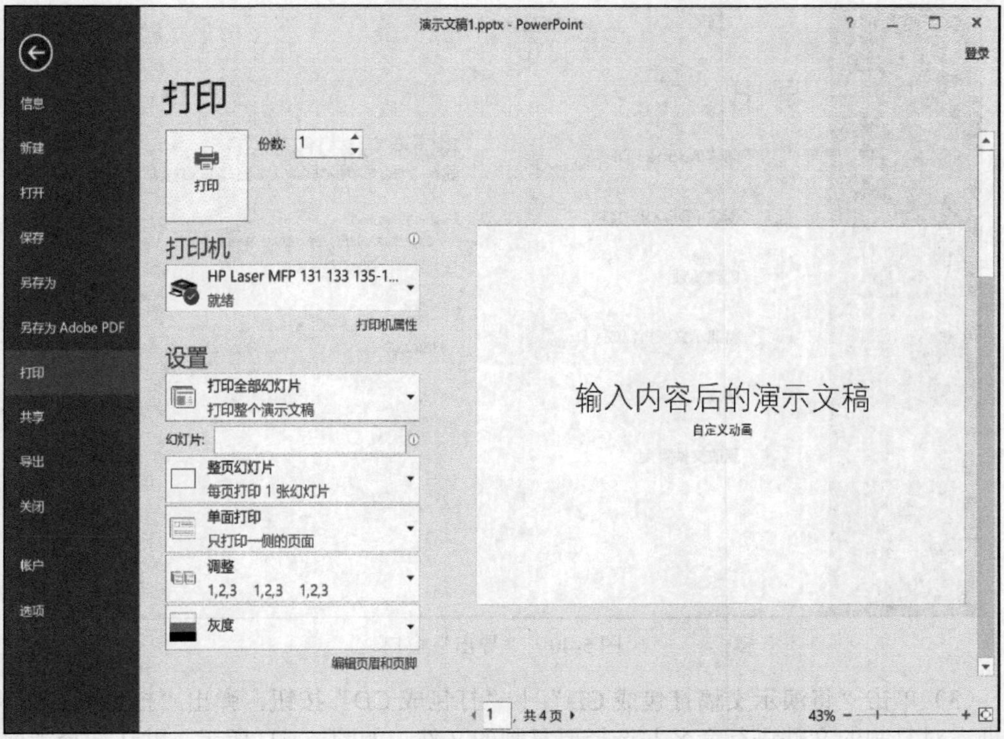

图 5-38　打印设置

（1）打开要打印的演示文稿。

（2）选择“文件”｜“打印”命令，打开“打印”窗口，如图 5-39 所示。

（3）在“份数”微调框内输入相应的份数，设置打印范围，选择每页幻灯片的数量。

（4）单击“打印”按钮。

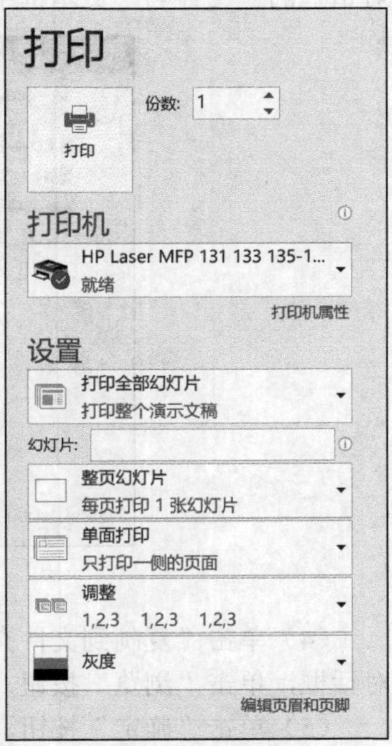

图 5-39　“打印”窗口

5.5.2　演示文稿的打包

PowerPoint 提供了一个非常实用的打包工具，可以将制作好的演示文稿及与此相关的文件打包成打包文件，放到其他计算机上，甚至未安装 PowerPoint 软件的计算机上放映。此外，PowerPoint 还可将幻灯片打包成 CD，用户可以打包演示文稿及所有支持文件，并用 CD 自动运行演示文稿。

本节以打包成 CD 为例展开介绍，具体操作步骤如下。

（1）打开要打包的演示文稿，使其成为当前文稿。

（2）选择“文件”｜“导出”命令，打开“导出”窗口，如图 5-40 所示。

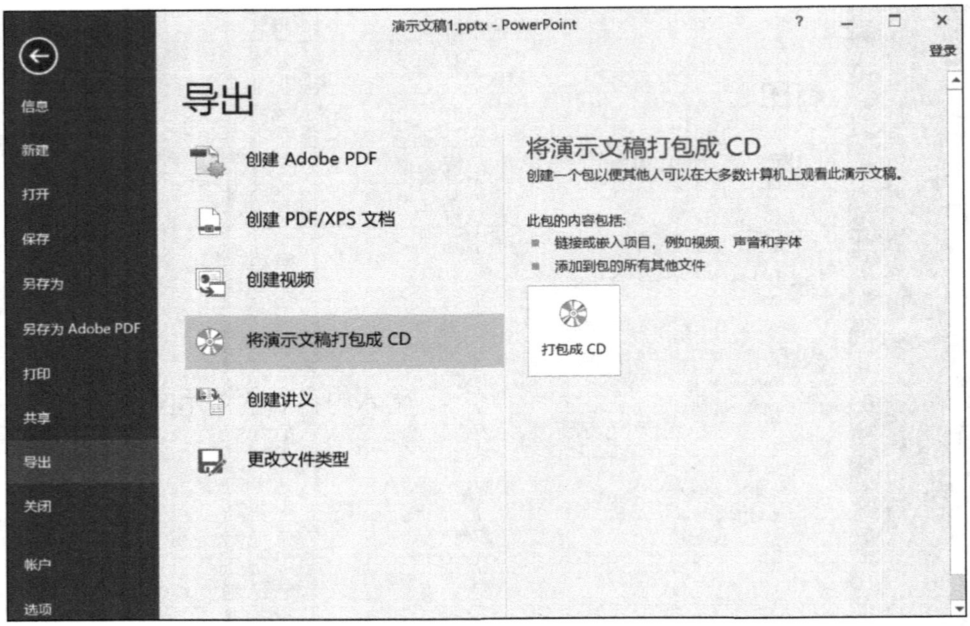

图 5-40　“导出”窗口

（3）单击“将演示文稿打包成 CD”｜“打包成 CD”按钮，弹出“打包成 CD”对话框，对复制的文件进行命名并选择要复制的文件，如图 5-41 所示。默认选择当前演示文稿。如果要对其他演示文稿进行打包，则单击“添加”按钮，在弹出的“添加文件”对话框的“文件名”文本框中输入演示文稿的名称，单击“确定”按钮。

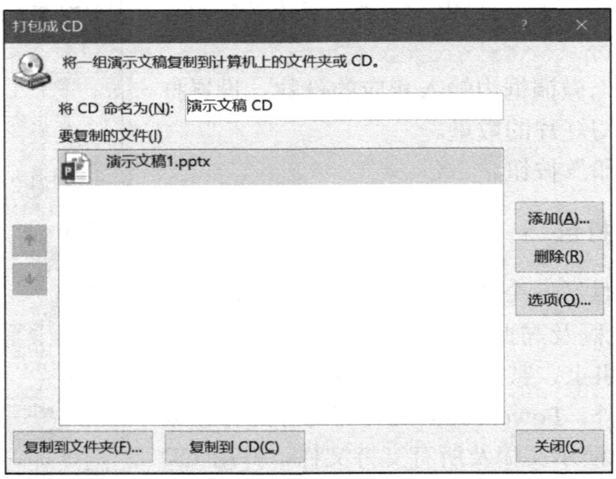

图 5-41　“打包成 CD”对话框

（4）单击“复制到文件夹”按钮（或“复制到 CD”按钮），弹出“复制到文件夹”对话框，单击“浏览”按钮，选择打包文件的存放位置。

（5）单击“确定”按钮。

5.6 综合应用

5.6.1 PowerPoint 综合实例

辅导学校小王老师正在准备有关政策的培训课件，相关资料存放在 Word 文档“PPT 素材.docx”中。请按下列要求帮助小王老师完成 PowerPoint 课件的整合制作。

（1）打开素材文件夹中的空白文档 PPT.pptx，后续操作均基于此文件进行。

（2）将 Word 文档“PPT 素材.docx”中的内容导入 PPT.pptx 中，每张幻灯片对应 Word 文档（共 38 页）中的 1 页，其中 Word 文档中应用了“标题 1”“标题 2”“标题 3”样式的文本内容，分别对应演示文稿中每页幻灯片的标题文字、第一级文本内容、第二级文本内容。要求幻灯片不包含原素材中的任何格式。

（3）将第 1 张幻灯片的版式设为“标题幻灯片”；在该幻灯片的右下角插入图片 PPic1.png；依次为标题、副标题和新插入的图片设置不同的动画效果，其中副标题作为一个对象发送，并且指定动画出现顺序为图片、副标题、标题。

（4）参考图片“第 2 张幻灯片样例.png”，对第 2 张幻灯片进行下列操作。

① 将其版式设置为“两栏内容”。

② 将文本分置于左右两栏文本框中，并分别转换为如第 2 张幻灯片样例图所示的 SmartArt 图形，适当改变 SmartArt 图形的样式和颜色。

③ 将文本“高新技术企业认定”和形状“技术合同登记”分别链接到相同标题的幻灯片。

（5）对第 3 张幻灯片进行下列操作。

① 将第 2 段文本向右缩进一级，用标准红色字体显示，并为其中的网址增加正确的超链接，使其链接到相应的网站。要求超链接颜色未访问前保持为标准红色，访问后变为标准蓝色。

② 为标题和文本内容分别添加不同的进入动画效果，并令正文文本内容按第二级段落、伴随“锤打”声逐段显示。

（6）将第 6 张幻灯片的版式设为“标题和内容”，参照图片“P 表格样例.png”，将相应文本内容经调整后转换为一个表格，并为该表格添加任一动画效果。

（7）将第 11 张幻灯片的版式设为“内容与标题”，将素材文件夹中的图片文件 PPic2.png 插入右侧的内容区中，为其应用图片样式“映像棱台，白色”，并适当改变其颜色。

（8）在每张幻灯片的左上角添加事务所的标志图片 PLogo.jpg，设置其位于最底层以免遮挡标题文字。除标题幻灯片外，其他幻灯片均包含幻灯片编号、自动更新的日期，其中日期格式为 ××××年××月××日。

（9）将演示文稿按下列要求分为 6 节（表 5-2），分别为每节应用不同的设计主题和幻灯片切换方式。

表 5-2　分节设置要求

节名	包含的幻灯片
高新科技政策简介	1～3
高新技术企业认定	4～12
技术先进型服务企业认定	13～19
研发经费加计扣除	20～24
技术合同登记	25～32
其他政策	33～38

5.6.2　PowerPoint 综合实例解析

要求（1）操作步骤如下。

双击打开素材文件夹中的空白文档 PPT.pptx。

要求（2）操作步骤如下。

步骤 1：单击“开始”|“幻灯片”｜“新建幻灯片”下拉按钮，在打开的下拉列表中选择“幻灯片（从大纲）”命令，弹出“插入大纲”对话框。

步骤 2：选择素材文件夹中的“PPT 素材.docx”，单击“插入”按钮，完成 Word 内容导入 PowerPoint 后，单击“保存”按钮。

步骤 3：选中所有幻灯片，单击“开始”｜“幻灯片”｜“重置”按钮。

要求（3）操作步骤如下。

步骤 1：选中第一张幻灯片，单击“开始”|“幻灯片”｜“版式”下拉按钮，在打开的下拉列表中选择“标题幻灯片”版式。

步骤 2：单击“插入”|“图像”｜“图片”下拉按钮，在打开的下拉列表中选择“此设备”命令，弹出“插入图片”对话框，选择素材文件夹中的图片文件“PPic1.png”，单击“插入”按钮，将图片移至幻灯片右下角。

步骤 3：选择第一张幻灯片中的“标题”，在“动画”|“动画”选项组中选择一种动画（如“飞入”）；以同样的方式，给副标题和图片添加一种不同的动画效果，其中副标题动画效果选项要选择“作为一个对象”效果。单击“动画”｜“动画”｜“效果选项”下拉按钮，在打开的下拉列表中选择“序列”｜“作为一个对象”效果。

步骤 4：选择“图片”，单击“动画”｜“计时”｜“向前移动”按钮二次，将其移至为第一个动画；选择“标题”，单击“动画”｜“计时”｜“向后移动”按钮一次，将“标题”移至第三个动画。

要求（4）操作步骤如下。

① 选择第二张幻灯片，单击“开始”|“幻灯片”｜“版式”下拉按钮，在打开的下拉列表中选择“两栏内容”版式。

② 步骤 1：选择第 2 个一级文本及下面的段落，即“科技服务业促进……”到结束，将其剪切到右边的占位符中，完成内容的分栏。

步骤 2：选择左边占位符中所有的文本，单击“开始”|“段落”｜“转换为 Smartart 图形”下拉按钮。

步骤 3：在打开的下拉列表中选择“其他 Smartart 图形”命令，在弹出的对话框中选择列表中的“垂直框列表”，将选中的内容转换为“垂直框列表”的 Smartart 图形。

步骤 4：单击“Smartart 工具-Smartart 设计”|“SmartArt 样式”|“更改颜色”下拉按钮，在打开的下拉列表中选择“彩色-个性色”，在“SmartArt 样式”组中选择“三维”|“平面场景”样式，完成左侧 SmartArt 设置。

步骤 5：选择右边占位符中的所有文本，将其转换为“关系”中的“射线维恩图”，选择“更改颜色”为“彩色-个性色 5 至 6”，选择样式为“三维”|“卡通”，完成右侧 SmartArt 图形设置。

步骤 6：选择文字“高新技术企业认定”，单击“插入”|“链接”|“超链接”按钮，弹出“插入超链接”对话框。

步骤 7：选择链接到 “本文档中的位置”，选择第 4 张幻灯片“4.一、高新技术企业认定”幻灯片，单击“确定”按钮，完成文本“高新技术企业认定”超链接的添加。

步骤 8：选择“技术合同登记”，将其链接到第 25 张幻灯片“25.四、技术合同登记”，完成“技术合同登记”超链接的添加，单击“确定”按钮。

要求（5）操作步骤如下。

① 步骤 1：选择第 3 张幻灯片，选中第二段文本，单击“开始”|“段落”|“提高列表级别”按钮，完成文本向右缩进一级设置。单击“开始”|“字体”|“字体颜色”下拉按钮，在打开的下拉列表中选择“红色”。

步骤 2：选中“http://www.bjkw.gov.cn”文字，单击“插入”|“链接”|“超链接”按钮，在弹出的“插入超链接”对话框中选择链接到 “现有文件和网页”，并在地址中输入“http://www.bjkw.gov.cn”，单击“确定”按钮。

步骤 3：选中第 3 张幻灯片，单击“设计”|“变体”|“其他”按钮，在打开的下拉列表中选择“颜色”|“自定义颜色”命令，弹出“新建主题颜色”对话框；将“超链接”颜色设置为标准色中的“红色”，将“已访问超链接”颜色设置为标准色中的“蓝色”，单击“保存”按钮。

② 步骤 1：选中“标题”，为其设置一种动画效果（如“飞入”），选中正文文本占位符，为其设置一种动画效果（如“浮入”）。

步骤 2：单击“动画”|“高级动画”|“动画窗格”按钮，打开“动画窗格”面板，单击“2 文本占位符”后的下拉按钮，在打开的下拉列表中选择“效果选项”命令。

步骤 3：在弹出的“上浮”对话框中选择“效果”选项卡，“声音”选择“捶打”，选择“文本动画”选项卡，“组合文本”选择“按第二级段落”，单击“确定”按钮。

要求（6）操作步骤如下。

步骤 1：选择第 6 张幻灯片，将其版式设置为“标题和内容”，插入一个 7 行 2 列的表格，按照“PPT 素材.docx”将内容移至表格中，并适当调整字体、字号和样式。

步骤 2：选中表格，单击“动画”|“动画”|“其他”按钮，在打开的动画效果库中选择任意动画效果（如“飞入”）。

要求（7）操作步骤如下。

步骤 1：选择第 11 张幻灯片，将版式修改为“内容与标题”。

步骤 2：单击右侧占位符中的“图片”图标，在打开的列表中选择“来自设备”命令，弹出“插入图片”对话框，选择素材文件夹中的“PPic1.png”图片，单击“插入”按钮。

步骤3：选中图片，单击“图片工具-图片格式”|“图片样式”|“其他”按钮，在打开的图片样式库中选择“映像棱台，白色”样式。

步骤4：选中图片，单击“图片工具-图片格式”|“调整”|“颜色”下拉按钮，在打开列表的“重新着色”区域选择一种颜色。

要求（8）操作步骤如下。

步骤1：单击“视图”|“母版视图”|“幻灯片母版”按钮，进入幻灯片母版视图。

步骤2：选中最上面的母版幻灯片，单击“插入”|“图像”|“图片”下拉按钮，在打开的下拉列表中选择“此设备”命令，弹出“插入图片”对话框，选择素材文件夹中的“PLogo.jpg”，并将该图片移至左上角。

步骤3：在图片上右击，在弹出的快捷菜单中选择“置于底层”命令，单击“幻灯片母板”|“关闭”|“关闭母版视图”按钮。

步骤4：单击“插入”|“文本”|“页眉和页脚”按钮，在弹出的“页眉和页脚”对话框中，选中“日期和时间”复选框，选中“自动更新”单选按钮，在下拉列表中选择“××××年××月××日”格式的日期（注意：部分计算机无法设置，这与计算机的系统日期格式有关），选中“幻灯片编号”和“标题幻灯片中不显示”复选框，单击“全部应用”按钮。

要求（9）操作步骤如下。

步骤1：选中第1张幻灯片，单击“开始”|“幻灯片”|“节”下拉按钮，在打开的下拉列表中选择“新增节”命令，在弹出的“重命名节”对话框中输入文字“高新技术政策简介”，单击“重命名节”按钮，完成第1节设置。

步骤2：选中第4张幻灯片，采用同样的方式设置第2节，直到所有节完成设置。

步骤3：在“节”下拉列表中选择“全部折叠”命令。然后选中第1节“高新科技政策简介”，选择“设计”|“主题”选项组中的一种主题，选择“切换”|“切换到此幻灯片”选项组中的一种切换效果（如“切入”）。

步骤4：采用同样的方式为其他节设置不同的主题和不同的切换方式。保存并关闭演示文稿文件。

本章小结

本章主要介绍了演示文稿的创建方法，幻灯片的新建、移动、复制、删除等基本操作，重点讲述了幻灯片版式设计、设计模板的应用、背景的设置及应用，以及动画效果、超链接的设置，此外还讲解了演示文稿的播放、打印与打包。通过本章的学习，读者应能够熟练制作图文并茂的演示文稿，还可为演示文稿设置各种播放动作，进行人工或自动播放。

第6章 虚拟现实技术及应用

本章导读

虚拟现实（virtual reality，VR）技术，又称为灵境技术，是一种模拟真实世界或创造虚构世界的技术。这一概念最早由美国 VPL 研究公司的创始人拉尼尔（Lanier）于 20 世纪 80 年代提出。虚拟现实技术融合了数字图像处理、计算机图形学、多媒体技术、计算机仿真技术、传感器技术、显示技术和网络并行处理等多个信息技术分支技术，目的是通过计算机模拟生成一个三维虚拟环境，用户可以通过一些专业传感设备感触和融入该虚拟环境。在虚拟现实环境中，用户能够看到三维的视觉环境，听到立体的音效，进行自然的人机交互，从而产生身临其境的虚幻感。这种技术改变了人与计算机之间枯燥、生硬和被动的交互现状，极大地促进了计算机科学技术的发展。随着技术的不断进步，虚拟现实技术已经成为计算机相关领域中继多媒体技术、网络技术及人工智能之后又一热点。虚拟现实技术在游戏、教育、医疗、军事、建筑、娱乐等领域都有广泛的应用，被认为是未来发展最快的多学科综合技术之一。

本章将详细介绍虚拟现实技术的概念、发展及应用领域，探讨虚拟现实技术的软硬件平台、交互设备、虚拟环境的建模与渲染等方面的内容；同时，还将探讨虚拟现实技术在各个领域的具体应用案例，帮助读者更好地理解虚拟现实技术的实际应用价值。

本章要点

- 虚拟现实技术的定义、特征。
- 虚拟现实技术的发展历程及现状。
- 虚拟现实技术在医学领域的应用。
- 虚拟现实技术的相关建模软件及应用。

6.1 虚拟现实技术概述

传统的信息处理环境一直是人“适应”计算机，而我们的目标或理念是要逐步使计算机“适应”人，使人们能够通过视觉、听觉、触觉、嗅觉，以及形体、手势或口令，参与到信息处理的环境中去，从而获得身临其境的体验。这种信息处理系统不再是建立在单维的数字化空间上，而是建立在一个多维的信息空间上。虚拟现实技术就是支撑这个多维信息空间的关键技术。

6.1.1 虚拟现实技术的定义

虚拟现实的定义有广义和狭义之分。从广义上讲，虚拟现实可看作对虚拟想象或真实三维世界的模拟。也就是说，对某个特定环境真实再现后，用户通过接收和响应模拟环境的各种感官刺激，与其中虚拟的人及事物进行交互，从而产生身临其境的感觉。虚拟世界是指通过技术手段模拟真实世界某些特征的环境。虽然虚拟现实（VR）通常依赖三维图形来提供沉浸式体验，但并非所有虚拟世界都需要三维图形。例如，网络聊天室和多用户层面（MUD）等通过文字描述和社交互动来模拟真实世界的某些特征，也可以被视为虚拟世界的一种形式。然而，它们与虚拟现实（VR）的核心特征（如沉浸式三维交互）有所不同。从狭义上讲，可以将虚拟现实看作一种具有人机交互特征的人机界面（人机交互方式），可称为自然人机界面，如图 6-1 所示。它包括通过视觉、听觉、触觉、嗅觉和味觉等多种通道的实时模拟和实时交互。虚拟现实技术利用计算机图形学构造出酷似真实世界的场景，这个合成世界并非静态的，可根据用户输入做出响应。

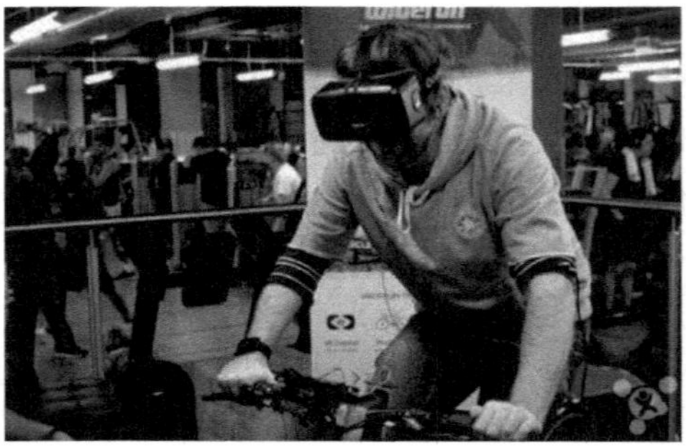

图 6-1 人机交互

6.1.2 虚拟现实技术的特征

虚拟现实是计算机与用户之间的一种更为理想化的人机界面形式，是可交互和沉浸的。但是，虚拟现实不仅是一种媒体或计算机高端接口，而且包含了解决实际问题的应用。这些应用是由虚拟现实的开发者设计的计算机程序实现的，特定的应用程序解决特定的问题，这种应用模拟或执行后的结果是否更逼真，很大程度上取决于人的想象力。因此，虚拟现实系统具有 3 个重要特征：沉浸感（immersion）、交互性（interaction）和想象力（imagination），任何虚拟现实系统都适用于描述其特征，简称 3I 理论。其中沉浸感与交互性是决定一个系统是否属于虚拟现实系统的关键特征。

1. *沉浸感*

沉浸感又称临场感，是虚拟现实系统最重要的技术特征，是指用户借助交互设备和自身感知系统，置身于虚拟环境中的真实程度。它根据人类的视觉、听觉的生理、心理特点，由计算机产生逼真的三维立体图像，用户通过头戴式显示器（head mounted display，HMD）、数据手套（data glove）或数据衣（data suit）等交互设备，便可将自己置身于虚拟环境中，成为虚拟环境中的一员。

在现实世界中，人们通过眼睛、耳朵、手指等器官来感知外部世界。因此，在理想状态下，虚拟现实技术应该具有一切人所具有的感知功能。也就是说，虚拟的沉浸感不仅通过人的视觉和听觉感知，还可以通过嗅觉和触觉等多维感知。因此，相应地提出了视觉沉浸、听觉沉浸、触觉沉浸和嗅觉沉浸等概念。

理想的虚拟环境应该使用户难以分辨真假，用户能与虚拟环境中各种对象的相互作用，使其全身心地投入计算机创建的三维虚拟环境中。该环境中的一切看上去是真的，听上去是真的，动起来是真的，甚至闻起来、尝起来也是真的，如同在现实世界中一样。

3I 理论中，沉浸感是虚拟现实技术最终实现的目标，其他两者是实现这一目标的基础，三者之间是过程和结果的关系。

2. 交互性

交互性是指用户通过专门的输入和输出设备，使人类自然感知对虚拟环境内物体的可操作程度和从环境得到反馈的自然程度。虚拟现实系统强调人与虚拟世界之间以近乎自然的方式进行交互，即用户不仅可以通过传统设备（键盘和鼠标等）和传感设备（特殊头盔、数据手套等），使用自身的语言、身体的运动等自然技能对虚拟环境中的对象进行观察和操作，而且计算机也能够根据用户的头、手、眼等身体的运动和语言来调整系统呈现的图像及声音。

3. 想象力

想象力是虚拟世界的起点。设计者通过想象力构思和设计虚拟世界，并体现其创造思想。因此，虚拟现实系统正是设计者借助虚拟现实技术，发挥其想象力和创造性而设计的。

6.1.3 虚拟现实技术的发展历程及现状

虚拟现实技术经过社会各界需求及学术实验室相当长时间的研究后，逐步开发应用并进入公众视野。虚拟现实技术的发展与其他技术（如三维跟踪定位、图像显示、语音交互及触觉反馈等）的逐步成熟密不可分，而计算机技术的快速发展更成为虚拟现实技术不断进步的直接动力。

虚拟现实技术的发展历程大体上可以分为以下 3 个阶段。

第 1 阶段：20 世纪 50～70 年代末，虚拟现实技术的探索阶段。

虚拟现实技术研究和应用的发源地是美国。早在 1956 年，美国电影摄影师莫顿·海利希（Morton Heiling）就在全息电影技术的启发下，开发了一个名为 Sensorama 的摩托车仿真器，并在 1960 年申请了专利。Sensorama 系统如图 6-2 所示，是一个多通道体验的显示系统，具有三维显示及立体声效果，能产生振动和风吹的感觉，用户可以感知到事先准备好的感观效果，包括景观、声音和气味等。此设备与 20 世纪 90 年代的头戴式显示器类似，只能供一人观看。

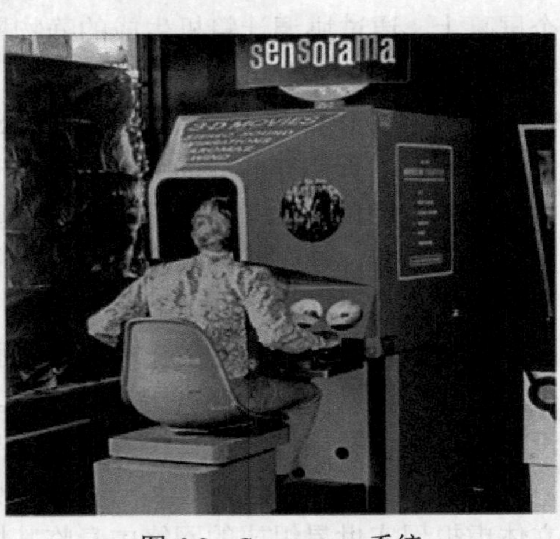

图 6-2 Sensorama 系统

1965 年，计算机图形学的奠基者、美国科学家伊万·萨瑟兰（Ivan Sutherland）在名

为 *The Ultimate Display*（《终极的显示》）的论文中首次提出了包括具有交互图形显示、力反馈设备及声音提示的虚拟现实系统的基本思想，这是一项全新的、富有挑战性的图形显示技术，即不通过计算机屏幕这个窗口来观看计算机生成的虚拟世界，而是使观察者直接沉浸在计算机生成的虚拟世界中，就像生活在客观世界中。从此，人们正式开始了对虚拟现实系统的研究探索历程。

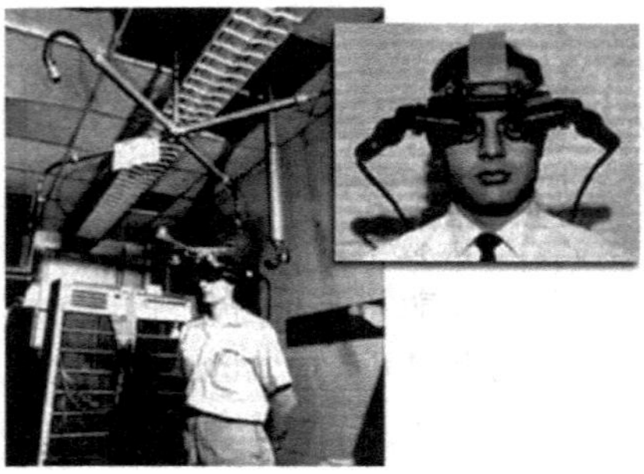

图 6-3 头戴式显示器

1968 年，Ivan Sutherland 在哈佛大学组织开发了第一个计算机图形驱动的头戴式显示器（图 6-3）及头部位置跟踪系统，这一事件是虚拟现实技术发展史上的一个里程碑事件。在一个完整的头戴式显示系统中，用户不仅可以看到三维物体的线框图，而且可以确定三维物体在空间的位置，并通过头部运动从不同视角观察三维场景的线框图。在当时的计算机图形技术水平下，Ivan Sutherland 取得的成就是非凡的。

目前，在大多数虚拟现实系统中都能看到头戴式显示器的影子。因此，许多人认为 Ivan Sutberland 不仅是“图形学之父”，还是“虚拟现实技术之父”。

第 2 阶段：20 世纪 80 年代，虚拟现实技术基本概念逐步形成的阶段。

这一时期，虚拟现实技术系统化，从实验室走向实用阶段。美国 VPL 研究公司创始人拉尼尔在 20 世纪 80 年代初正式提出了 virtual reality 一词。当时，研究此项技术的目的是提供一种比传统计算机模拟更好的方法。

1984 年，美国国家航空航天局（National Aeronautics and Space Administration，NASA）及美国国防部组织了一系列有关虚拟现实技术的研究，并取得了令人瞩目的研究成果，从而引发了人们对虚拟现实技术的广泛关注。这一时期出现了两个比较典型的虚拟现实系统，即 VIDEOPLACE 与 VIEW 系统。VIDEOPLACE 由克鲁格（Krueger）设计，是一个计算机生成的图形环境，在该环境中参与者可以看到本人的图像投影在一个屏幕上，通过协调计算机生成的静物属性及动作行为，可使它们实时地响应参与者的活动；VIEW 系统是 NASA Ames 实验中心研制的第一个进入实际应用的虚拟现实系统。1985 年，当 VIEW 系统雏形在美国 NASA Ames 实验中心完成时，该系统低廉的价格、让参与者有“真实体验”的效果引起了有关专家的注意。

随后，VIEW 系统又装备了数据手套、头部跟踪器等硬件设备，还提供了语音、手势等交互手段，使之成为一个名副其实的虚拟现实系统。

第 3 阶段：20 世纪 90 年代初至今，虚拟现实技术全面发展阶段。

在这一阶段，虚拟现实技术从研究逐渐转向应用。1996 年 10 月 31 日，世界上第一个虚拟现实技术博览会在英国伦敦开幕。全世界的人们可以通过网络坐在家中参观这个没有场地、没有工作人员、没有真实展品的虚拟博览会。

1996 年 12 月，世界上第一个虚拟现实环球网在英国投入运行，用户可以在一个由立体虚拟现实世界组成的网络中身临其境地欣赏各地风光、参观博览会和在大学课堂听讲座等。

迅速发展的计算机硬件技术与不断改进的计算机软件系统相匹配，使基于大型数据集的声音和图像的实时动画制作成为可能。人机交互系统的设计不断创新，众多新颖、实用的输入和输出设备逐渐进入市场，为虚拟现实系统的发展打下了良好的基础。

6.1.4　虚拟现实技术的应用

如今，虚拟现实技术的应用领域愈加广泛，如医疗、娱乐、军事、航天、设计、生产制造、商贸、建筑、危险及恶劣环境下的遥控操作、教育与培训、信息可视化及远程通信等。赫尔塞尔（Helsel）与多尔蒂（Doherty）在 1993 年对全世界范围内已经进行的 805 项虚拟现实系统研究项目进行了统计，结果表明：虚拟现实系统在娱乐、教育及艺术方面的应用占据主流，达 21.4%；其次是军事与航空方面，占 12.7%；医学方面占 6.13%；机器人方面占 6.21%；商业方面占 4.96%。迄今为止，其在医学领域应用大幅提升，其他领域中这一数据结果没有过多变化。正是由于虚拟现实技术具有成本低、安全性能高、形象逼真、可重复使用等特点，近些年该技术在人类社会活动方面迅速普及。

1. 娱乐和艺术领域

丰富的感觉能力与 3D 显示环境使得虚拟现实系统成为理想的视频游戏工具。由于娱乐方面对虚拟现实的真实感要求不是太高，因此近年来该技术在这一方面发展迅猛。作为传输显示信息的媒体，虚拟现实系统在未来艺术领域方面所具有的潜在应用能力也不可低估。

（1）电子游戏：虚拟现实技术在电子游戏行业得到广泛应用，为玩家提供了身临其境的游戏体验。玩家可以通过虚拟现实头戴式显示器进入游戏世界，与游戏中的角色和环境进行交互，享受更加真实和沉浸的游戏体验。

（2）电影和视频：虚拟现实技术为电影和视频制作带来了新的可能性。通过 360° 视频和虚拟现实电影，观众可以自由选择观看的角度，仿佛置身于电影场景之中。这种沉浸式的观影体验为叙事和视觉表现带来了新的创新。

（3）虚拟旅游：虚拟现实技术可以模拟真实的旅游场景，让用户足不出户就能体验世界各地的风土人情。用户可以通过虚拟现实设备感受虚拟旅游的沉浸感，仿佛身临其境。

（4）艺术创作和展示：艺术家可以使用虚拟现实技术进行创作，创造出独特的艺术作品。同时，虚拟现实技术还可以用于艺术品的展示，让观众在虚拟环境中欣赏艺术作品，提供了全新的观展体验。

（5）音乐体验：虚拟现实技术可以为音乐体验带来全新的维度。用户可以在虚拟环境中观看音乐会或音乐视频，享受沉浸式的音乐体验。音乐家也可以利用虚拟现实技术创造出独特的音乐作品，通过虚拟现实设备呈现给观众。

2. 军事与航空航天领域

军事领域研究是推动虚拟现实技术发展的原动力，目前依然是虚拟现实技术的主要应用领域。模拟演练一直是军事与航空航天工业中的一个重要课题，这也为虚拟现实技术提供了广阔的应用前景。在军事领域，该技术主要用于辅助军事指挥决策、军事训练和演习、军事武器的研究开发等。

在航空航天领域，虚拟现实技术扮演着重要的角色。特别是在航天员的培训方面，太空环境的复杂性和危险性使普通人员难以直接进入太空进行实际操作训练。这些训练不仅风险极高，而且成本巨大。因此，培养合格的航天员必须借助虚拟现实技术来模拟太空环境，进行安全、高效且经济的训练。

3. 高端设备研制

目前，高端装备制造领域在国外，尤其是美国，早已广泛应用了虚拟现实技术。在国内，我国在运-20 飞机的制造过程中首次尝试引入虚拟现实技术，并取得了显著成效。这一成功实践无疑为未来我国在高端设备研发中更多地应用该技术奠定了坚实基础，预示着虚拟现实技术将在我国高端装备制造领域发挥越来越重要的作用。

当今武器设计研制的成本越来越高，而采用虚拟现实技术，可提供包含先进设计思想的设计方案，并使用计算机仿真武器来进行性能评价，得到最佳性价比的仿真武器方案，再投入武器的大批量生产，无疑具有极大应用前景。

4. 教育领域

虚拟现实与教育有机结合是教育技术发展史上的一个飞跃。虚拟现实技术使传统的“以教促学”的学习方式转化为学习者通过自身与信息环境的相互作用来获取知识、技能的新型学习方式，使学习者成为主导，营造了“自主学习”的全新环境。

5. 医学领域

虚拟现实技术和现代医学的飞速发展及两者之间的融合使虚拟现实技术已开始对生物医学领域产生重大影响，目前正处于应用虚拟现实的初级阶段，其应用从建立合成药物的分子结构模型到各种医学模拟，以及进行解剖和外科手术教育等医学中的虚拟现实系统。该部分内容详见 6.3 节。

6.2 虚拟现实技术的分类

虚拟现实技术的主要应用目的是达到真实体验和自然的人机交互。因此，能够达到或部分达到这样目标的系统也可被认为是虚拟现实系统。根据交互性和沉浸感的程度，以及体验环境范围的大小，虚拟现实系统可分为四大类：沉浸式虚拟现实系统、增强式虚拟现实系统、分布式虚拟现实系统和桌面式虚拟现实系统。

6.2.1 沉浸式虚拟现实系统

沉浸式虚拟现实提供参与者完全沉浸的体验，使用户有一种置身于虚拟世界中的感觉，其明显特点是，利用头戴式显示器将用户的视觉、听觉封闭起来，从而产生虚拟视觉、听觉。同时，它利用数据手套将用户的手感通道封闭起来，产生虚拟触感。系统采用语音识别器让参与者对系统主机下达操作命令，与此同时，头、手、眼均有相应的头部跟踪器、手部跟踪器、眼睛视向跟踪器的追踪，使系统达到尽可能高的实时性。临境系统是真实环境替代的理想模型，常见的沉浸式虚拟现实系统有基于头戴式显示器的虚拟现实系统、投影式虚拟现实系统等。沉浸式虚拟现实系统如图 6-4 所示。

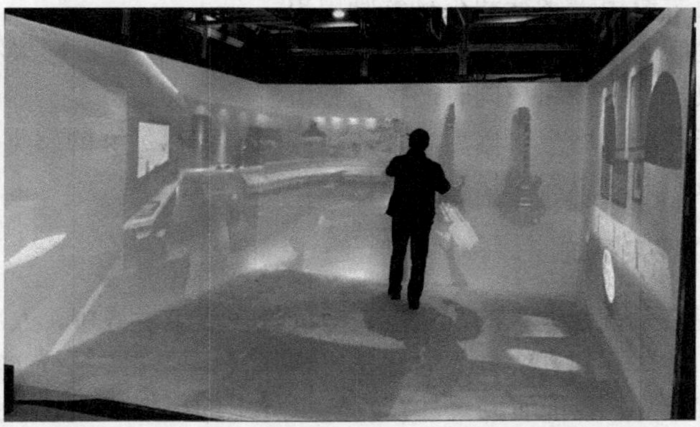

图 6-4　沉浸式虚拟现实系统

1. 沉浸式虚拟现实系统的特点

沉浸式虚拟现实系统具有以下特点。

（1）高度实时性。用户改变头部位置时，跟踪器实时监测，并输入计算机处理，快速生成相应场景。为使场景能平滑地连续显示，系统必须具备较小延迟，包括传感器延迟和计算延迟等。

（2）高度沉浸感。该系统必须使用户与真实世界完全隔离，借助输入和输出设备，使用户完全沉浸在虚拟环境中。

（3）强大的软硬件支持功能。

（4）并行处理能力。用户的每一个行为都与多个设备综合相关。例如，手指指向一个方向，会同时激活 3 个设备：头部跟踪器、数据手套及语音识别器，产生 3 个事件。

（5）良好的系统整合性。在虚拟环境中，硬件设备相互兼容，与软件协调一致地工作，互相作用，构成一个虚拟现实系统。

当人们利用头戴式显示器将自己的视觉、听觉和其他感觉封闭起来时，就会产生一种身在虚拟环境中的错觉，这就是沉浸式虚拟现实系统最主要的特点。

2. 沉浸式虚拟现实系统的类型

沉浸式虚拟现实系统可分为以下类型。

（1）头盔式虚拟现实系统。采用头戴式显示器实现单用户的立体视觉、听觉输出，使其完全沉浸在场景中。

（2）洞穴式虚拟现实系统。该系统是基于多通道视景同步技术和立体显示技术的空间投影可视协同环境，可供多人参与，而且所有参与者均沉浸在一个被立体投影画面包围的虚拟仿真环境中，借助相应的虚拟现实交互设备，获得身临其境和 6 个自由度的交互感受。

（3）座舱式虚拟现实系统。该系统是一个安装在运动平台上的飞机模拟座舱，用户坐在座舱内，通过操纵和显示仪表完成飞行驾驶等操作。用户可从“窗口”观察到外部景物的变化，感受到座舱的旋转和倾斜运动，从而置身于一个能产生真实感受的虚拟世界中。该系统目前主要用于飞行和车辆驾驶模拟。

（4）投影式虚拟现实系统。该系统采用一个或多个大屏幕投影来实现大画面的立体的视觉和听觉效果，使多个用户同时产生完全沉浸感。

（5）远程存在系统。用户可以通过计算机和网络获得足够的感觉现实和交互反馈，犹如身临其境一般，并可以对现场进行遥控操作。

6.2.2 增强式虚拟现实系统

沉浸式虚拟现实系统强调人的沉浸感，即沉浸在虚拟世界中，人所处的虚拟世界与真实世界相隔离，感知不到真实世界的存在；增强式虚拟现实系统（简称增强现实）使用户既能看到真实世界，也能看到叠加在真实世界上的虚拟对象。增强式虚拟现实系统是把真实环境和虚拟环境结合起来的一种系统，既可减少构成复杂场景的开销（因为部分虚拟环境由真实环境构成），又可对实际物体进行操作（因为部分物体是真实环境），真正达到亦真亦幻的境界。图 6-5 所示为一个增强式虚拟现实系统示例。

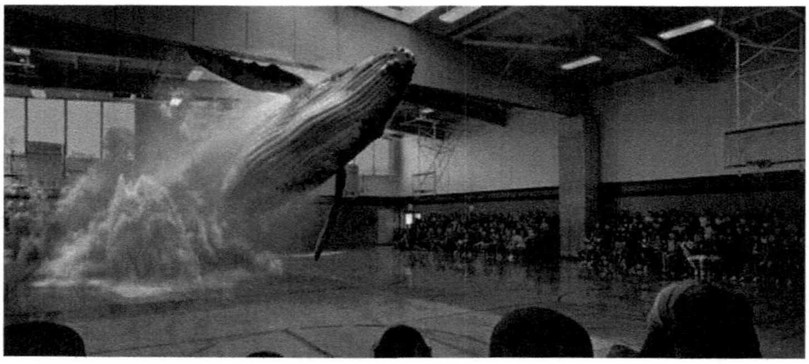

图 6-5 增强式虚拟现实系统示例

在增强式虚拟现实系统中，虚拟对象所提供的信息往往是用户无法凭借其自身感觉器官直接感知的深层信息，用户可以利用虚拟对象所提供的信息来加强对现实世界的认知，即通过虚拟现实技术来模拟现实世界、仿真现实世界，借此增强参与者对真实环境的感受，即让参与者感知到现实中无法感知或感受不到的东西。增强式虚拟现实系统的典型实例是战斗机飞行员的平视显示器，它可以将仪表读数和武器瞄准数据呈现到飞行员面前的穿透式屏幕上，使飞行员不必低头读取仪表盘上的数据。

增强式虚拟现实系统主要具有 3 个特点：①真实世界和虚拟世界融为一体；②具有实时人机交互功能；③真实世界与虚拟世界是在三维空间中整合的。增强式虚拟现实系统可以在真实的环境中增加虚拟物体，如在室内设计中，可以在门、窗上增加装饰材料，改变各种式样、颜色等来审视最后的效果，以达到增强现实的目的。

常见的增强式虚拟现实系统有基于台式图形显示器的系统、基于单眼显示器的系统（一只眼睛看到显示屏上的虚拟世界，另一只眼睛看到真实世界）和基于透视式头戴式显示器的系统。目前，增强式虚拟现实系统多应用于医学可视化、军用飞机导航、设备维护与修理、娱乐、文物古迹的复原等方面。典型的一个增强式虚拟现实系统的应用实例是医生做手术时所戴的透视式头戴式显示器，既可看到手术现场的真实情况，也可以看到手术中所需的各种资料。

6.2.3　分布式虚拟现实系统

分布式虚拟现实系统是一个基于网络的可供异地多用户同时参与的分布式虚拟环境。在这个环境中，位于不同物理环境位置的多个用户或多个虚拟环境通过网络相连，或者多个用户同时加入一个虚拟现实环境，通过计算机与其他用户进行交互，并共享信息。在分布式虚拟现实系统中，多个用户可通过网络对同一虚拟世界进行观察和操作，以达到协同工作的目的。

1. 分布式虚拟现实系统的特点

分布式虚拟现实系统具有以下特点。

（1）具有共享的虚拟工作空间。

（2）具有伪实体的行为真实感。

（3）支持实时交互，共享时钟。

（4）多个用户以多种方式相互通信。

（5）可共享资源信息，允许用户自然地操作虚拟环境中的共同对象。

2. 分布式虚拟现实系统的组成

分布式虚拟现实系统有 4 个基本组成部件：图形显示器、通信和控制设备、处理系统和数据网络。

6.2.4　桌面式虚拟现实系统

桌面式虚拟现实系统是利用个人计算机和低级工作站进行仿真，采用立体图形、自然交互等技术，产生三维立体空间的交互场景，再利用计算机的屏幕作为观察虚拟世界的一个窗口，通过各种输入设备实现与虚拟世界的交互的系统。

桌面式虚拟现实系统一般要求用户使用空间位置跟踪定位设备及其他输入设备，如数据手套和 6 个自由度的三维空间鼠标、操纵杆，这样用户虽然坐在监视器前，但是通过计算机屏幕即可观察 360° 范围内的虚拟世界。在桌面式虚拟现实系统中，计算机的屏幕是用户观察虚拟世界的一个窗口，在一些虚拟现实工具软件的帮助下，用户可以在仿真过程中进行各种设计。用户使用的硬件设备主要是立体眼镜和一些交互设备（如数据手套、空间位置跟踪定位设备等）。立体眼镜用来观看计算机屏幕中虚拟三维场景的立体效果，它所带来的立体视觉能使用户产生一定程度的沉浸感。有时为了增强桌面式虚拟现实系统的效果，还可以加入专业的投影设备来增大屏幕观看范围。

桌面式虚拟现实系统主要具有以下 3 个特点：①对硬件要求极低，有时只需计算机或数据手套、空间位置跟踪定位设备等；②缺少完全沉浸感，即使戴上立体眼镜，仍然会受到周围现实世界的干扰，用户不能完全沉浸其中；③应用比较普遍，成本低，具备沉浸式虚拟现实系统的一些技术要求。对于开发者和用户来说，从成本等角度考虑，采用桌面式虚拟现实系统是从事虚拟现实研究工作的必经阶段。

常见的桌面式虚拟现实系统工具有全景技术软件 QuickTime VR，虚拟现实建模语言 VRML，网络三维互动 Cult3D、Java3D 等，主要用于 CAD、CAM、建筑设计、桌面游戏等领域。

6.3 虚拟现实技术在医学领域的应用、软件与开发

当下，虚拟现实技术的应用覆盖了众多领域，在游戏、工程制造、医疗保健、娱乐、商业及城市规划等方面市场占有率颇高，在军事与教育等领域也有相当的受众群，本章前几节已经对此有了一定介绍，下面重点介绍虚拟现实技术在医学领域的应用。

6.3.1 虚拟现实技术在医学领域的应用实例

1. 在诊断中的应用

通过虚拟现实技术，医生可以对外科手术进行可视化辅助操作及训练。借助表面感应器，如 CT、磁共振成像（magnetic resonance imaging，MRI）可以实时获取患者的三维数据信息，并实时将其绘制为相应的图像，融入患者的观察中。运用该系统，医生不仅能够对患者的患病部位进行实时检查，而且可以获得此时患病部位的细节信息，从而对手术部位进行精确定位。同时，医生可以在虚拟人体模型上开展各种无法在真人身上进行的诊断与治疗研究，使诊断和治疗个性化，最终能够预测人体对新的治疗方法的响应。虚拟现实技术还能变定性为定量，使医院诊断治疗实现直观化、可视化和精确化。虚拟手术系统收集了所有人体信息并存储在计算机中，诊断前医生将药物影响数据输入计算机，系统会协助医生做出判断。虚拟现实诊断分析如图 6-6 所示。

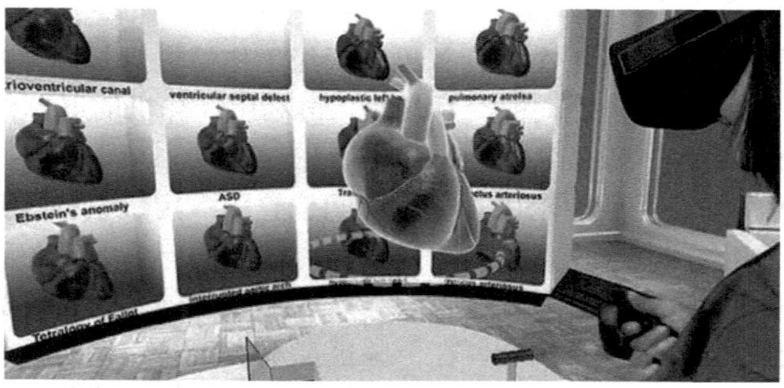

图 6-6 虚拟现实诊断分析

2. 在手术中的应用

虚拟现实技术为现代医疗带来的最根本的改变在于与真实人体脱离，给医生及医学实习生提供了一个虚拟操作的平台。这无论在医疗实践还是医学教学中都有着至关重要、颠覆传统的意义。例如，目前应用广泛的虚拟内窥镜技术（virtual endoscopy，VE）、虚拟手术系统、虚拟腹腔镜训练系统（图 6-7），就是以医学影像数据作为原始数据来源，融合计算机图形学、可视化技术、图像处理技术和虚拟现实技术，模拟传统光学内窥镜的新兴医疗技术手段。这项技术最大的优势在于克服了传统光学内窥镜

需要插入人体，进行接触式检查的劣势，避免了患者在接受传统检查时所必须面临的痛苦。

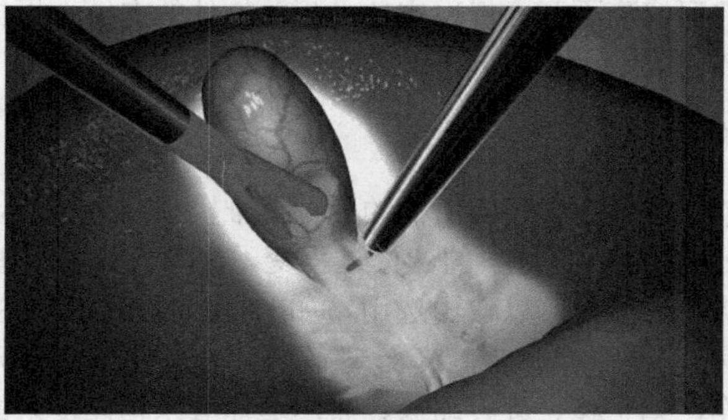

图 6-7 虚拟腹腔镜训练系统

3. 在医学教育中的应用

虚拟现实技术在医学培训方面更是具有非常大的优越性，对传统的教学模式、教学手段和教学方法都产生了深刻的影响。例如，虚拟医学实验室的建立，彻底打破了空间和时间的限制，为医学生提供了生动、逼真的实验学习环境，医学生成为虚拟环境的参与者，极大地调动了医学生的学习积极性，突破了实验教学的重点、难点，在培养医学生的实际操作技能方面起到了积极的作用。医学生通过在虚拟实验室学习，可以了解到医学发展中的一些最新内容。

另外，在远距离遥控外科手术、手术过程的信息指导、手术后果预测及改善残疾人生活状况，乃至新型药物的研制等方面，虚拟现实技术都有重要的现实意义。

图 6-8 展示了虚拟现实解剖系统的旋转功能，该系统可根据用户的需要更改显示的解剖部分（如可以单独显示肿瘤、股骨等）。用户可以通过操作拆分和组装虚拟组织，并进行 360° 立体旋转，从而详细浏览和了解每一部分内容。

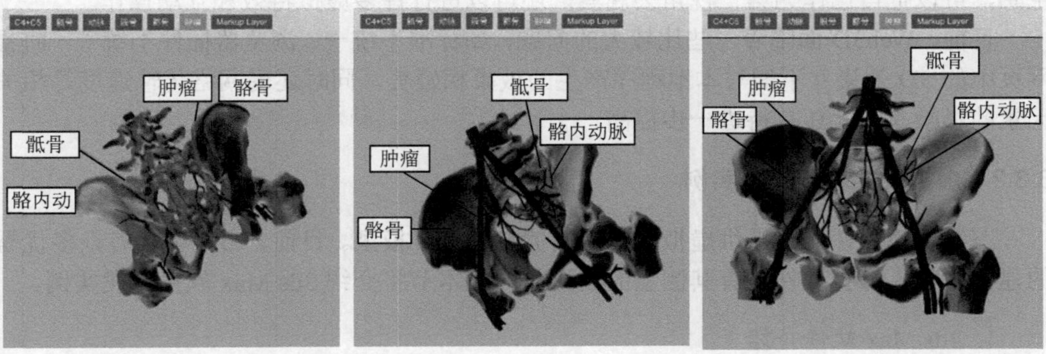

（a）正面 （b）侧面 （c）背面

图 6-8 虚拟现实解剖系统旋转功能

除此之外，医学生也可以在虚拟患者身上反复操作，通过实践提高相关技能，有利于医学生对复杂的人体三维结构本质有较好的理解。

6.3.2 虚拟现实技术相关软件

虚拟现实技术的研究离不开虚拟现实技术相关软件的支持。根据使用方法的不同，虚拟现实技术相关软件大致可分为以下三大类。

1. 三维建模软件

三维建模软件能够提供虚拟现实所需的各种三维模型，目前较为常用的有 3ds Max、Maya 等，使用这些软件可以使复杂的建模过程变得简单，且易于理解。另外，还有一些开源的 3D 建模软件，用户可以自由选用，如 K-3D、ORGE 和 SDL 等。

三维建模软件具有一些共同的特点：一般均利用一些基本几何元素，如立方体、球体等，通过几何操作，如平移、旋转缩放、布尔运算等来构建复杂的几何场景。

在构建三维模型时主要应用的建模方法有几何建模（geometric modeling）、行为建模（kinematic modeling）、物理建模（physical modeling）、对象特性建模（object behavior modeling）及模型切分（model segmentation）等。几何建模的创建与描述是重点。

2. 虚拟现实开发平台

虚拟现实开发平台具有对建模软件制作的模型进行组织显示，并实现交互等功能。目前较为常用的虚拟现实开发平台有 Unity3D、Virtools、Convere3D、Quest3D、VRP 等，其中 VRP 是国内开发者常用的虚拟现实编辑器。虚拟现实开发平台可以创建逼真的三维立体影像，实现虚拟的实时交互、场景漫游和物体碰撞检测等。

3. Web3D 技术

Web3D 又称网络三维，是在虚拟现实技术的基础上，将现实世界中有形的物体通过互联网三维立体虚拟展示出来，同时可以进行互动浏览操作的一种虚拟现实技术。与目前网络上主流的以图片、Flash 动画展示的方式相比，Web3D 技术让用户更有浏览的自主感，可以把自己作为第一视角去观察，还可以进行许多虚拟特效和互动操作。

目前，Web3D 面临着一些比较大的问题，如标准不统一、浏览器插件不统一，而且网页中的 3D 效果并不能与本地程序产生的效果相媲美，同时还受网络传输速度等相关因素的影响，因此还有待进一步提高。

6.3.3 虚拟现实软件开发实例

三维建模软件能够提供虚拟现实所需的各种三维模型。目前，市场上拥有众多优秀的建模软件，每类软件均有其侧重的设计方向。本节将介绍 3ds Max 软件开发实例。

1. 3ds Max 软件介绍

3ds Max 是基于个人计算机系统的三维动画制作及渲染软件，具有三维建模、摄像机使用、灯光设定、材质制作、动画设置及渲染等功能。3ds Max 可以利用一些基本的几何元素，如立方体、球体、样条线等，通过一系列几何操作，如平移、旋转、拉伸及复合运算等，来构建复杂的几何场景。

与其他建模软件相比，3ds Max 具有以下优势。

（1）有良好的性价比，而且对硬件系统的要求相对较低，一般普通的计算机配置即可满足学习的要求。

（2）制作效率高，制作流程简洁，入门相对简单，适合初学者学习。

（3）功能全面，几乎不用购买其他软件，建模、渲染、动画都能在其环境中完成。

（4）国内用户众多，拥有良好的技术支持和社区支持，便于用户交流学习心得与经验。

3ds Max 广泛应用于广告制作、工业设计、影视制作、建筑效果图制作、游戏动画制作、辅助教学及工程可视化等领域，主要面向建筑动画、建筑漫游、室内设计及游戏动画等方面。

2. 建模基础

实例：DNA

实例 1：设计图 6-9 所示的 DNA 双螺旋结构。

具体操作步骤如下。

（1）操作前准备：在 D 盘中新建一个文件夹并命名为“3d”。

（2）新建文件：启动 3ds Max 软件，选择“文件”|“新建”|“新建全部”命令，新建一个项目文件。

（3）设计球体，半径为 45；圆柱体，半径为 10，高为 500。将 2 个球体和 1 个圆柱体组成一组。

① 选择“创建”|“标准基本体”|“球体”命令，打开球体面板，在参数面板中设置“半径”为“45.0”。球体面板及参数设置如图 6-10 所示。

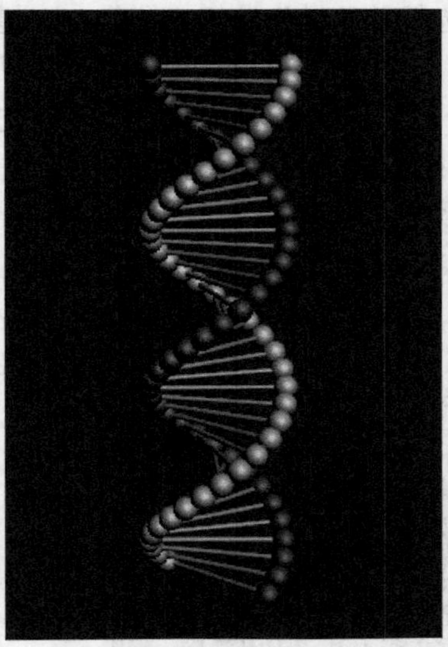

图 6-9 DNA 双螺旋结构

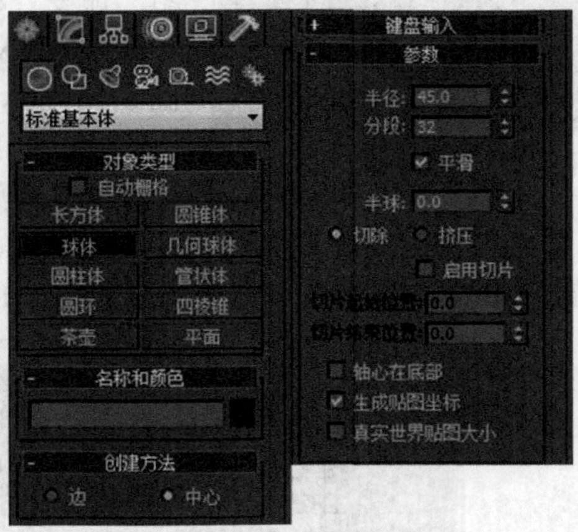

图 6-10 球体面板及参数设置

② 在顶视图中，利用上面设置的参数，画出两个小球。

③ 同上面步骤，选择“创建”|“标准基本体”|“标准几何体”|“圆柱体”命令，打开圆柱体面板。在顶视图中单击，拖动绘制圆柱体。单击“选择并移动”按钮，选中圆柱体，修改参数如下：半径 10，高 500。单击“选择并旋转”按钮，旋转

圆柱体，两个小球、圆柱体在 4 个视图中的位置如图 6-11 所示。

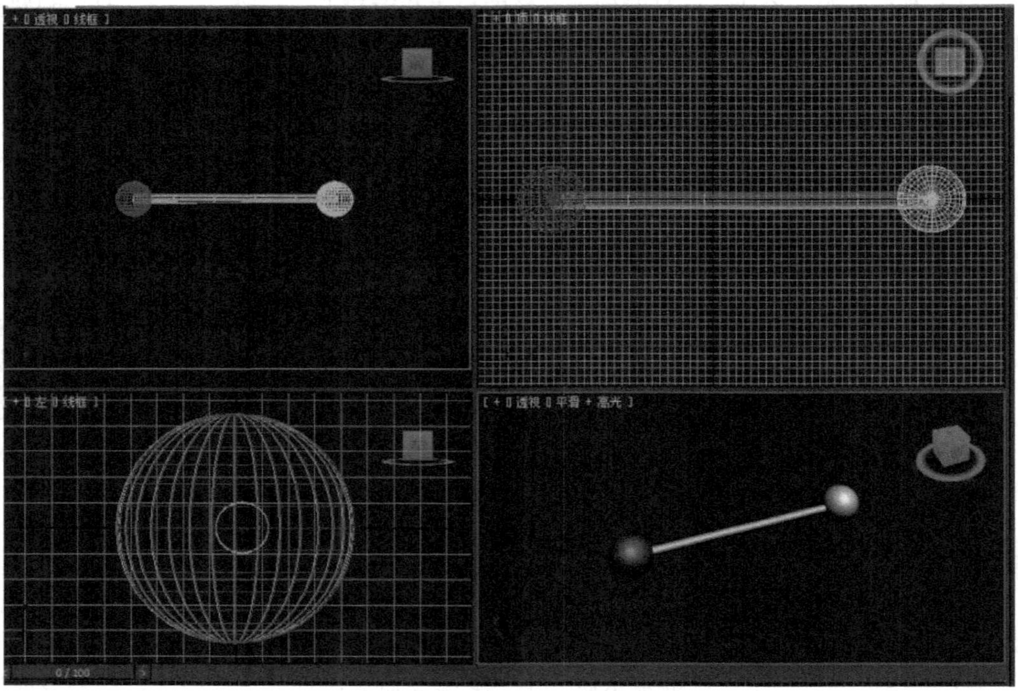

图 6-11　小球及圆柱体位置

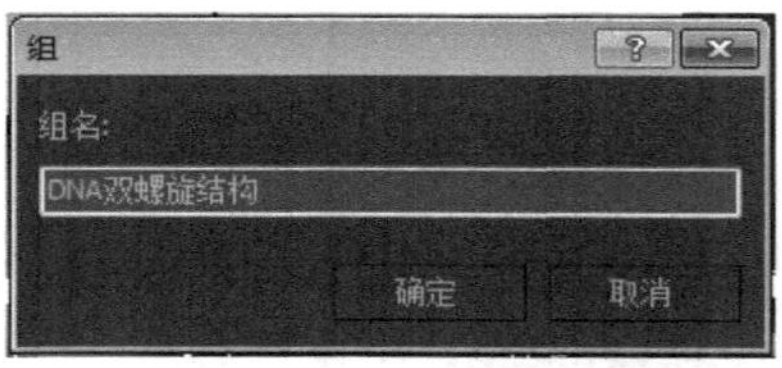

图 6-12　“组”对话框

④ 单击“选择并移动”按钮，按住 Ctrl 键，分别单击两个小球及圆柱体（全部选中）。选择“组”|“成组”命令，打开“组”对话框，在“组名”文本框中输入“DNA 双螺旋结构”，单击“确定”按钮，如图 6-12 所示，成组后两个小球与圆柱体成为一个整体。

（4）对“DNA 双螺旋结构”组应用“阵列”命令，形成 DNA 模型。选择“工具”｜“阵列”命令，打开“阵列”面板，将增量参数 Z 分别设置为 50.0、15.0 和 100.0，数量 1D 设置为 40。阵列参数设置如图 6-13 所示。阵列效果图如图 6-14 所示。

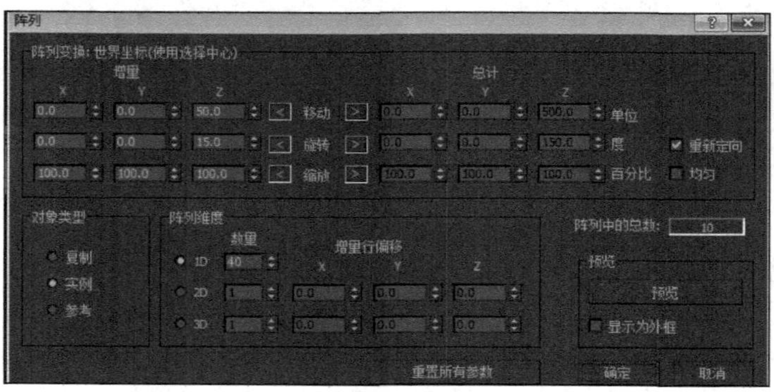

图 6-13　阵列参数设置

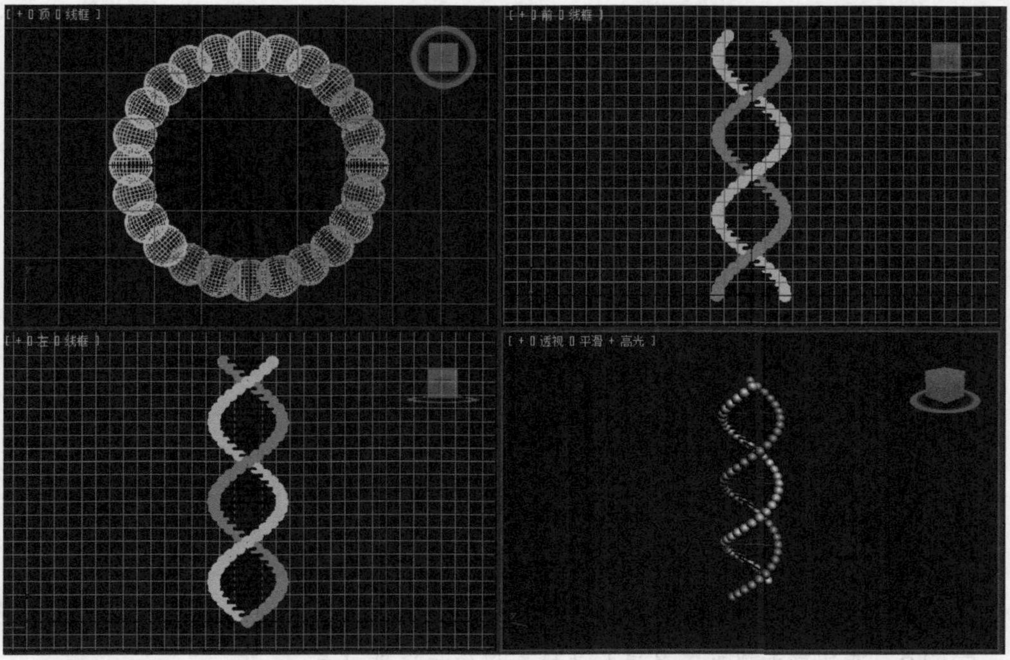

图 6-14　阵列效果图

（5）渲染生成效果图，并保存工程文件。选择“渲染”｜“渲染”命令，渲染最终效果图如图 6-15 所示。单击“保存”按钮，打开“保存图像”对话框，选择路径为 D:\3d，在“文件名”文本框中输入“DNA 双螺旋结构”，保存为.JPEG 文件，如图 6-16 所示。

（6）将本工程文件名命名为“DNA 双螺旋结构.max”，并保存到“3d”文件夹中。

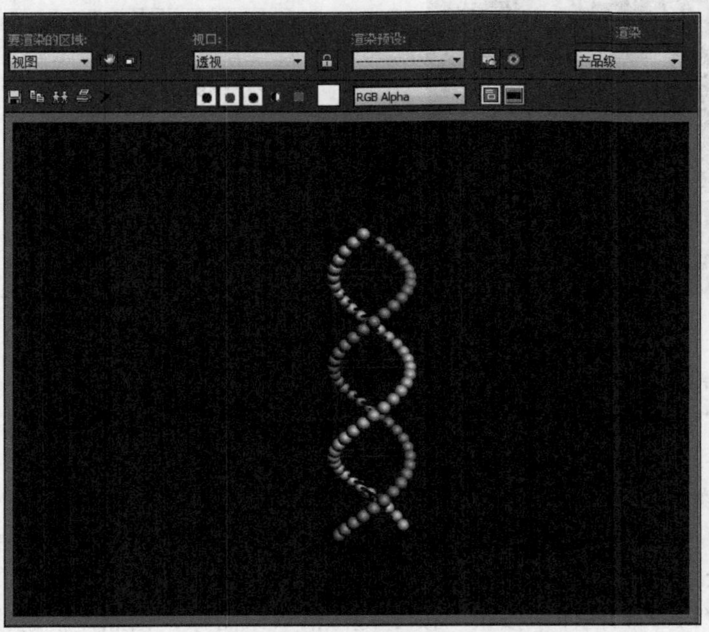

图 6-15　渲染最终效果图

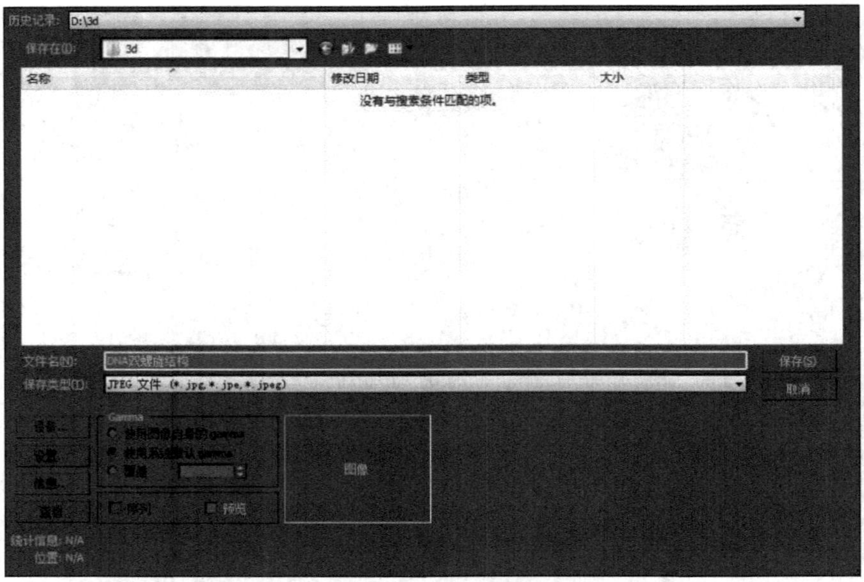

图 6-16　保存渲染图像文件

实例 2：设计胃部模型，并添加旋转和摄像机漫游动画。

胃部 3D 模型如图 6-17 所示。

具体操作步骤如下。

（1）素材准备。将准备好的“Stomach.jpg”（此图片用于贴图）图片文件放入路径为“D:\3d”的文件夹中，如图 6-18 所示。

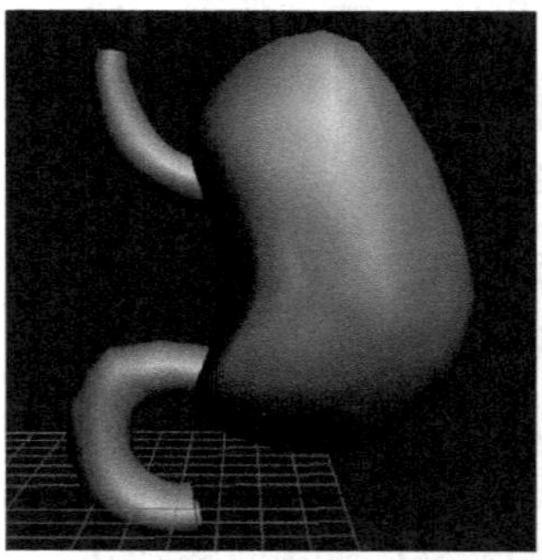

图 6-17　胃部 3D 模型

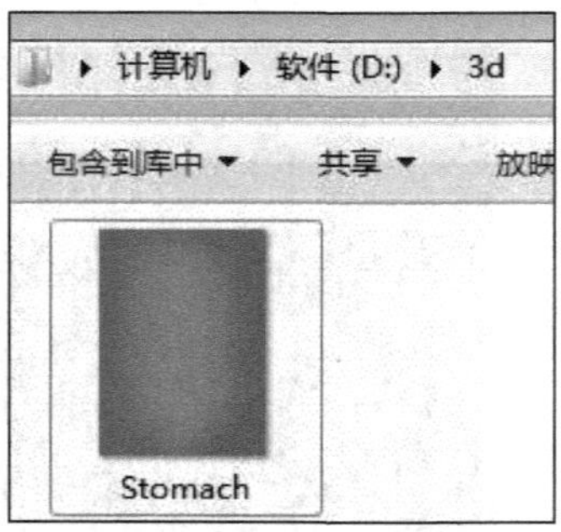

图 6-18　素材准备

（2）构建胃部主体模型，如图 6-19 所示。

① 选择“创建”｜“标准基本体”｜“球体”命令，打开球体面板，输入“分段”值 32，如图 6-20 所示，在前视图中绘制球体。

注意：参数“半径”值自定，“分段”值不得小于 20。

② 单击“修改栏”｜“弯曲”按钮，沿 *Y* 轴将“球体”弯曲（弯曲轴选择“*Y* 轴”），如图 6-21 所示，在修改面板中输入“弯曲”参数：角度 60.0，方向 20.0。

③ 单击“FFD 圆柱体”按钮，按 1 键激活（或隐藏）锚点，框选锚点或按住 Ctrl 键点选相应锚点后移动、旋转或缩放调整、挤压该球形，使其更加形似胃部。旋转、移

动或缩放调整模型如图 6-22 所示。

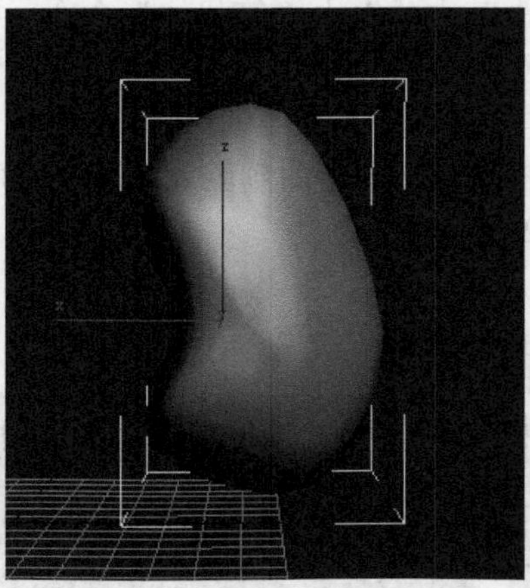

图 6-19　胃部主体模型

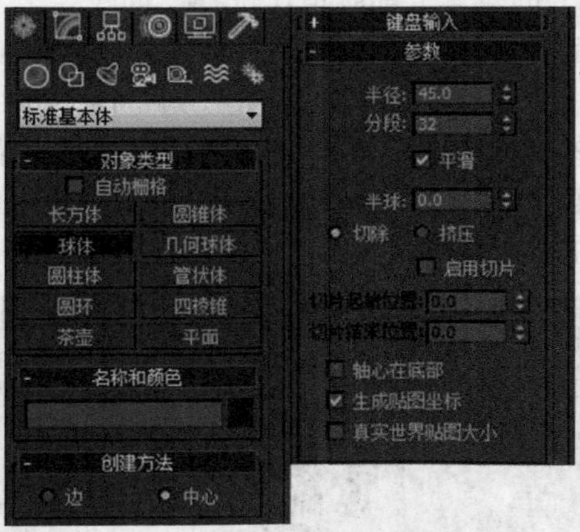

图 6-20　球体面板及参数设置

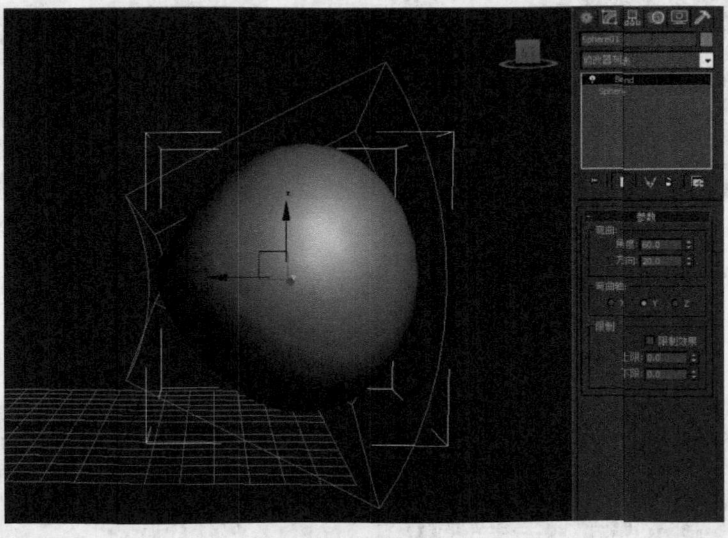

图 6-21　弯曲程度及参数设置

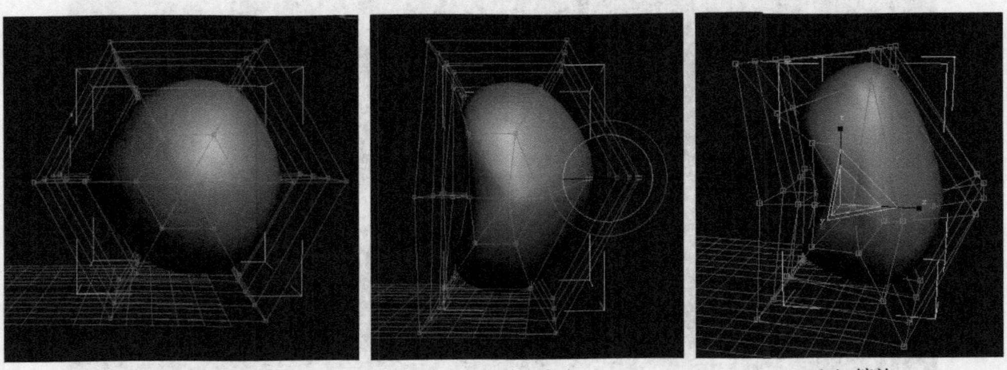

（a）旋转　（b）移动　（c）缩放

图 6-22　旋转、移动或缩放调整模型

（3）上、下部肠道设计。

① 创建胃上部肠道：选择“创建”｜“标准基本体”｜“管状体”命令，打开管状体面板，参数设置如下：“半径 1”为“9.0”，“半径 2”为“6.0”，“高度”为“70.0”，“高度分段”为“10”，“边数”为“18”，如图 6-23 所示。

② 单击“修改栏”｜“弯曲”按钮，沿 *Z* 轴将管状体弯曲到图 6-24 所示的角度，设置角度 90.0，方向 0.0，并移动和旋转到图 6-24 所示位置。

注意：弯曲方法与胃部主体模型的弯曲相同。

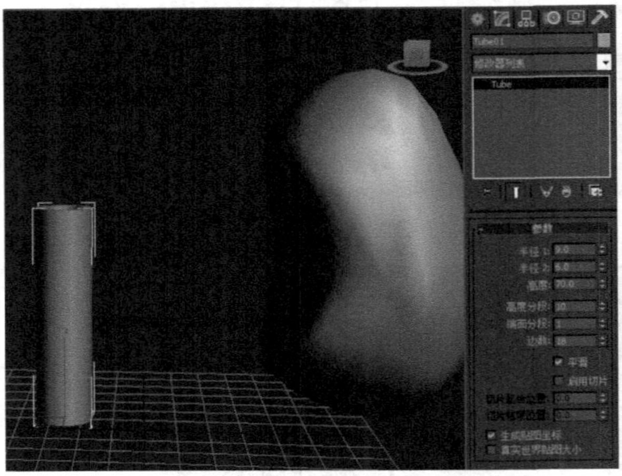

图 6-23　管状体面板及参数设置

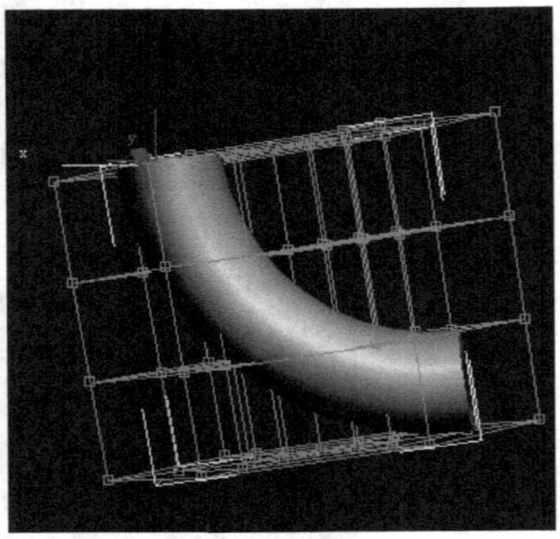

图 6-24　弯曲管状体

③ 单击“FFD 圆柱体”按钮，按 1 键激活（或隐藏）锚点，框选锚点或按住 Ctrl 键点选相应锚点后移动、旋转或缩放调整该管状体，使肠道口的上端较窄，与胃连接的下端口较宽，如图 6-25 所示。

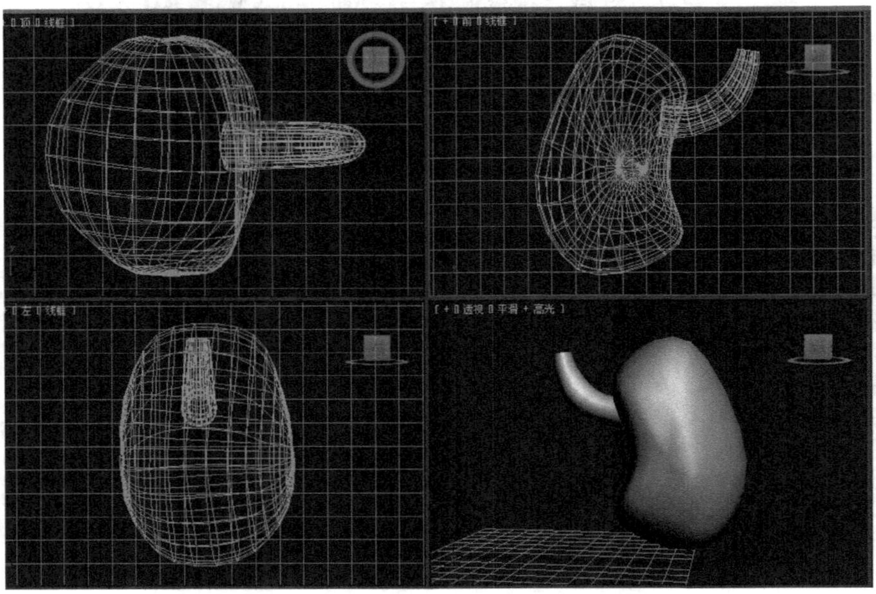

图 6-25　胃上部肠道模型形状及位置

注意：操作方法与创建胃部主体模型相同。

④ 按照胃上部肠道建模方法，创建胃下部肠道模型，如图 6-26 所示。

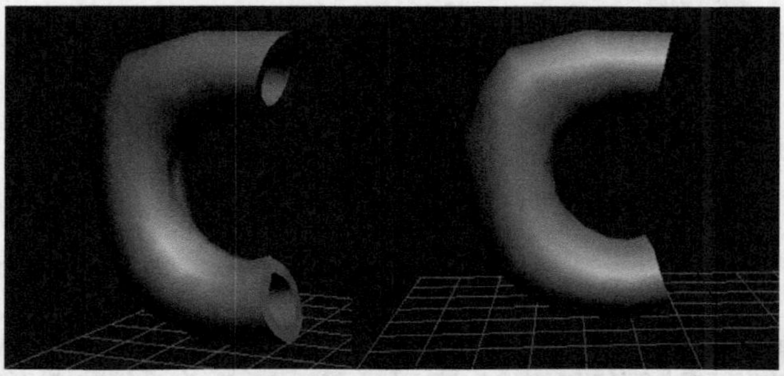

图 6-26 胃下部肠道模型

（4）框选胃部主体、上部肠道及下部肠道 3 部分，选择“组”｜“成组”命令，打开“组”对话框，在“组名”文本框中输入“胃部”。

（5）给“胃部”组添加材质（贴图）。选择“渲染”｜“材质编辑器”命令，打开“材质编辑器”对话框，选中材质球 01-Default，选中“漫反射颜色”复选框，如图 6-27 所示。单击“漫反射颜色”复选框右侧的“None”按钮，打开“材质/贴图浏览器”对话框，如图 6-28 所示。双击“位图”图标，打开“选择位图图像文件”对话框，在路径为“D:\3d”的文件夹中选择“Stomach.jpg”文件，单击“打开”按钮，如图 6-29 所示。

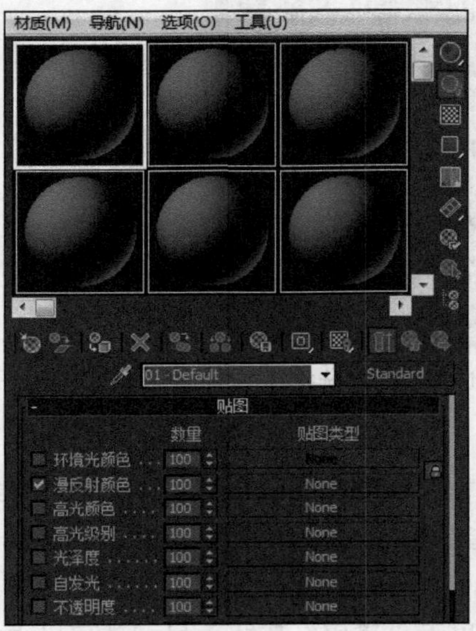

图 6-27 “材质编辑器”对话框及选中“漫反射颜色”复选框

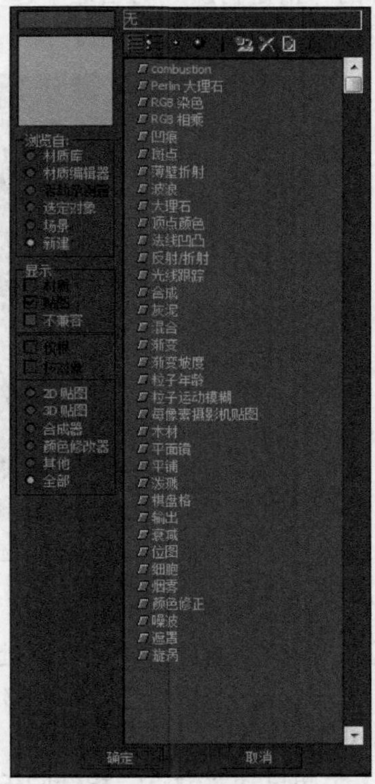

图 6-28 “材质/贴图浏览器”对话框

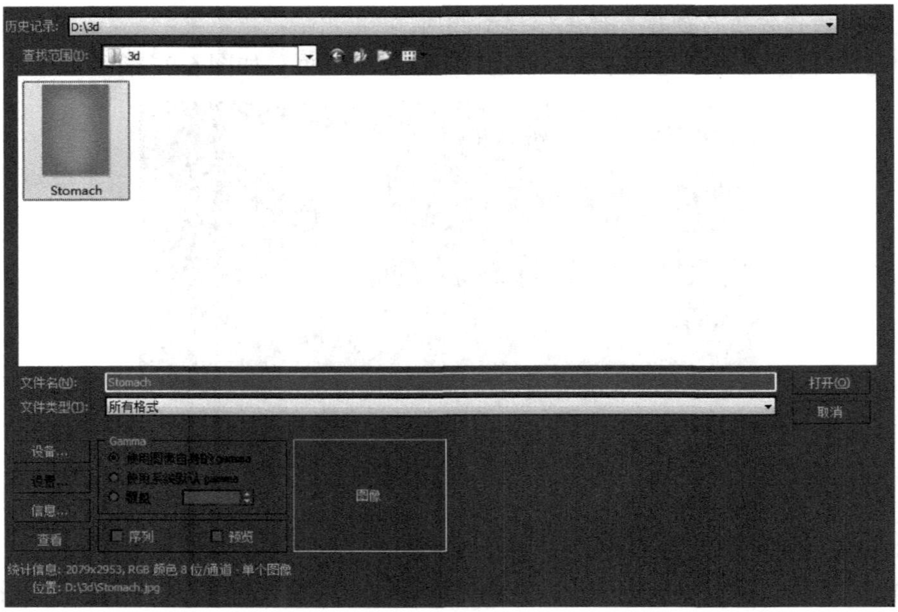

图 6-29　选择“Stomach.jpg”文件

返回“材质编辑器”对话框，单击并拖动材质球 01-Default 到“胃部”组模型上，在打开的“指定材质”对话框中选中“指定给选择集”单选按钮，单击“确定”按钮，即完成贴图，如图 6-30 所示。

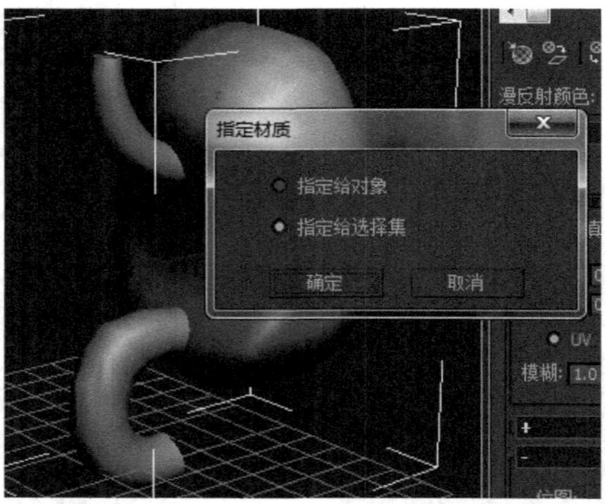

图 6-30　选中“指定给选择集”单选按钮

（6）制作“旋转”动画。

① 把关键点指针放置到 0 帧处，单击“自动关键点”按钮。移动关键点指针到 35 帧处，把胃部沿 Z 轴旋转 90°；移动关键点指针到 65 帧处，把胃部沿 Y 轴旋转 90°，如图 6-31 所示。

② 关闭自动关键点，指针归于 0 帧处，单击“播放”按钮，自动播放以上设置的旋转动画，查看效果。

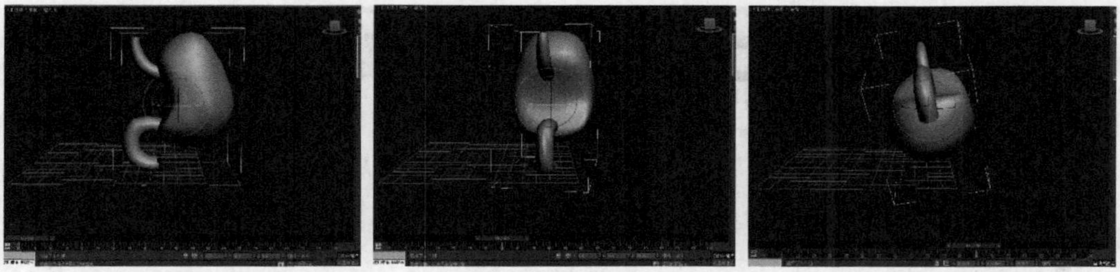

(a) 0 帧处　　(b) 35 帧处　　(c) 65 帧处

图 6-31　胃部旋转位置

③ 选择“渲染”｜“渲染设置”命令，打开“渲染设置：默认扫描线渲染器”对话框。设置时间输出范围为 0～70，输出为 PAL（视频），如图 6-32 所示。单击“渲染输出”选项区域的“文件”按钮，打开“渲染输出文件”对话框，设置历史记录路径为“D:\3d”，文件名为“胃部旋转动画”，保存类型为“AVI 文件”(.avi)，如图 6-33 所示，单击“保存”按钮。保存后自动回到“渲染设置：默认扫描线渲染器”对话框，单击“渲染”按钮，生成“胃部旋转动画.avi”的动画文件。

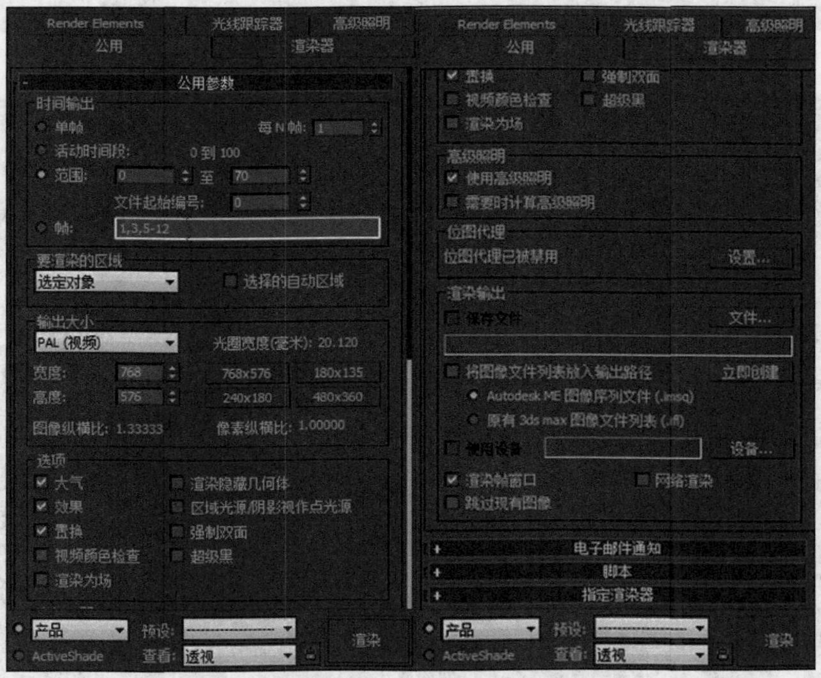

图 6-32　“渲染设置：默认扫描线渲染器”对话框及参数设置

（7）制作“摄影机漫游”动画。

① 单击“摄影机”按钮，在“对象类型”中单击“目标”按钮，在前视图中按住鼠标左键并拖动，即创建一个摄影机（注意，不要释放鼠标左键）；然后定义摄影机的“目标”点，使“目标”点对准胃部中心，释放鼠标左键。创建摄影机及定义目标点如图 6-34 所示。

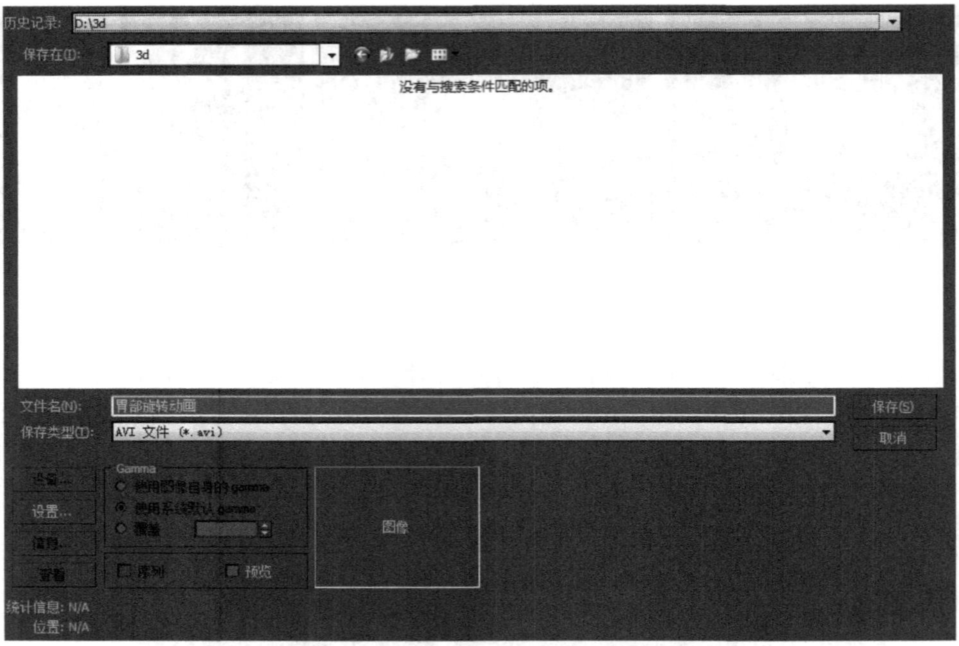

图 6-33 “渲染输出文件”对话框

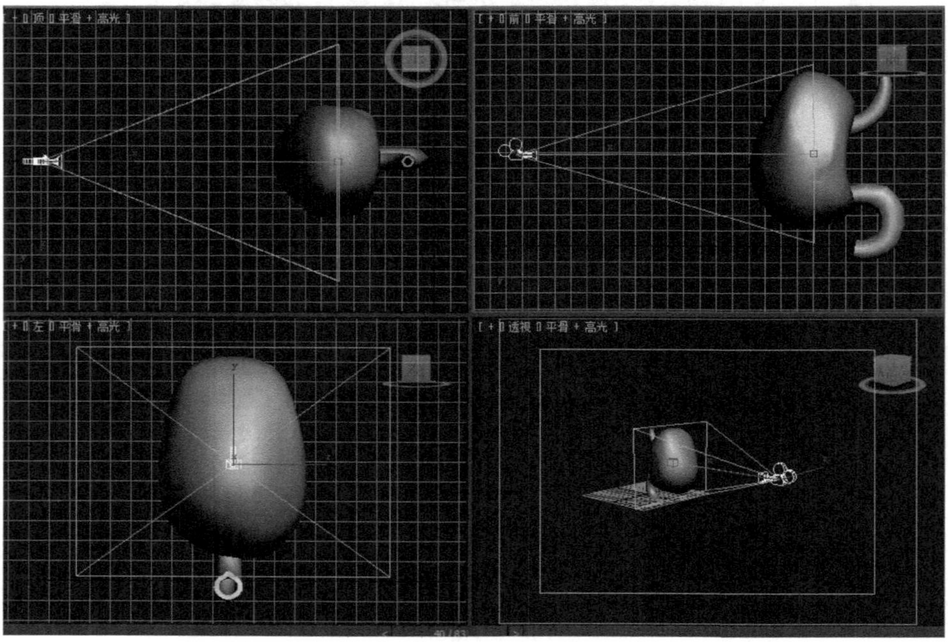

图 6-34 创建摄影机及定义目标点

注意： 若创建的摄影机“目标”点不在胃部中心，也可以后期通过移动目标点进行调整。

② 单击透视图并按 C 键，切换到摄影机视图。把关键点指针放置到 0 帧处，单击“设置关键点”｜“移动”按钮，单击“记录关键帧”按钮记录关键点。移动

关键点指针到40帧处，在左视图中，用移动工具沿 *XY* 轴适当调整摄影机位置，单击“记录关键帧”按钮记录关键点。按照40帧处设置关键点的方式添加65帧处的关键点。设置好关键点后，单击“设置关键点”按钮，取消激活。添加关键点及各个关键点处摄影机的移动位置如图6-35所示。

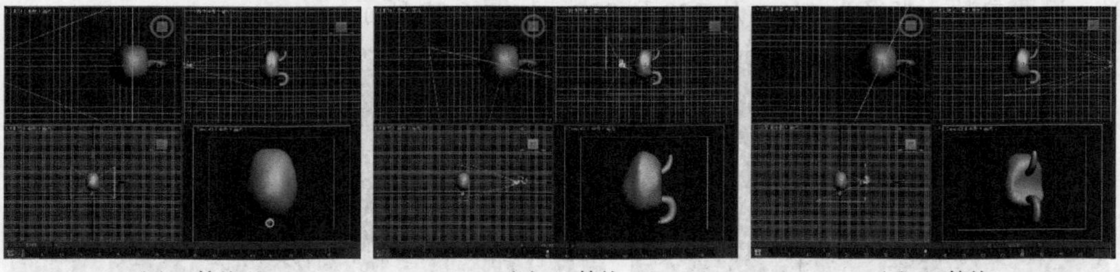

（a）0帧处　　（b）40帧处　　（c）65帧处

图6-35　添加关键点及各个关键点处摄影机的移动位置

③ 单击选中透视图切换成的摄影机视图，按照旋转动画的渲染方式渲染，生成“胃部摄影机漫游.avi”文件。

④ 单击“文件”按钮保存文件，并命名为“胃部动画.max”，保存在路径为“D:/3d”的文件夹中。

实例3：设计香蕉模型，为其添加贴图并渲染。

香蕉3D模型如图6-36所示。

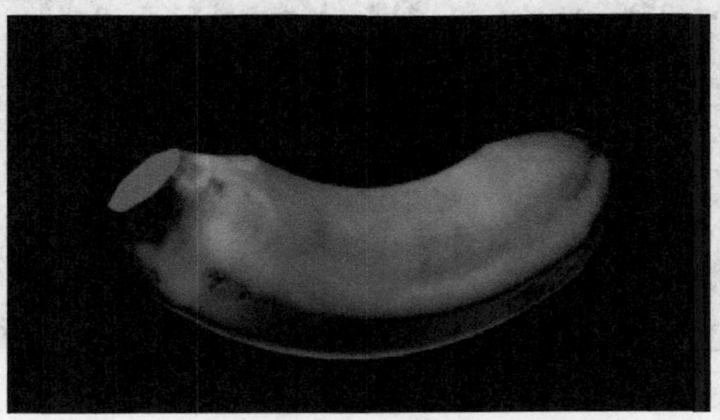

图6-36　香蕉3D模型

实例：香蕉

具体操作步骤如下。

（1）素材准备。将准备好的图6-37所示的“Banana.jpg、Concavoconvex.jpg、Green banana.jpg、Ripe bananas.jpg”图片文件放入路径为“D:\3d”的文件夹中（图片用于贴图）。

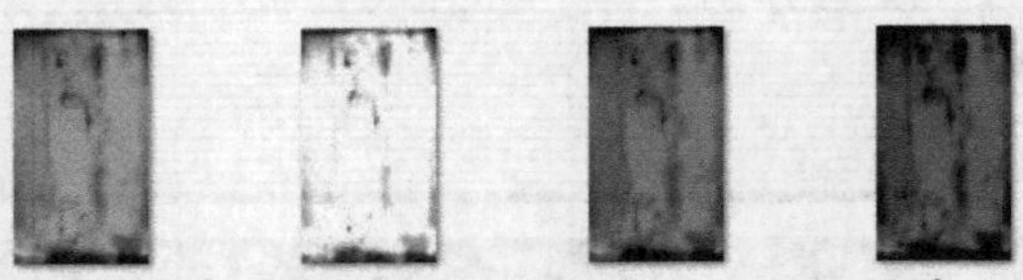

图6-37　香蕉贴图

（2）构建香蕉模型。

① 选择“创建”｜“图形”｜“样条线”｜“多边形”命令，在顶视图中创建一个多边形，设置参数为半径 42，边数 7，角半径 15，如图 6-38 所示。

② 选择“创建”｜“图形”｜“样条线”｜“弧”命令，在前视图中创建一个弧形，设置参数：半径为 150，从 220 到 320，如图 6-39 所示。

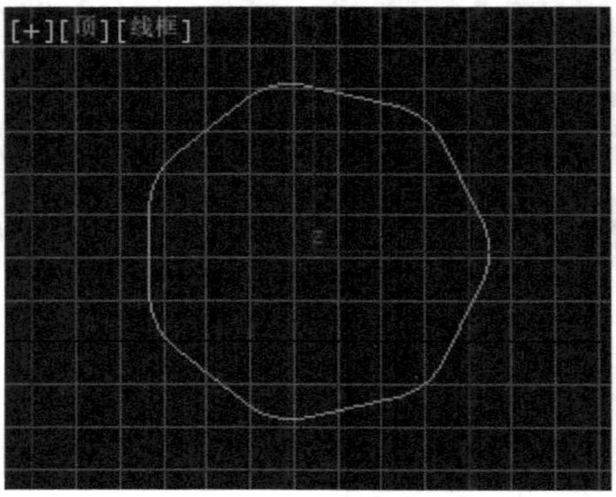

图 6-38　创建多边形

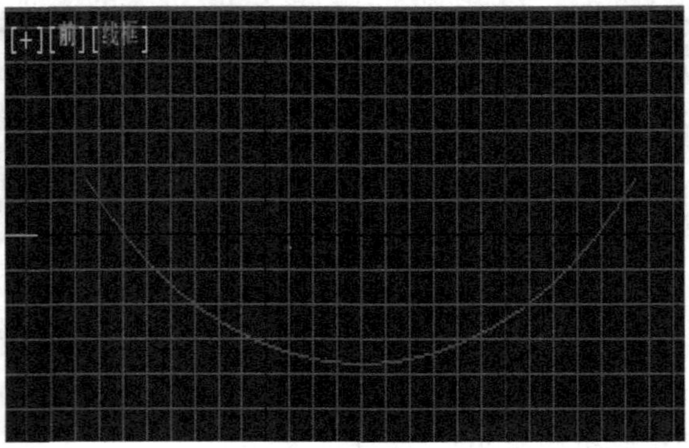

图 6-39　创建弧形

③ 选中创建的弧，选择“创建”｜“几何体”｜“复合对象”｜“放样”命令，单击“获取图形”｜“七边形”按钮，如图 6-40 所示。

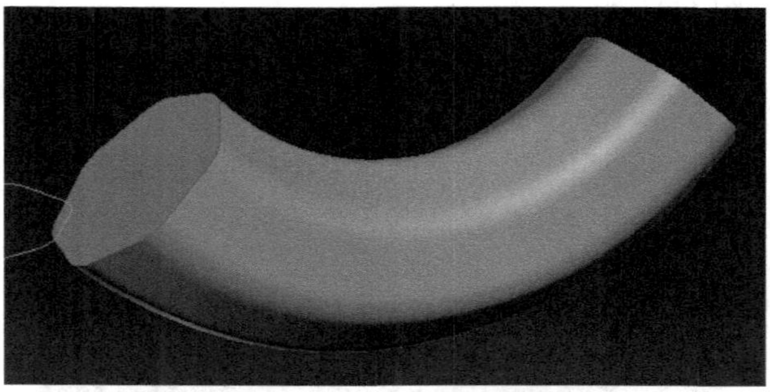

图 6-40　执行“放样”命令

④ 选择“修改”｜“变形”｜“缩放”命令，打开“缩放变形”对话框，如图 6-41 所示。

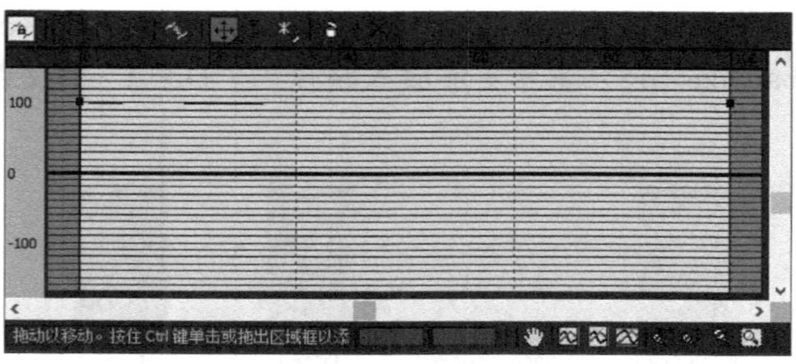

图 6-41　“缩放变形”对话框

⑤ 单击“插入角点”按钮，在控制线上插入一个角点，单击“移动控制点”按钮，

调整各个角点的位置，如图 6-42 所示。

⑥ 控制香蕉的形状，如图 6-43 所示，可适当在控制点上右击，将其转变为“平滑”点。调整后单击“关闭”按钮，关闭“缩放变形”对话框。

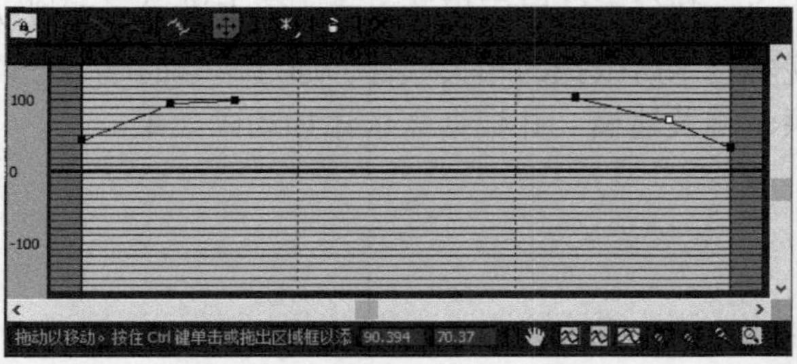

图 6-42　调整各个角点位置

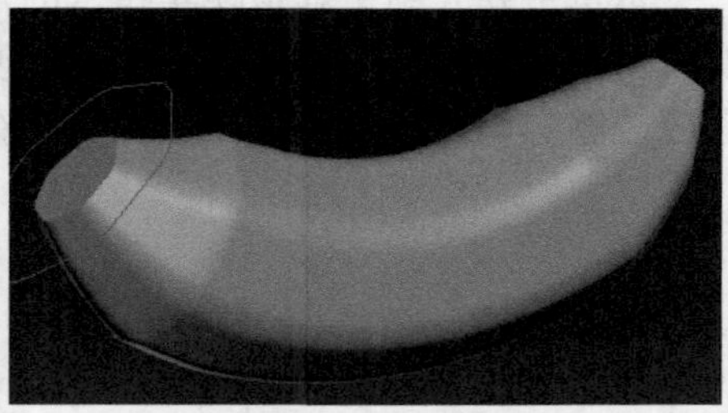

图 6-43　控制香蕉形状

（3）渲染香蕉模型。

① 选择“渲染”｜“材质编辑器”命令，打开“材质编辑器”对话框，如图 6-44 所示。

② 在“贴图”选项区域选中“漫反射颜色”复选框，选择“贴图类型”｜“位图”命令，选择“D:\3d”文件夹中的 Banana.jpg。返回到材质球贴图中，选择“贴图”｜“凹凸”｜“贴图类型”｜“位图”命令，选择“D:\3d”文件夹中的 Concavoconvex.jpg，如图 6-45 所示。

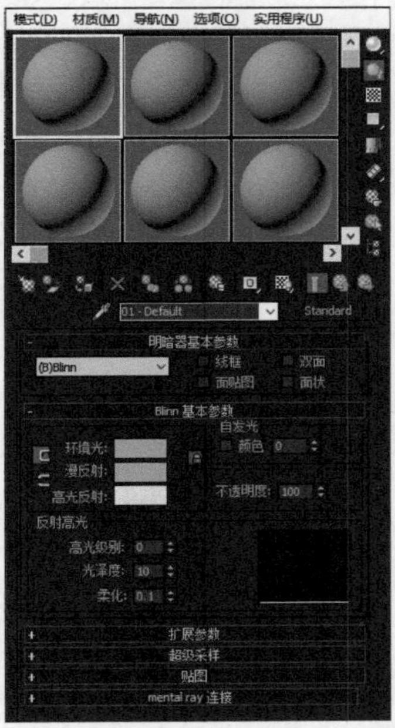

图 6-44　“材质编辑器”对话框

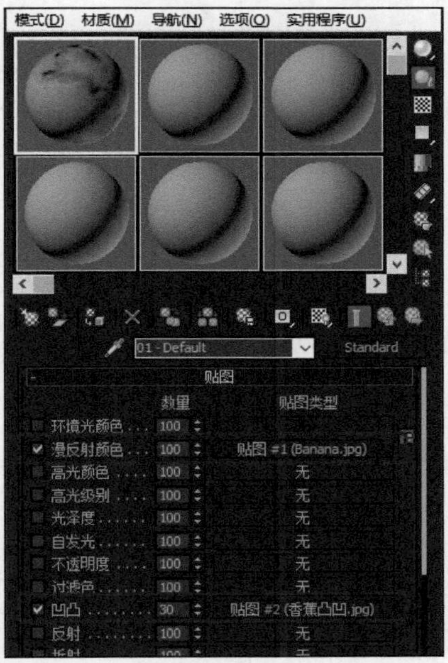

图 6-45　贴图

③ 选中香蕉模型，单击“将材质指定给选定对象”按钮将材质指定给选中对象，关闭“材质编辑器”对话框。

④ 选择“渲染”｜“渲染”命令，完成渲染后，单击“保存”按钮进行保存。

本 章 小 结

本章主要介绍了虚拟现实技术的定义、特征、发展历程及现状，重点讲述了虚拟现实技术在医学领域的应用，以及虚拟现实技术所依托的相关软件。通过本章的学习，读者应能够熟练运用 3ds Max 软件进行医学相关建模，并根据需求添加动画效果。

第7章 多媒体技术及应用

本章导读

在当今数字化飞速发展的时代，多媒体技术已全方位融入医学领域，成为不可或缺的关键力量。本章首先带领读者深入了解多媒体技术的定义、发展历程、构成要素，以及在医学领域的广泛应用，为读者构建全面的多媒体知识体系框架。接着深入探讨视频的基础知识，包括视频格式、编码技术、分辨率与帧率等关键要素，并介绍如何运用专业软件进行视频剪辑、特效添加与字幕制作。最后，从图片的概念到图片的术语，再到常用图片处理软件，逐步为读者揭示图片在医学信息传播中的独特价值与无限可能。

通过本章的学习，读者不仅能够掌握多媒体技术的核心概念与操作技能，而且能深刻体会多媒体技术在医学教育与临床实践进步中的重要作用。

本章要点

- 多媒体技术基本概念、特征、产生和发展。
- 视频基础与制作。
- 图片基础与处理。

7.1 多媒体技术概述

7.1.1 多媒体技术的基本概念

多媒体（multimedia）是一个复合词，由“multi”（多）和“media”（媒体）两部分组成，意指多种媒体的组合。在计算机技术领域，多媒体通常指利用计算机对文本（text）、图形（graphic）、图像（image）、动画（animation）、音频（audio）和视频（video）等多种信息进行综合处理和管理，使用户能够通过多种感官（如视觉、听觉等）与计算机进行交互操作的技术和方法。简而言之，多媒体是将多种信息类型集成在一起，通过计算机进行数字化处理、存储、传输和呈现的技术。多媒体主要包括以下媒体。

1. 感觉媒体

感觉媒体是指直接作用于人的感觉器官，使人能够产生直接感觉的媒体形式。这些媒体形式主要包括视觉、听觉、触觉、嗅觉和味觉等。在多媒体中，视觉和听觉是主要的感觉媒体，它们通过图像、视频、音频等形式，为人们提供丰富的信息感知渠道。

2. 表示媒体

表示媒体是指信息的表示形式，即信息在计算机中的编码方式。这些编码方式可以是文本、图形、图像、动画、音频和视频等。表示媒体是多媒体信息的核心，决定信息的呈现方式和交互方式。在多媒体中，各种表示媒体形式通过计算机技术的处理，实现信息的数字化和集成化，从而为用户提供更加便捷、高效的信息获取方式。

3. 显示媒体

显示媒体（也称为表现媒体）是指用于表现和获取信息的物理设备。这些设备包括键盘、鼠标、显示器、打印机、话筒、扫描仪等。显示媒体是人与计算机之间进行信息交互的重要桥梁，它们通过输入和输出设备，实现信息的输入、处理和输出。在多媒体中，显示媒体为用户提供丰富的交互方式，使用户能够更加便捷地获取和处理信息。

4. 存储媒体

存储媒体是指用于存储信息的物理介质。这些介质包括硬盘、U 盘、光盘、ROM、RAM 等。存储媒体是多媒体信息的重要载体，它们通过存储和读取信息，实现信息的长期保存和快速访问。在多媒体中，存储媒体为用户提供丰富的信息存储和访问方式，使用户能够更加便捷地管理和利用信息。

5. 传输媒体

传输媒体是指用于传输信息的物理介质。这些介质包括电缆、光纤、电磁波等。传输媒体是多媒体信息传输的重要通道，通过传输和接收信息，实现信息的远程传输和共享。在多媒体中，传输媒体为用户提供了丰富的信息传输和共享方式，使用户能够更加便捷地进行远程协作和信息交流。

7.1.2 多媒体技术的基本特征

多媒体技术能够将文本、图像、音频、视频、动画等多种媒体元素无缝集成在一起，形成一套全面且直观的信息处理手段。多媒体技术具有以下基本特征。

1. 多样性

多媒体技术最显著的特征之一是多样性。这一特征体现在信息表现形式的丰富与多元上。多媒体技术能够整合文本、图像、音频、视频、动画等多种媒介形式，创造出丰富多彩的信息传播环境。文本提供了基础的信息描述，图像与视频通过视觉元素增强信息的直观性和吸引力，音频则通过声音传递情感与氛围，动画赋予静态内容以动态的生命力。这种多样性不仅丰富了信息的内涵，也极大地提升了信息传达的效果和受众的接受度，使信息传递更加生动、形象、易于理解。在教育、娱乐、广告等多个领域，多媒体技术的多样性特征都发挥着不可替代的作用。

2. 集成性

集成性是多媒体技术的又一核心特征。它是指将多种媒体信息有机整合在一起，形成一个统一、协调的整体。在多媒体系统中，文本、图像、声音、视频等不同类型的媒体信息不再孤立存在，而是通过超链接、时间轴、场景切换等技术手段巧妙地结合在一起，形成一个连贯、流畅的信息流。这种集成性不仅提高了信息的集成度和处理效率，还为用户提供了更加自然、流畅的信息体验。在多媒体创作中，集成性特征使创作者能够充分发挥想象力，将不同媒体元素巧妙融合，创造出具有独特魅力和艺术感染力的作品。

3. 交互性

交互性是多媒体技术的第三大基本特征。它是指用户与多媒体系统之间的双向交流能力。在多媒体环境中，用户不再是被动的信息接收者，而是可以主动参与信息的处理、控制和反馈过程中。通过鼠标、键盘、触摸屏等输入设备，用户可以轻松地选择、控制、修改多媒体内容，实现与系统的实时互动。这种交互性不仅提高了用户的信息处理能力，还增强了用户的参与感和沉浸感，使多媒体体验更加个性化、灵活化和趣味化。在教育、娱乐、游戏等领域，交互性特征发挥着至关重要的作用。

多媒体技术，作为现代信息技术与媒体艺术的融合体，在医学领域也展现出一系列独特且显著的基本特征，具有广泛的应用前景和巨大的价值。这些特征不仅提升了医学信息的表现力和传播效率，也为医学教育、诊断、治疗等方面的创新和发展提供了有力的技术支持。

7.1.3 多媒体技术的产生和发展

多媒体技术的产生，是信息技术发展的必然结果，尤其在医学领域，为医学信息的处理、存储和传播带来了革命性的变化。20 世纪 70 年代，计算机技术开始广泛应用于各个领域，人们逐渐发现计算机不仅可以处理文字和数据，还能整合图像、音频等多种媒介形式。这一发现为多媒体技术的诞生奠定了理论基础。

20 世纪 80 年代中期，多媒体技术正式崭露头角。1984 年，美国苹果公司推出了世界上第一台具有多媒体特性的 Macintosh 计算机，它使用位图的概念对图形进行处理，并通过窗口和图标作为用户界面，极大地改善了人机交互方式。1985 年，美国 Commodore 公司推出了世界上第一个真正的多媒体系统 Amiga，该系统具有动画、音响和视频等功能，同时，激光只读存储器 CD-ROM 的问世，实现了大容量多媒体信息的存储和处理功能，进一步推动了多媒体技术的发展。

进入 20 世纪 90 年代，多媒体技术得到了快速发展，并广泛应用于各个领域。1986 年，交互式紧凑光盘系统的推出，规范了多媒体信息的存储和检索方式，使多媒体信息能够更加方便地存储和播放。1990 年，多媒体个人计算机（multimedia personal computer）Level I 标准的制定，为多媒体技术的发展提供了统一的标准，也真正带动了 CD 出版物的流行。

在医学领域，多媒体技术的应用逐渐增多。医生开始利用多媒体技术制作和播放医学影像资料，以便更直观地分析和诊断病情。同时，多媒体技术也被应用于医学教育中，通过模拟真实的医疗场景和操作流程来提高学生的实践能力和问题解决能力。

随着数字技术的不断发展，多媒体技术也迎来了新的发展机遇。数字音频和视频格式开始得到广泛应用，如 MP3、RMVB、H.264 等格式成为多媒体领域的主流。在医学领域，这些格式使医学影像资料的存储和传输变得更加便捷和高效。同时，随着宽带网络的普及和移动终端设备的普及，多媒体技术的应用也进入了一个新的时代。云计算、大数据等前沿技术的发展，为多媒体技术在医学领域的应用提供了更为广泛和深入的可能性。

进入 21 世纪，多媒体技术不仅在医学影像资料的存储、传输和播放方面取得了显著进展，还在医学教育、远程医疗等方面展现出了巨大的应用潜力。通过多媒体技术，医生可以远程会诊、实时获取患者的医学影像资料和病历信息，进行远程诊断和治疗。这种远程医疗模式不仅提高了医疗服务的效率和质量，也使偏远地区或交通不便的患者能够享受到优质的医疗资源。

未来，随着技术的不断发展，多媒体技术将在医学领域发挥更加重要的作用。一方面，随着虚拟现实技术和增强现实技术的不断发展，多媒体技术将能够为医生提供更加逼真的医学影像观察和操作环境，从而提高手术的精准度和安全性。另一方面，随着人工智能技术的不断发展，多媒体技术将能够与医学数据进行深度融合，为医生提供更加精准的诊疗建议和治疗方案。

7.2 视频基础与制作

7.2.1 视频的定义

视频，作为一种动态影像的记录与传播方式，是通过连续捕捉、记录、处理和展示一系列静态图像（帧）来模拟运动的过程。一帧图像就像是一张静态的照片，而当这些照片以足够快的速度连续播放时，便产生了动态影像的效果，这就是视频。

在医学领域，视频的应用极为广泛且至关重要。它为医学教育、科研和临床诊疗提供了强有力的支持。

1. 医学教育中的视频应用

在医学教育中，视频成为传授知识、技能和经验的重要工具。通过视频，医学生可以直观地观察到人体解剖结构、生理病理过程及手术操作技巧等。例如，通过高清的手术视频，医学生可以清晰地看到手术过程中的每一个细节，包括手术器械的使用、手术部位的解剖结构及手术步骤的先后顺序等，这对提高他们的临床技能至关重要。

2. 医学科研中的视频应用

在医学科研领域，视频技术也发挥着不可替代的作用。科研人员可以利用视频记录和分析动物实验、细胞培养及生物标志物检测等过程，从而更准确地评估实验效果、发现新的科学现象和提出新的科学假设。此外，视频还可以用于远程科研合作，使不同地区的科研人员能够实时分享实验数据和研究成果，促进科学知识的交流和传播。

此外，视频技术还在远程医疗和康复训练中发挥重要作用。通过康复训练视频，患者可以在专业人员的指导下进行科学的康复训练，加速康复进程。

视频作为一种重要的信息记录和传播方式，在医学领域具有广泛的应用前景和深远的意义。

7.2.2 视频常用术语

使用视频之前，有必要了解一下其常用术语。

1. 帧和帧率

帧（frame）是指视频中的一幅静止的画面，这些静止的画面，以一定的速度进行播放，就形成了动态的视频效果。

帧率（frame rate）是指视频每秒显示的帧数，通常用 fps 表示，是衡量视频流畅度的一个重要指标。帧率能够影响人们观看一段视频的流畅程度，过低的帧率很容易让人觉得画面不够连贯。常用的帧率有 24fps、25fps 和 30fps 等。

2. 分辨率

分辨率（resolution）是指视频画面中每英寸（1in＝2.54cm）所包含的像素数量，决定了视频的清晰度和细节表现能力。

3. 比特率

比特率（bit rate）是指视频文件每秒传输的数据量，直接影响视频的质量和文件大小。在医学视频传输和存储中，适当的比特率设置能够在保证视频质量的同时，减少文件占用空间，便于远程医疗和医学影像数据库的构建。

4. 编解码器

编解码器（codec）是用于视频压缩和解压缩的软件或硬件，决定了视频文件的格式和压缩效率。在医学领域，高效的编解码器能够降低视频传输延迟，提高远程会诊的实时性和互动性。同时，它还能在保证图像质量的前提下，减小视频文件的大小，便于存储和分享。

5. 色彩深度

色彩深度（color depth）是指视频画面中每个像素所能表示的颜色数量，决定了视频的色彩丰富度和层次感。

6. 流媒体

流媒体（streaming media）是指通过网络实时传输和播放的视频技术，允许用户在观看视频的同时下载视频数据。

7. 视频压缩

视频压缩（video compression）是指通过算法减少视频文件大小的过程，能够在保证视频质量的前提下，减少存储空间和传输带宽的需求。

7.2.3 视频剪辑软件——剪映

1. 认识剪映

在当下信息迅猛发展的时代，视频已成为最具影响力和传播效率的信息媒介之一。剪映软件凭借其卓越的性能与独特的吸引力，受到了广大用户的热烈追捧。无论是普通用户渴望捕捉生活中的每一个动人瞬间，还是专业视频创作者追求更高水准的影像表达，剪映都能成为他们的得力工具。

剪映是由抖音官方出品的一款视频剪辑软件，分为计算机版和手机版，拥有清晰的操作界面和强大的功能面板，非常适用于各种专业的剪辑场景。

2020 年 11 月，剪映专业版 Mac V1.0 上线。专业版界面更清晰，面板功能更强大，布局更适合 PC 端用户，适用于更多专业剪辑场景，为高阶专业人群提供更多创作空间。

2021 年 2 月，剪映专业版 Windows 正式上线，自此实现移动端、Pad 端、PC 端全终端覆盖，支持创作者在更多场景下自由创作。

剪映专业版自推出以来，凭借其强大的功能、直观的操作界面和卓越的性能，赢得了广大视频创作者的青睐。它不仅是一个工具，更是创作者们表达自我、展示才华的重要平台。在剪映专业版中，创作者可以轻松完成从视频剪辑、拼接、转场到调色、音效处理、特效添加等一系列操作。剪映专业版支持多轨剪辑，允许创作者同时处理多个视频和音频轨道，轻松应对复杂的编辑项目。此外，剪映专业版还提供了海量素材库，包括音频、特效、滤镜等，让创作者能够轻松打造出丰富多彩的视频作品。

值得一提的是，剪映专业版还提供了智能识别功能，如语音识别和音乐识别功能，能够自动将语音转化为字幕，或将音乐中的节奏点标记出来，方便创作者进行踩点操作。这些智能功能大幅提高了视频编辑的效率和准确性，让创作者能够更专注于创作本身。

剪映的下载与安装操作步骤如下。

（1）访问官方网站：打开浏览器，访问剪映的官方网站。

（2）剪映下载：根据操作系统选择相应的版本（Windows 操作系统系列或 mac OS），并单击“下载”按钮完成下载。

（3）运行安装：双击剪映安装文件（Windows 操作系统用户需要运行.exe 文件，mac OS 用户需要运行.dmg 文件），根据提示，依次选择“接受许可协议条款”选项，选择“安装路径”后，单击“安装”按钮，即完成安装。

2. 剪映工作界面

剪映专业版的工作界面包括主界面和创作界面两部分。了解这些界面有助于用户更高效地使用剪映进行视频编辑。

1）主界面

剪映主界面设计简洁直观，用户友好性强。剪映主界面主要由个人中心、导航栏、草稿区和创作栏 4 部分组成，每个部分都承载着不同的功能和任务，为用户提供了高效的视频编辑体验。

（1）个人中心。个人中心是剪映中用户管理其账号信息和作品的重要区域。通过个人中心，用户可以轻松访问和调整个人资料，查看和管理已完成的作品，并设置软件的各项参数。

账号管理：用户可以在此查看和修改自己的账号信息，包括头像、昵称、密码等。

我的作品：展示用户已完成的视频作品，方便用户随时查看和管理。

设置：提供软件的各项设置选项，包括清理缓存、检查更新和隐私设置等。

（2）导航栏。导航栏是剪映主界面的核心部分，提供了快速访问各个功能模块的入口。通过导航栏，用户可以找到所需的资源和工具，以便更高效地进行视频创作。

首页：展示热门模板、教程和活动等推荐内容，帮助用户快速找到灵感和素材。

模板：提供丰富的视频模板，用户可以直接套用模板，快速生成视频。

我的云空间：展示用户存储在云端的视频素材、音频文件、图片等，以及已完成并保存到云端的视频作品。在此用户可以方便地查看、管理和分享自己的云端资源。

热门活动：展示当前正在进行的热门活动信息，如视频挑战赛和主题创作活动。在此用户可以浏览活动详情、参与活动并赢取奖励。

（3）创作栏。创作栏是用户进行视频创作和编辑的核心区域。它集合了多种强大的功能和工具，为用户提供了从基础编辑到高级创作的全方位支持。

开始创作：该功能为创作栏的基本功能，提供一个空白的编辑界面。在此用户可以导入各种视频、音频和图片素材，进行个性化的视频创作。

视频翻译：提供便捷的跨语言沟通工具。用户可以将视频中的音频翻译成其他语言，从而扩大视频的受众范围。

图文成片：快速生成视频的功能。用户提供图片和文字素材后，自动将这些素材组合成一个完整的视频。

智能裁剪：自动分析视频内容并去除冗余部分，保留精华片段。对于希望快速剪辑视频或需要处理大量素材的用户来说，智能裁剪功能非常实用。

创作脚本：用户可以在脚本库中选择适合的视频类型脚本，并按照脚本中的拍摄、剪辑和文案等详细步骤完成视频创作。

一起拍：协同编辑视频的功能，允许多个用户同时参与同一个项目的编辑。

2）剪映创作界面

创作界面是剪映中进行视频编辑的主要工作区域，整个界面主要分为菜单栏、“素材”面板、“播放器”面板、“参数调节”面板、“时间线”面板几个区域。创作界面设计简洁明了，便于用户快速上手。

（1）菜单栏。它作为用户与软件交互的重要入口，包含了多种功能选项。

文件：用于管理文件相关的操作，如新建项目、打开已有项目、保存和导出编辑好的视频等。

编辑：提供对视频进行编辑的基本功能，如剪切、复制、粘贴、撤销和重做等。

布局模式：允许用户根据需要调整软件界面的布局，以便更高效地完成编辑工作。

更多操作：集合一些高级功能和特殊效果，以满足用户更多的编辑需求。

帮助：为用户提供使用剪映的帮助文档和教程资源，方便用户快速上手并解决问题。

全局设置：允许用户对剪映软件进行全局性的设置，如更改软件的主题颜色、调整编辑界面参数等。

返回首页：用于快速返回到剪映软件的主界面，方便用户随时查看和管理项目。

退出剪映：用于关闭剪映软件，释放系统资源。

（2）素材面板。素材面板为媒体区，由选项卡、“素材”命令和“导入”命令构成，为用户提供直接、快速执行常用操作的快捷方式。

① 选项卡。

选项卡：软件界面中一个非常直观且实用的部分，为用户提供直接、快速执行常用操作的快捷方式。

媒体：包含用户导入的视频和图片素材，以及剪映自带的素材库。用户可以在此选择需要的素材进行编辑。

音频：提供音频编辑功能，用户可以添加背景音乐、音效等，并对音频进行剪辑和调整。

文本：用于添加字幕、标题等文本元素。用户可以在此设置字体、颜色、大小等样式，并设置文本出现的时间和位置。

贴纸：提供各种贴纸和图案，用户可以将它们添加到视频中，增加视频的趣味性和观赏性。

特效：包含各种视频特效，如转场效果、滤镜、动画等。用户可以通过特效栏对视频进行美化和增强。

转场：提供不同的转场效果，用于在视频片段之间添加过渡效果，使视频更加流畅自然。

滤镜：提供各种滤镜效果，用于改变视频的色彩、亮度、对比度等属性，使视频呈现不同的风格。

调节：用于对视频进行更精细的调整，如画面裁剪、缩放、旋转等。

模板：提供了丰富的视频模板和预设效果，用户可以直接使用模板快速制作视频。模板中包含了预设的剪辑、特效、字幕等元素，用户只需替换其中的素材即可快速生成高质量的视频作品。

② “素材”命令。

“素材”命令：剪映软件中的一个重要界面元素，位于软件界面的侧边栏或底部栏，用于展示和管理各种素材。

本地素材：存储在用户本地计算机上的视频、音频、图片等文件。在剪映的列表中，用户可以通过“本地”选项来浏览和管理这些文件。

云素材：存储在云端服务器上的视频、音频、图片等文件。剪映支持用户将素材文件上传到云端进行存储和共享，方便在不同设备之间同步和访问。

素材库：剪映软件内置的一个丰富多样的素材集合，包括视频片段、音频配乐、滤镜效果、贴纸、文字样式等。用户可以直接从素材库中选择所需的素材进行使用，无须额外导入。

③“导入”命令。“导入”命令是视频编辑的第一步。“导入素材”面板就是用于将外部的视频、音频、图片等文件导入到剪映软件中进行编辑的界面。“导入素材”面板的功能如下。

文件选择：用户可以通过单击文件选择按钮，从计算机的文件系统中选择需要导入的视频、音频或图片文件。剪映支持多种常见的文件格式，如 MP4、MOV、WAV、PNG 等。

文件预览：选择文件后，“导入素材”面板会显示所选文件的预览图或缩略图，方便用户确认所选文件是否正确。

导入进度显示：当文件开始导入时，“导入素材”面板会显示导入进度，用户可以根据进度条了解文件导入的实时状态。

(3)“播放器”面板。“播放器”面板占据较大的视觉空间，以便用户能够清晰地预览和编辑视频。其外观简洁明了，通常包括视频播放窗口、播放控制按钮等元素。

视频播放窗口：用于实时显示当前正在编辑或预览的视频内容。用户可以通过该窗口直接观察视频的视觉效果，如色彩、构图、动态效果等。

调整比例按钮：用于调整视频预览窗口的显示比例（如 16：9、4：3、1：1 等）。其下包含多种常用的显示比例选项，用以帮助用户在不同的设备和平台上优化视频显示效果。

(4)“参数调节”面板。剪映的“参数调节”面板是视频编辑过程中不可或缺的工具，包含画面、音频、变速、动画、调节 5 个参数设置。它提供了丰富的调整选项，使用户能够精确控制视频的各个方面，从而实现理想的编辑效果。

① 画面参数。画面参数主要用于调整视频画面的整体效果。用户可以通过调整亮度、对比度、饱和度等参数来改变视频的视觉效果。

基础：该参数是调整视频画面的起点，包括亮度、对比度、饱和度等常见参数。通过调整这些参数，可以改变视频的明暗、色彩鲜艳程度等视觉效果。

抠像：该功能允许用户将视频中的某个元素（如人物、物体）从背景中分离出来，以便进行更精细的编辑。这对制作特效、替换背景等场景非常有用。

蒙版：该功能可以让用户对视频画面的特定区域进行局部处理，如遮挡、模糊等。通过调整蒙版的形状、大小和透明度调整视频画面，并提供多种特效选项，包括线性、镜面、圆形、矩形、爱心和星形，可以实现各种创意效果。

美颜美体：该功能主要针对人物视频，智能识别脸型、肤色等特征，并自动进行美化处理。用户还可以根据需求进行手动调整，如瘦脸、大眼等。

② 音频参数。音频参数主要用于调整视频的音频效果。用户可以通过调整音量、混音比例等参数来控制音频的音量大小和音质。同时，剪映还支持多种音频格式和采样率，用户可以根据需要选择合适的音频参数进行编辑。此外，用户还可以添加音效、背景音乐等元素来增强视频的听觉效果。

基础：该参数包括音量、淡入时长、淡出时长等，用户可以根据需要调整音频的音量大小、添加背景音乐或音效，并进行混音处理，让视频的音频更加丰富和动听。

声音效果：该功能提供了多种音效和变声选项，如回声、混响、变声等。用户可以为视频添加独特的声音效果，增强视频的趣味性和表现力。

③ 变速参数。变速功能允许用户调整视频的播放速度，范围为20%～400%。通过改变播放速度，可以制作出快动作、慢动作等特效。

④ 动画参数。动画参数用于给视频素材添加过渡效果和动画效果。用户可以根据需要选择合适的动画效果来增强视频的观赏性和趣味性。通过添加动画效果，用户可以让视频画面之间的转换更加自然流畅，同时也可以为视频增加更多的动态元素和视觉效果。

入场：为视频素材提供入场效果，如展开、闪现、交错开幕等。这些效果可以让视频素材的出现更加自然和吸引人。

出场：与入场动画功能相反，为视频素材提供退出效果。通过选择合适的出场动画，可以让视频素材的结束更加流畅和有趣。

组合：该功能允许用户将多个动画效果组合在一起，实现更加复杂的动画效果。用户可以根据需要自定义动画组合，打造出独特的视觉效果。

⑤ 调节参数。调节参数是一个综合性的调整工具，允许用户对视频进行更加精细的调整。使用该工具，用户可以调整视频的亮度、对比度、饱和度等基本参数，还可以对视频进行裁剪、旋转、翻转等操作。

基础：包括亮度、对比度、饱和度等常见参数，用于调整视频画面的整体效果。

HSL：一种颜色调整方式，允许用户分别调整视频中的红、绿、蓝等颜色的色相、饱和度和亮度，从而实现对视频颜色的精细控制。

曲线：提供对视频画面亮度和颜色的更高级控制。用户可以通过调整曲线来改变画面的明暗对比、色彩平衡等效果。

色轮：一个直观的颜色调整工具，允许用户通过旋转色轮来选择和调整视频中的颜色。通过色轮，用户可以快速找到并调整视频中的特定颜色，实现更加精细的颜色调整效果。

（5）“时间线”面板。“时间线”面板是用户进行视频剪辑、音频调整、特效添加等操作的核心区域。它直观地展示了视频、音频等素材的排列顺序和播放时长，是用户实现创意想法的重要工具。“时间线”面板由多个轨道组成，包括视频轨道、音频轨道等。每个轨道上可以放置多个素材，素材的播放顺序和时长可以通过“时间线”面板进行调整。

素材管理：用户可以在“时间线”面板上添加、删除、移动和复制素材，实现对视频、音频等素材的灵活管理。

指针功效：“时间线”面板上的指针是用户进行视频预览和编辑的关键工具。指针的当前位置指示了视频在播放时的当前时间点。通过移动指针，用户可以快速定位到视频的任何位置进行预览或编辑。同时，指针与其他编辑工具相结合，能够使用户在精确的时间点上进行剪辑、分割、变速等操作。

剪辑操作：“时间线”面板提供了一个直观的界面，用户可将各种素材（如视频、音频、图片等）拖动到面板中。同时，用户可以在“时间线”面板上直接对素材进行剪辑操作，如分割、拼接、变速等，轻松实现视频的精细调整。

音频调整：音频轨道允许用户对视频中的音频进行音量调整、淡入淡出等操作，提升视频的听觉体验。

特效添加：用户可以在“时间线”面板上为素材添加滤镜、转场、字幕等特效，丰富视频的表现力。

注意：当使用剪映专业版进行视频编辑时，除了熟悉其工作界面外，还需要注意网络素材的获取。由于剪映提供了丰富的网络素材库，用户在导入或使用这些网络素材时，需要确保设备已连接互联网。只有这样，用户才能顺利下载所需的素材，并在剪映中进行后续的编辑操作。

3. 案例实战

实例：制作七步洗手法视频。

具体操作步骤如下。

（1）操作前准备。新建“剪映实例——七步洗手法”文件夹，将准备好的背景图片素材（“背景.jpg”，视频素材“洗手的目的.mp4”“正确的洗手方法.mp4”，文案素材“洗手文案.docx”）放入该文件夹中，如图 7-1 所示。

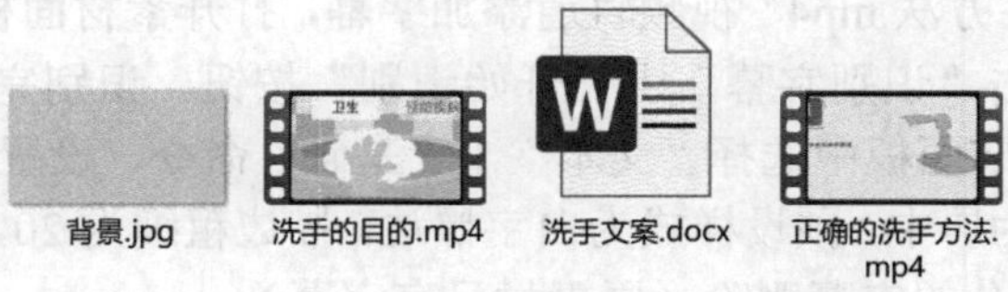

七步洗手法

图 7-1 素材准备

（2）新建文件。启动剪映专业版软件，注册或登录个人账号，单击“开始创作”按钮，新建一个项目文件，单击“将自动按照日期命名的文件”按钮，将项目文件重命名为“七步洗手法”。

（3）制作片头。

① 选择“素材面板”｜选择“媒体”｜单击“导入”命令，选择“D:剪映实例——七步洗手法”中的“背景.jpg”图片素材，单击“打开”按钮。

② 将时间线上的“指针”调整到“00:00:00:00”处，单击导入的“背景.jpg”素材右下角“＋”按钮，将素材添加到“时间线”面板。

③ 打开素材面板，选择“贴纸”｜“贴纸素材”命令，在搜索框中输入文字“洗手”，向下找到“小狗洗手”的网络素材（第一次使用该网络素材时必须联网进行下载），将时间线上的“指针”调整到“00:00:00:00”处，单击“小狗洗手”素材右下角的“＋”按钮导入素材，也可以单击“＋”按钮左侧的“星型”按钮进行收藏，方便下次使用。

④ 同上，选择“贴纸”｜“贴纸素材”命令，在搜索框中输入文字“洗手液”，向下找到“洗手液”的网络素材，将时间线上的“指针”调整到“00:00:00:00”处，单击“洗手液”素材的右下角“＋”按钮导入素材。

⑤ 在“播放器”面板上，分别拖动素材四周的调整控制点调整“小狗洗手”素材大小并拖动到画面左上角，调整“洗手液”素材大小并拖动到画面右下角。

⑥ 选择“文本”｜“花字”命令，找到自己喜欢的“花字”样式，单击“素材”右下角“＋”按钮导入素材。在调节面板中选择“文本”，把“基础设置”中的“默认文本”修改为“七步洗手法”，调整字间距为 5。

⑦ 调整素材长度，把时间线上的“指针”调整到“00:00:02:30”处，选中“时间线”面板上的“小狗洗手”轨道，激活向右裁剪工具，将多余素材裁剪掉，以同样的方法裁剪“洗手液”轨道和“七步洗手法”文字轨道。

⑧ 根据需求可以添加其他贴纸素材进行装饰。

⑨ 选中“七步洗手法”文字轨道，选择“动画”|“入场”命令，添加“波浪弹入”入场动画，添加入场动画效果后，轨道上会出现向右的箭头。

（4）制作正片。

① 在素材面板中选择“媒体”|“导入”命令，选择路径“D:剪映实例——七步洗手法”中的“洗手的目的.mp4”“正确的洗手方法.mp4”视频素材并打开。

② 把时间线上的“指针”调整到“00:00:02:03”处，在素材面板中拖动“洗手的目的.mp4”素材到“时间线”面板，建立一个新的视频轨道。同上，在“00:00:50:19”处把“正确的洗手方法.mp4”素材导入“时间线”面板，建立一个新的视频轨道。

注意： *只能拖动添加素材，不可以单击素材右下角进行添加。*

③ 为“正确的洗手方法.mp4”视频轨道添加字幕，打开素材面板，选择“文本”|“智能字幕”命令，单击“识别字幕”|“开始识别”按钮。识别完成后，选中字幕轨道上的所有字幕，在调节面板中选择“文本”|“基础”命令，设置字体为系统，6号，字间距为2，对齐方式为居中，预设样式为白字黑边，描边粗细为20，设置完成后把“洗手的目的.mp4”轨道部分的字幕删除（原素材已有字幕）。

（5）制作片尾。

① 把时间线上的“指针”调整到“00:01:20:18”处，打开素材面板，选择“文本”|“新建文本”命令，单击“默认”中的“默认文本”右下角，将文本素材添加到时间线上。打开“D:剪映实例——七步洗手法”中的“洗手文案.docx”文案素材并复制文案，选择调节面板中的“文本”命令，将所复制的内容粘贴到基础设置的文字框里，替换“默认文本”，设置参数字体：系统，字号：7，字间距：2，行间距：8，对齐方式：居中，预设样式：黑字白边，描边粗细：40。

② 为片尾文字添加朗读音频，选中片尾文本轨道，单击“功能面板”|“朗读”|“新闻男生”|“开始朗读”按钮。完成朗读后，将文字轨道和背景轨道与朗读的音频轨道拖动至相同长度。

（6）添加背景音乐。

① 将时间线上的“指针”调整到00:00:00:00处，选择“素材面板”|“音频”|“音乐素材”命令，在搜索框中搜索“Light Ukulele &Happy”音乐素材，单击素材右下角的“＋”按钮，将其添加到时间线上。

② 为了不影响“洗手的目的.mp4”素材中原有的音乐，需要对背景音频轨道进行剪辑。选中背景轨道，调整时间线上的“指针”，单击“功能面板”|“基础”|“基础”|“关键帧”按钮，添加关键帧。以同样的步骤在“00:01:43:10”处为音乐添加关键帧，并把音量调至负无穷。

③ 在背景音乐轨道上，以同样的步骤在“00:00:51:21”处添加相同的背景音乐重复两次。完成实例制作。

（7）导出视频：单击导出，将视频导出至路径“D:剪映实例——七步洗手法”中。

7.3 图像基础与制作

7.3.1 图像的定义

图像，作为信息传递的重要工具之一，是捕捉并固定下来的二维图像，能够直观地展示事物的形态、色彩和细节。图像是自然界中的客观景物通过某种系统的映射，使人们产生的视觉感受。图像是一种典型的表示媒体，是人们用来表达这种视觉感受的一种方式。不论是用笔画出来的图画，还是用照相机拍下的图像，或者是用不同素材拼凑出的图案，都是用不同的方式记录和表示这种视觉感受。根据记录和表示方式的不同，图像的种类很多。

人们把在日常生活中真实存在的图像，如明信片、画册、照片、广告海报等，称为物理图像，这类图像最大的特点是在空间和色彩上连续，直观地说，无论是画面内容的变化还是色彩的过渡都是平滑的。计算机中存在的图像是数字图像，它们以数字的形式存放于计算机的存储空间，即用数字对画面内容进行离散描述。人们所看到的图像内容是计算机系统对数字内容进行解读并在显示器上显示出来的结果。数字图像与生活中的物理图像的表现形式在视觉效果上基本相同，但它们对信息的记录和表达方式是不同的。只要将数字图像不断放大，就会看到类似于马赛克的一个个小色块，这就不难理解“离散”的含义。

7.3.2 图片常用术语

在医学领域，图片不仅是信息传递的重要工具，还涉及一系列专业的术语。这些术语不仅能帮助医学专业人员更准确地描述和分析图片，还促进了医学知识的传播和交流。以下是一些常用的图片术语及其在医学中的应用范例。

1. 分辨率

与数字图像相关的分辨率有3种：图像分辨率、显示分辨率和设备分辨率。

图像分辨率是指图片中单位长度内包含的像素点数量，它决定了图片的清晰度和细节表现能力。一幅图像的分辨率为800像素×600像素，是指水平方向有800个像素点，竖直方向有600个像素点。有时也会用总像素数来描述一幅图像，如一幅100万像素的图像，是指它一共有100万个像素点。对同样大小的一幅原始物理图像，数字化后图像分辨率越高，表示组成该图像的像素点数量越多，看起来也就越逼真。通常将分辨率超过1920像素×1080像素的图像称作高清图像。

显示分辨率又称屏幕分辨率，指显示器屏幕能够显示图像的最大显示区，以显示器水平方向和垂直方向的像素数表示。显示分辨率设置得越高，显示器能够显示的图像内容就越多。例如，一幅分辨率为1024像素×768像素的图像，若显示分辨率恰好设置为1024像素×768像素，则屏幕上正好完整地显示出整幅图像；若显示分辨率设置为800像素×600像素，则屏幕上只能显示其部分图像；若显示分辨率设置为1280像素×1024像素，则图像仅占据了显示器屏幕的一部分。

无论是图像分辨率还是显示分辨率，都是用像素数来描述的。但一幅图像看上去到底有多大，不仅取决于像素数，还取决于一个像素有多大，这就需要用设备分辨率来描述。

设备分辨率是物理图像采样时的像素密度的度量方法，常用作物理图像与数字图像相互转换时的度量单位，通常用点每英寸（dot per inch，dpi）或每英寸的像素数（pixels per inch，ppi）表示。例如，一幅分辨率为720像素×576像素的图像，若设备分辨率为72dpi，则该图像长10in、宽8in；若设备分辨率为300dpi，则图像长2.4in、宽1.92in。

2. 对比度

对比度（contrast）是指图片中最亮和最暗部分之间的亮度差异，其影响图片的视觉层次感和细节表现。

3. 色彩饱和度

色彩饱和度（color saturation）是指图片中色彩的纯度和鲜艳程度。

7.3.3 图像制作常用软件

在众多领域，图片处理软件都发挥着重要作用，它们能够帮助专业人员高效地处理、分析和展示图片，以满足不同场景下的多样化需求。常用的图片处理软件如下。

1. Adobe Photoshop

Adobe Photoshop是由Adobe Systems公司开发和发行的一款功能强大的图像处理软件。自1987年问世以来，Adobe Photoshop已经发展成为图像处理领域的佼佼者，深受广大平面设计人员、摄影师、计算机美术爱好者及各类设计从业者的喜爱。

Adobe Photoshop的主要功能在于对已有的位图图像进行编辑加工处理以及运用各种特殊效果。它提供了丰富的编修与绘图工具，使用户能够轻松地进行图像编辑、修复、色彩调整、滤镜效果应用等一系列操作。无论是调整图像的亮度、对比度、饱和度，还是进行图像的裁剪、旋转、缩放，Adobe Photoshop都能轻松应对。此外，Adobe Photoshop支持图层管理，通过图层，用户可以轻松地对图像进行叠加、透明度调整、蒙版应用等操作，这在处理复杂图像时显得尤为重要。

Adobe Photoshop的应用领域非常广泛。在平面设计领域，Adobe Photoshop是不可或缺的工具。无论是图书封面、招贴海报，还是广告、标志设计，Adobe Photoshop都能提供强大的支持。通过Adobe Photoshop，设计师可以创造出富有创意和视觉冲击力的作品。在广告摄影领域，Adobe Photoshop同样发挥着重要作用。摄影师可以利用Adobe Photoshop对拍摄的作品进行后期处理，调整色彩、去除瑕疵、增强效果，以达到最佳的视觉效果。此外，Adobe Photoshop广泛应用于网页制作、后期修饰、视觉创意、界面设计等领域。

Adobe Photoshop提供了丰富的滤镜效果，用户可以根据需要选择合适的滤镜对图像进行处理。这些滤镜包括模糊、锐化、扭曲、艺术效果等多种类型，可以帮助用户轻松实现各种创意效果。同时，Adobe Photoshop支持自定义滤镜效果，用户可以自行创建或修改滤镜参数，以满足特定的设计需求。

除了强大的图像处理功能外，Adobe Photoshop 还具有良好的兼容性和跨平台支持。它支持多种操作系统，如 Windows、mac OS 等，并可以与其他 Adobe 产品（如 Illustrator、InDesign 等）无缝协同工作，这为用户提供了更加便捷的工作流程。

总之，Adobe Photoshop 是一款功能强大、应用广泛的图像处理软件。它以丰富的编修与绘图工具、强大的图层管理功能、丰富的滤镜效果及良好的兼容性和跨平台支持，赢得了广大用户的青睐。无论是专业设计师还是普通用户，都可以通过 Adobe Photoshop 实现自己的创意和想法。

2. CorelDRAW

这款软件侧重于图形设计与排版，在医学领域的宣传资料制作、医疗器械外观设计等方面表现出色。当医院需要策划健康宣传活动时，可使用 CorelDRAW 设计精美的宣传册，将医学知识以图文结合的方式融入其中，如设计关于心血管疾病防治的宣传册，用流畅的线条绘制出心脏血管的解剖图，再搭配简洁明了的文字说明，阐述疾病成因、预防措施，整体使用美观大方的排版，以便于读者阅读。在医疗器械公司，设计师利用 CorelDRAW 为新研发的产品绘制外观草图，结合人体工程学原理，优化产品外形，使其不仅具备卓越的功能，还拥有吸引人的视觉效果，提高产品竞争力。

3. Illustrator

Illustrator 是 Adobe Systems 公司推出的一款基于矢量的图形制作软件。自 1987 年发布以来，它已逐渐成为图形设计和插画领域的行业标准工具，广泛应用于标志设计、图标设计、插图绘制、印刷出版、海报设计、书籍排版及多媒体图像处理等多个领域。

Illustrator 的核心优势在于其强大的矢量图形处理能力。与位图图像不同，矢量图形使用数学方程来描述形状，这意味着它们可以在不损失分辨率的情况下进行无限缩放，从而保持图像的清晰度和细节。这一特性使得 Illustrator 成为设计大型广告牌、海报或进行精细插画创作的理想选择。

在功能方面，Illustrator 提供了丰富的绘图和编辑工具，包括路径创建和修改工具、色彩和样式编辑工具、特殊效果工具等。这些工具使设计师可以轻松地绘制各种形状、线条和图案，并对其进行精确调整和修饰。此外，Illustrator 支持多种文件格式的导入和导出，包括 AI、SVG、PDF、EPS 等，这使设计师可以与其他软件轻松地进行协作和文件交换。

Illustrator 的界面设计简洁直观，易于上手。它提供了多种面板和工具条，使用户可以快速访问常用的功能和命令。同时，Illustrator 支持自定义组合键和界面布局，以满足不同设计师的工作习惯和需求。

除了基本的绘图和编辑功能外，Illustrator 还提供了许多高级功能，如实时预览和响应式设计、脚本和自动化支持等。实时预览和响应式设计允许设计师在调整设计元素时实时查看结果，从而提高设计和调整过程的效率。脚本和自动化支持则使设计师可以通过编写脚本或利用现有的自动化工具来简化重复性的任务，提高工作效率。

总的来说，Illustrator 是一款功能强大、易于上手且高度灵活的矢量图形设计软件。它以其出色的矢量图形处理能力、丰富的绘图和编辑工具、简洁直观的界面设计及多种高级功能，赢得了广大设计师的青睐。无论是进行精细的插画创作还是设计大型广告牌和海报，Illustrator 都能提供卓越的性能和可靠的支持。

不同的图片处理软件各有千秋，医学从业者可以根据具体的工作任务、专业需求及预算限制，灵活选择适合自己的工具，借助这些工具使医学图片发挥更大的价值，助力医学事业的蓬勃发展。

本 章 小 结

本章深入探讨了多媒体技术的基础知识，明确了其概念、特征及其在信息时代的重要性。本章追溯了多媒体技术的产生与发展，并学习了视频与图片的基础知识，包括常用术语及剪映视频剪辑软件的应用，同时介绍了图片处理的相关技术和软件。这些内容为后续的多媒体创作和应用奠定了坚实基础。

第8章 人工智能技术及应用

本章导读

人工智能（artificial intelligence，AI）作为21世纪最具革命性的技术之一，正在深刻改变人类社会的方方面面。从模拟人类思维到超越人类能力，人工智能的演进不仅是一场技术革命，更是一场认知与生产关系的范式跃迁。本章将系统探讨人工智能的核心技术及其多元应用，带领读者从理论到实践，全面理解人工智能如何重塑我们的世界。

本章要点

- 人工智能的核心技术。
- 人工智能的多元应用。

8.1 人工智能概述

在信息技术迅猛发展的浪潮中，人类不断突破认知与工具的边界，从蒸汽时代的机械革命到信息时代的数字革命，技术的本质始终是"延伸人类能力"。人工智能的崛起，标志着这一延伸从体力与计算力拓展至认知领域——机器开始具备感知、学习与决策的能力，甚至在某些领域展现出超越人类的潜力。如果说计算机的诞生解放了人类的"双手"，互联网的普及延伸了人类的"感官"，那么人工智能则试图模拟甚至重塑人类的"大脑"。

8.1.1 人工智能的定义与目标

人工智能作为一门交叉学科，其定义随着技术进步不断演化。从学术视角来看，人工智能定义为"通过计算机系统模拟、延伸和扩展人类智能的科学与工程"。这一概念包含如下3个核心维度。

1）模拟人类智能

早期人工智能研究聚焦于对人类思维过程的模仿。例如，符号主义学派主张通过逻辑规则和知识表示（如专家系统）模拟人类的推理能力；连接主义学派主张通过人工神经网络模拟人脑的神经元连接机制。

2）智能行为的实现

现代人工智能更强调"行为结果"而非"思维过程"。根据图灵测试（Turing test），若机器能在对话中使人类无法区分其与真人，则认为其具备智能。例如，ChatGPT 通过大规模语言模型生成类人对话，尽管其缺乏真实意识，但是已通过行为层面验证了智能性。

3）跨学科融合

人工智能与认知科学、神经科学、数学（如概率论、优化算法）和工程学（如机器人学）深度融合。例如，AlphaGo 的决策能力结合了蒙特卡洛树搜索（数学）与深度强化学习（工程），而其灵感部分源于人类棋手的直觉思维（认知科学）。

根据智能水平的不同，人工智能的目标可分为如下 3 类。

1）弱人工智能

弱人工智能是指针对特定任务设计的专用系统，缺乏通用性和自主意识。例如，语音助手，可以通过自然语言处理（natural language processing，NLP）执行预设指令；或者推荐系统，可以基于协同过滤算法分析用户行为。这类人工智能无法跨领域迁移知识，只能依赖人工定义的任务边界。

2）强人工智能

强人工智能具备与人类相当的通用认知能力，可自主学习、推理并解决开放性问题。在这个领域，认知架构如 SOAR、ACT-R 已发展到试图模拟人类记忆与决策机制；多模态学习，如 GPT-4 已可以实现通过文本、图像联合训练展现初步跨模态推理能力。但这类人工智能存在意识本质的哲学争议（如“中文房间”悖论）与复杂环境适应性问题。

3）超级智能

在几乎所有领域超越人类集体智能的人工智能形态，可能引发技术奇点（technological singularity）。但这类人工智能争议性比较强，支持者如牛津哲学家尼克·波斯特洛姆（Nick Bostrom）在《超级智能》一书中指出，递归自我改进的人工智能可能失控；反对者如麻省理工学院物理学家马克斯·泰格马克（Max Tegmark）认为，缺乏物理载体的人工智能难以突破计算本质限制。

8.1.2 人工智能的历史与发展

人工智能的演进历程如同一部跌宕起伏的科技史诗，交织着人类对智慧的探索与技术的突破。20 世纪 50 年代，当计算机科学初露锋芒时，一群科学家在达特茅斯会议上首次提出“人工智能”这一概念，正式开启了用机器模拟人类思维的征程。早期的研究者们满怀理想主义，试图通过符号逻辑和规则系统复现人类的推理能力。1958 年，弗兰克·罗森布拉特（Frank Rosenblatt）提出感知机模型，尽管其因无法解决异或问题而饱受质疑，却为后来神经网络的发展埋下伏笔。然而，受限于当时的算力与数据规模，人工智能在 20 世纪 70 年代陷入第一次寒冬，许多项目因资金中断和技术瓶颈被迫搁置。

进入 80 年代，专家系统的兴起为人工智能注入新的活力。这类系统通过人工编码的规则库模拟领域专家的决策过程，如 MYCIN 医疗诊断系统已能准确识别血液感染疾病，数字设备公司（Digital Equipment Corporation，DEC）的 XCON 系统每年为企业节省数千万美元成本。但规则驱动的局限性逐渐暴露——知识获取成本高昂、系统灵活性不足，一场关于“符号主义”与“连接主义”的学术争论随之展开。90 年代末，随着互联网的普及，人工智能转向统计学习方法，支持向量机、随机森林等算法开始从海量数据中挖掘规律。1997 年 IBM 公司研发的超级国际象棋计算机“深蓝”战胜国际象棋世界冠军卡斯帕罗夫，首次向公众展示了机器的战略思维能力；2005 年斯坦福大学的无人车穿越莫哈韦沙漠，预示着人工智能在现实场景中的潜力。

2012 年成为人工智能发展的分水岭。多伦多大学提出的深度卷积神经网络 AlexNet 凭借深度学习架构，在 ImageNet 图像识别竞赛中以压倒性优势夺冠，彻底改变了计算机视觉领域的技术路线。随后，AlphaGo 在围棋棋盘上击败人类顶尖棋手，不仅展现了深度强化学习的威力，更引发了全球对人工智能技术伦理的广泛讨论。近年来，生成式人工智能的爆发将这场革命推向新高度——从生成式预训练变换器（generative pre-trained transformer，GPT）系列模型的自然语言对话到 Stable Diffusion（一款由 Stability AI 公司于 2022 年 8 月推出的免费、开源的人工智能图像生成器）的图像生成，机器开始具备创造性表达能力。当前，人工智能正朝着多模态融合方向演进，GPT-4 已能同时处理文本、图像与音频，而 AlphaFold2 破解蛋白质折叠难题，则标志着人工智能开始颠覆基础科研范式。回望这段历程，每一次技术寒冬后的复苏，都源于人类对智能本质的更深理解与技术范式的革新。

8.2 人工智能核心技术

人工智能从概念走向实践的进程中，核心技术的突破始终是驱动其发展的核心引擎，人工智能的落地同样依赖算法、数据和算力。从语言理解到视觉感知，从经验学习到自主决策，每一项核心技术的突破都如同解锁人类智能的某个维度，最终拼凑出机器的“认知拼图”。

8.2.1 自然语言处理

在探索如何让机器理解人类语言的过程中，自然语言处理（NLP）成为人工智能领域最具挑战性的技术之一。语言不仅是人类沟通的载体，更是思维与文化的映射，其复杂性体现在歧义性、语境依赖性和文化特异性中。早期的 NLP 系统依赖人工编写语法规则，如 1964 年问世的 ELIZA 聊天机器人，通过模式匹配模拟心理治疗对话，尽管其本质仅是文本重组，却已让人类窥见机器理解语言的潜力。

随着统计学习方法的兴起，NLP 进入数据驱动时代。2000 年后，隐马尔可夫模型（hidden Markov model，HMM）和条件随机场（conditional random field，CRF）开始用于词性标注与命名实体识别，机器翻译领域则通过基于短语的统计方法（如 Google Translate 的早期版本）实现跨语言桥梁的初步搭建。然而，真正的变革始于深度学习与注意力机制的融合。2017 年，Transformer 架构的提出彻底改变了 NLP 的技术范式——通过自注意力机制，模型能够动态捕捉长距离语义关联，双向 Transformer 编码器表示（bidirectional encoder representations from transformers，BERT）模型利用双向上下文预训练在问答任务中超越人类水平，而 GPT-3 则凭借 1750 亿参数展现出令人惊叹的文本生成能力。Transformer 架构如图 8-1 所示。

如今的 NLP 技术已渗透日常生活：智能客服通过意图识别快速响应用户需求，社交媒体平台借助情感分析监控舆情动向，医学文献挖掘系统从海量论文中提取药物相互作用关系。但挑战依然存在：方言与低资源语言的处理仍举步维艰，讽刺与隐喻的理解需要机器具备常识推理能力，而生成式人工智能的滥用（如深度伪造新闻）更引发社会担忧。未来，NLP 可能走向多模态融合——如结合视觉信息的图文联合理解，或是通过脑机接口直接解析神经信号中的语言意图，这将重新定义人机交互的边界。

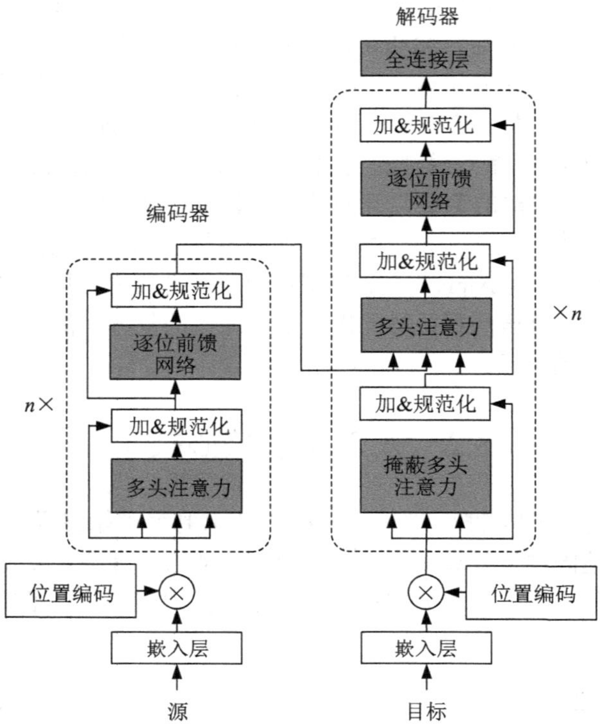

图 8-1 Transformer 架构

8.2.2 图像识别技术

图像识别技术的发展史，本质上是一台机器如何学会“看”的进化史。20 世纪 60 年代，计算机视觉的雏形出现在手写数字识别领域，当时的系统依赖简单的边缘检测算法，识别率不足 70%。直到 2012 年，AlexNet 在 ImageNet 图像识别竞赛中以深度学习架构实现突破，错误率骤降至 15.3%，这场“深度学习的莱特兄弟时刻”宣告了视觉智能新时代的来临。卷积神经网络（convolutional neural network，CNN）通过局部感知野与权值共享机制，模拟人类视觉皮层的分层处理特性——底层网络捕捉线条与纹理，深层网络抽象语义特征，这种仿生设计使人脸识别准确率在 LFW 数据集（一个广泛使用的人脸识别数据库）上达到 99.8%，甚至超越人类平均水平。

技术的进步催生了广泛的应用场景。在医疗领域，人工智能辅助诊断系统能通过眼底扫描识别糖尿病视网膜病变，准确率与资深医师相当；在农业领域，无人机搭载的多光谱摄像头可分析农作物健康状况，指导精准施肥；安防系统的实时视频分析则能在人流中快速锁定目标人物。然而，图像识别的可靠性仍受制于数据质量与场景复杂度：遮挡、光照变化与对抗样本（如精心设计的干扰图案）可能导致系统误判，而医疗人工智能的决策黑箱性也让医生难以完全信赖机器建议。

当前的研究前沿正在突破静态图像的局限。视觉 Transformer（vision Transformer，ViT）将自然语言处理中的注意力机制引入图像领域，通过全局上下文建模提升细粒度分类性能；神经辐射场（neural radiance field，NeRF）技术从二维图像重建三维场景，为虚拟现实与数字孪生提供新工具；多模态模型，如对比语言-图像预训练（contrastive language-image pre-training，CLIP），通过图文对比学习，实现了“以文搜图”与零样本识别能力。未来，视觉智能或将与触觉、听觉感知融合，赋予机器人更全面的环境交互能力，而脑机接口中的视觉信号解码技术，可能让失明患者通过电极阵列“看见”模糊的光影轮廓。

8.2.3 机器学习

机器学习的本质是让计算机系统通过经验自动改进性能的科学。这一思想早在 1949 年唐纳德·赫布（Donald Hebb）的“赫布学习法则”中已现端倪，但直到 20 世纪 90 年代统计学习理论的成熟，才真正形成系统化方法论。监督学习作为最典型的范式，通过标注数据建立输入与输出的映射关系：线性回归用直线拟合房价与面积的关系，支持向量机在高维空间寻找最优分类超平面，而随机森林通过集成多棵决策树降低过拟合风险。2010 年前后，随着大数据时代的到来，深度神经网络在算力与数据的双重加持下爆发式发展，ImageNet 图像识别竞赛的冠军模型层数从 AlexNet 的 8 层增加到残差网络（residual network，ResNet）的 152 层，错误率则从 15%降至 3.6%。

无监督学习则在探索数据的内在规律中扮演着关键角色。聚类算法将客户细分为具有相似消费特征的群体，主成分分析（principal component analysis ，PCA）通过降维技术将基因序列数据可视化，而自编码器（autoencoder）能从医学影像中提取潜在特征用于疾病筛查。半监督学习的出现进一步弥合了数据标注的成本鸿沟：在工业质检场景中，仅需少量缺陷样本与大量未标注图像，系统即可学会检测细微的零件裂纹。迁移学习突破领域壁垒，将在 ImageNet 上预训练的模型适配到特定医学图像分类任务，准确率提升可达 20%。

然而，机器学习的应用始终面临三大挑战：模型可解释性、数据偏见与计算资源消耗。金融风控系统需要向监管机构证明拒绝贷款决策的合理性，而深度神经网络的“黑箱”特性常成为落地障碍；人脸识别系统在肤色分布不均的训练数据下可能产生歧视性结果；大型语言模型的训练能耗相当于数百户家庭年用电量，引发可持续性争议。当前的研究正在通过知识蒸馏技术压缩模型规模，利用对抗训练增强鲁棒性，而因果推理框架的引入，或许能让机器学习突破相关性的局限，真正理解变量之间的因果关系。

8.2.4 强化学习

强化学习的核心哲学源自生物进化的基本逻辑：智能体通过与环境互动获得奖励信号，逐步优化行为策略。这一思想在 1992 年首次具象化为 Q-learning 算法，其通过价值函数迭代让机器学会走迷宫的最优路径。2013 年 DeepMind 公司将深度学习与强化学习结合，提出深度 Q 网络（deep Q-network，DQN），让人工智能在 Atari 游戏[由美国雅达利（Atari）公司开发的一系列经典电子游戏]中仅凭像素输入就能超越人类玩家。AlphaGo 的胜利展现了更复杂的策略——蒙特卡洛树搜索在围棋的浩瀚可能性空间中高效导航，价值网络评估棋盘态势，策略网络生成落子建议，三者的协同使机器首次在19×19的棋盘上战胜世界冠军。

今天的强化学习已超越游戏领域，在现实世界开疆拓土。在能源管理中，谷歌公司利用强化学习优化数据中心冷却系统，降低40%能耗；在机器人控制中，波士顿动力（Boston Dynamics）的人形机器人通过仿真环境中的数万次跌倒学会后空翻；在金融交易中，算法通过模拟市场波动学习风险对冲策略。然而，现实场景的复杂性远超实验室环境：自动驾驶汽车在遇到未预见的道路状况时需要平衡安全与效率，医疗决策系统必须在不完全信息下做出符合伦理的治疗建议，这些挑战推动着算法创新——近端策略优化（proximal policy optimization，PPO）通过限制策略更新幅度保持稳定性，逆强化学习通过观察专家行为反推奖励函数，分层强化学习将复杂任务分解为可管理的子目标。

技术的边界仍在不断拓展。元强化学习使智能体具备快速适应新任务的能力，就像人类骑自行车后能更快学会滑板；多智能体强化学习模拟群体协作，已在交通信号协同优化中验证价值；离线强化学习仅凭历史数据就能训练策略，为医疗等高风险领域提供安全学习路径。但根本性难题依然存在：稀疏奖励场景中智能体难以获得有效反馈，安全约束可能限制探索空间，现实世界的试错成本往往不可承受。或许未来的突破将来自神经科学与强化学习的交叉——当算法能模拟多巴胺奖励机制，或是借鉴婴儿的主动学习模式，机器智能或将迈入更接近生命本质的新阶段。

8.3 人工智能技术应用

当人工智能的核心技术逐渐成熟，其价值最终通过应用场景的落地得以彰显。从物理世界的移动革命到生命健康的精准干预，再到虚拟空间的沉浸体验，人工智能正在重构人类社会的运行逻辑——它不仅是工具的效率提升，更是生产关系的范式跃迁。智能驾驶重新定义了人与空间的关系，让车辆从代步工具进化为自主决策的“移动智能体”；智慧医疗突破传统诊疗的精度极限，将医生的经验沉淀为可复制的数字资产；影视中的人工智能技术，在虚实交融中拓展人类想象力的边界。这些应用场景看似分散，却共享同一内核：以数据为燃料，以算法为引擎，以人类福祉为终极目标。

8.3.1 智能驾驶

在人类对移动自由的永恒追求中，智能驾驶技术的出现重构了交通的本质——汽车不再仅仅是钢铁与橡胶的机械组合，而是演变为搭载感知、决策与控制系统的“轮上智能体”。这一变革的核心是人工智能技术对驾驶全链路的渗透。感知层通过激光雷达、摄像头与毫米波雷达的多传感器融合，构建车辆周围环境的厘米级精度三维地图：激光雷达发射的百万束激光脉冲在雨雾中穿透力不足时，视觉系统通过卷积神经网络识别模糊的路标轮廓；雷达的微波信号能在能见度极低的环境下探测前方障碍物的相对速度。决策层的算法需要在毫秒间综合高清地图、实时交通流与乘客偏好，完成路径规划与行为预测。例如，当侧方车辆突然变道时，系统须权衡紧急制动引发的追尾风险与加速避让的可行性，这一过程往往结合博弈论模型与深度强化学习，模拟人类驾驶员的直觉反应。控制层将决策转换为机械指令，线控转向与电控制动系统的协同误差须控制在千分之一秒内，模型预测控制（model predictive control，MPC）算法通过滚动优化确保轮胎轨迹与规划路径吻合。

当前智能驾驶的落地呈现出两条技术路线之争。以特斯拉为代表的“纯视觉派”，主张通过 8 个摄像头的多角度视频流输入，配合 Transformer 架构的鸟瞰图（bird's eye view，BEV）感知模型，以低硬件成本实现城市道路导航；Waymo 等企业坚持多传感器冗余策略，激光雷达点云与视觉数据的互补性可显著提升极端天气下的系统鲁棒性。无论是哪种方案，长尾场景（long-tail scenarios）始终是技术落地的最大障碍：被积雪覆盖的车道线、横穿马路的野生动物、施工路段临时摆放的锥形桶，这些人类驾驶员可凭常识处理的场景，对人工智能而言却是需要海量专项数据训练的难题。更深刻的挑战来自伦理层面——当事故不可避免时，系统如何在保护乘客与行人之间做出选择？这一“电车难题”的算法化，迫使工程师在功利主义（最小化总体伤亡）与义务论（绝对保护乘客）之间寻找平衡，而法律层面尚未明确责任归属的判定标准。基于激光雷达的智能驾驶如图 8-2 所示。

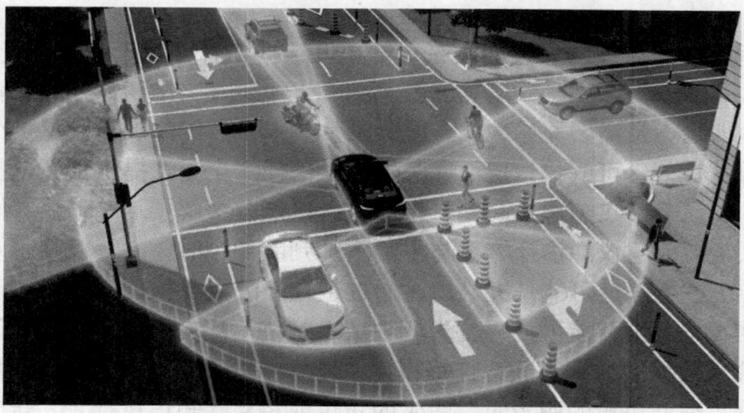

图 8-2　基于激光雷达的智能驾驶

技术的演进方向正从“替代人类”转向“增强人类”。驾驶员监控系统（driver monitoring system，DMS）通过红外摄像头与微表情分析，实时监测疲劳或分心状态；车路协同（vehicle-to-everything，V2X）技术让车辆与交通信号灯、路侧单元共享数据，全局优化交通流；在矿区、港口等封闭场景，无人驾驶卡车已实现 24h 连续作业，降低人力成本的同时提升运输效率。未来，随着神经形态计算芯片的普及，车辆的实时决策能耗可能降低至现有水平的 1/10，而当前很多国家的法律法规允许车企在保护用户隐私的前提下共享驾驶场景数据，加速算法迭代。当方向盘逐渐成为可选配置时，汽车的内核已从交通工具升华为移动的智能空间，重新定义人与距离的关系。

8.3.2　智慧医疗

在医疗这一容错率近乎为零的领域，人工智能技术的渗透展现出谨慎而深刻的变革力。影像诊断是人工智能落地的最早应用场景之一：深度学习模型通过数万张标注的 X 光片学习肺炎的纹理特征，在胸片筛查中达到与资深放射科医师相当的敏感度；眼科领域，谷歌 DeepMind 开发的视网膜病变检测系统，能从眼底照片中识别糖尿病性黄斑水肿的早期征兆，准确率超过 95%。但这些成就仅是冰山一角——病理切片分析中，算法可在 1min 内完成对数十万细胞的分类计数，而人类病理学家需要数小时；超声心动图的自动测量系统，将心室容积计算的误差从人工的 15%降至 5%以下。在时间就是生命的急诊科，人工智能辅助的卒中 CT 影像分析可将诊断时间从 30min 压缩至 2min，为溶栓治疗赢得黄金窗口。

药物研发这一传统上耗时十年的高成本过程，正在被人工智能重新定义。AlphaFold2 通过预测蛋白质三维结构，将部分靶点蛋白的解析时间从数月缩短至数小时，加速了癌症靶向药的开发；生成式对抗网络（generative adversarial network，GAN）可设计具有特定药理特性的分子结构，其生成的候选化合物中约 12%经实验室验证有效，远超传统虚拟筛选的 1%～2%。在临床试验阶段，自然语言处理技术从海量病历中自动匹配符合条件的受试者，招募效率提升近 3 倍。手术机器人则代表了硬件与人工智能的深度融合：达芬奇手术系统通过 7 自由度的机械臂模拟外科医生的手部动作，滤除生理震颤的同时将操作精度提升至 0.1mm，配合实时影像导航，可在前列腺切除术中将并发症发生率降低 50%。

然而，医疗人工智能的普及面临三重壁垒。数据隐私方面，《健康保险流通与责任法案》（*Health Insurance Portability and Accountability Act，HIPAA*）要求患者信息匿名化处理，但模型训练常常需要原始数据，差分隐私技术虽然能添加噪声保护个体信息，但是可能降低算法性能；可解释性层面，医生难以信任一个无法提供诊断依据的“黑箱”，可视化技术，如显著性热图通过高亮影像关键区域部分缓解了这一矛盾；伦理争议则更为复杂，当人工智能建议的治疗方案与主治医师判断冲突时，决策权归属问题尚无法律定论。未来，个性化医疗可能是突破口：通过整合基因组数据、穿戴设备动态监测指标与电子健康档案，人工智能可为每位患者生成定制化治疗方案；在罕见病诊断中，允许各医院在不共享数据的前提下联合训练模型，破解样本稀缺难题。当人工智能逐渐承担起筛查、分诊与辅助决策的职责时，医生的角色或将从“知识执行者”转向“人文关怀者”，而这恰恰是机器最难替代的人性光辉所在。

8.3.3 影视特效人工智能

影视特效人工智能正在创造出令人惊叹的奇幻世界，极大地提升了影视作品的视觉效果。

1. 提升特效制作效率

人工智能技术在特效制作效率提升方面发挥着重要作用。在特效元素处理过程中，传统的人工识别和分类方法耗时费力，人工智能技术可以通过深度学习算法自动识别和分类特效元素。例如，在一部大型奇幻电影中，可能涉及成千上万种特效元素，如魔法光芒、神话生物、奇幻场景等。人工智能系统可以快速扫描影片素材，准确识别这些元素，并根据预先设定的规则进行分类。这不仅节省了大量的人工时间，还提高了分类的准确性和一致性。在特效调整环节，人工智能能够根据预设的参数和算法自动进行调整。例如，对于一个火焰特效，人工智能可以根据场景的光照条件、周围物体的反射特性等因素自动调整火焰的颜色、亮度、闪烁频率等参数，实现自动化特效调整，减少人工调整时间。此外，人工智能还能快速生成特效预览。在传统制作流程中，制作人员需要花费大量时间等待特效渲染完成后查看效果，而人工智能技术可以在短时间内生成低分辨率但足以展示特效大致效果的预览版本。制作人员可以根据预览及时发现问题并进行调整，避免了在最终渲染完成后才发现问题而导致的大量返工，从而提高制作效率。人工智能还可以自动合成特效，将不同的特效元素按照预定的规则和顺序进行组合，减少人工合成时间。

2. 优化特效质量

人工智能技术在优化特效质量方面具有显著优势。它可以自动生成特效，基于深度学习算法，人工智能能够学习大量的特效样本，理解特效的构成和表现方式，从而生成高质量的特效。例如，在创建一个外星生物的特效时，人工智能可以根据已有的外星生物概念设计和相关的科学知识，生成逼真的外星生物外形、皮肤纹理、动作姿态等特效。同时，人工智能还能自动识别和修复特效中的错误。在特效制作过程中，由于各种原因可能会出现一些瑕疵，如模型的几何错误、纹理的拼接不自然等，人工智能系统可以通过对比正常特效的特征和规律，快速发现这些错误并进行修复。在调整特效参数方面，人工智能能够根据特效的目标效果和场景需求自动优化参数。例如，对于一个模拟水流的特效，人工智能可以根据场景的地形、水流速度、周围物体的影响等因素自动调整水流的黏度、透明度、反射率等参数，使特效更加逼真和生动，从而提高特效质量，优化观众观影体验。

3. 实现实时渲染与预览

利用人工智能算法，影视特效可以实现实时渲染，这是影视制作技术的一大突破。传统的渲染过程需要耗费大量的计算资源和时间，而人工智能算法可以通过优化渲染流程和利用硬件加速技术，在较短时间内完成特效的渲染。例如，通过对渲染任务进行智能分解，将复杂的场景渲染任务分配到多个计算核心或图形处理单元（graphics processing unit，GPU）上并行处理，提高渲染速度。同时，人工智能技术还可以实现特效预览。在拍摄现场或制作过程中，导演和制作团队可以通过专门的设备实时查看特效的初步效果，从而能够及时发现问题并进行调整，避免浪费后期大规模修改的成本和时间。此外，人工智能还支持交互式特效制作，制作人员可以通过交互设备直接对特效参数和效果进行调整，人工智能系统会根据调整实时更新特效，让制作人员更加直观地看到调整后的结果。部分特效还可以由人工智能自动生成，制作人员只需提供一些基本的创意和要求，人工智能就能根据这些信息生成相应的特效，减少了制作人员的工作量，提高了制作效率。

4. 推动特效创新与突破

人工智能技术为影视特效带来了创新与突破的新机遇。它提升了特效制作效率，使制作团队能够在更短的时间内尝试更多的创意和技术，实现更加逼真的特效效果。例如，人工智能可以模拟出更加真实的物理现象，如物体的碰撞、破碎、流体的流动等，让特效场景更加贴近现实世界。人工智能还拓展了特效应用场景的可能性。在一些以往难以实现特效的场景中，如微观世界的特效表现、大规模人群的真实模拟等，人工智能技术都能够提供有效的解决方案。例如，在表现细胞内部结构的特效场景中，人工智能可以根据科学研究数据生成高度精细的细胞模型和内部活动特效；在大规模人群场景中，人工智能可以通过智能算法模拟人群的行为、表情、动作等细节，使人群看起来更加真实自然。这种创新推动了影视制作行业的发展，激发了创作者的想象力，为观众带来了全新的视觉体验。例如，2024 数字中国创新大赛数字视听赛道将“AI＋影视”设为赛道主题，旨在探索人工智能技术在图像处理、视觉分析、语音识别等影视创新场景的应用，鼓励影视制作团队利用人工智能技术创造出更多具有创新性和艺术价值的作品。

以电影影评人工智能图像生成技术为代表的人工智能技术，通过对大量电影影评数据的学习和训练，能够自动生成更加真实、细腻和优美的电影截图，从而提升整部电影的视觉效果。该技术利用自然语言处理技术分析影评中的情感倾向、场景描述等信息，然后根据这些信息生成相应的图像。例如，如果影评中提到了一个美丽的海边日落场景，人工智能可以根据对大量海边日落图片的学习，生成一个符合描述的电影截图，包括准确的色彩、光影效果和景物布局。人工智能还可以针对电影中需要改进的场景进行图像生成和增强，提升电影整体的质量。如果某个场景在拍摄时由于光线或构图问题效果不理想，那么人工智能可以根据周围场景的信息和导演的意图，生成一个改进后的场景图像，使电影更加完美。

人工智能图像生成技术在绘制奇幻画面方面也表现出色。它主要基于深度学习中的生成式对抗网络（GAN）和变分自编码器（variational self-encoder，VAE）等算法。GAN 由生成器和判别器组成，生成器负责生成新的图像，判别器负责判断生成的图像是否真实。通过两者的对抗训练，生成器不断学习如何生成更逼真的图像，直到判别器无法区分生成图像和真实图像为止。VAE 通过学习图像的概率分布来生成新的图像。通过大量的数据训练，这些算法能够学习到图像的特征和模式，从而能够生成新的图像。例如，Stable Diffusion AI（一种基于深度学习的生成式人工智能模型，主要用于根据文本描述生成高质量的图像）可以生成奇幻世界道具，如神秘的魔法武器、奇异的生物形态等，它可以根据用户的描述或给定的概念生成各种独特的道具图像，为影视制作提供更多创意元素。

人工智能绘制的奇幻画面在电影和游戏制作中有着广泛的应用。在电影制作中，人工智能图像生成技术可以用于创建特效场景、角色设计、背景绘制等。例如，在一部奇幻电影中，人工智能可以生成宏大的魔法城堡场景，包括城堡的建筑结构、装饰细节、周围环境等；在角色设计方面，人工智能可以根据剧本要求生成独特的角色外形、服装、发型等；在背景绘制中，人工智能可以快速生成逼真的自然景观或奇幻世界的背景。在游戏制作中，人工智能图像生成技术同样可以发挥重要作用，它可以为游戏生成各种场景、道具、角色等资源，大幅提高制作效率，降低成本。同时，这些由人工智能生成的奇幻画面能够为观众和玩家带来更加震撼的视觉体验，使他们更加沉浸于电影或游戏的奇幻世界中。例如，河南卫视运用人工智能技术打造的奇幻文旅微电影《锦鲤与花神》，将古老的神话传说与前沿的人工智能技术相融合，人工智能技术为影片生成了精美的奇幻场景和生动的角色形象，为观众带来了一场视觉与心灵的双重盛宴。

本章小结

人工智能作为 21 世纪最具颠覆性的技术之一，正在以惊人的速度重塑人类社会的方方面面。本章从人工智能的定义与目标出发，系统梳理了其核心技术与发展脉络，并深入探讨了其在智能驾驶、智慧医疗与影视特效等领域的多元应用。

在核心技术层面，自然语言处理、图像识别、机器学习与强化学习构成了人工智能的四大支柱。自然语言处理通过深度学习与注意力机制，实现了从文本理解到生成的跨越；图像识别技术借助卷积神经网络与视觉 Transformer，赋予机器“看见”世界的能力；机器学习通过监督、无监督与强化学习范式，从数据中提炼规律；强化学习通过智能体与环境的交互，探索复杂场景中的最优策略。这些技术的协同发展，推动了人工智能从专用到通用、从静态到动态的演进。

在应用层面，智能驾驶技术通过多传感器融合与决策算法，重新定义了人与空间的关系；智慧医疗借助人工智能辅助诊断与药物研发，提升了诊疗效率与精准度；影视特效中的人工智能技术通过实时渲染与图像生成，拓展了创作者的想象力边界。然而，人工智能的广泛应用也伴随着伦理与安全的挑战，如数据隐私、算法偏见与责任归属等问题亟待解决。

展望未来，人工智能将继续朝着多模态融合、具身智能与个性化服务的方向发展，其与脑科学、量子计算等领域的交叉融合，或将开启智能革命的新篇章。通过本章的学习，读者不仅可以掌握人工智能的技术逻辑与应用场景，更能深刻认识到其对社会、经济与文化的深远影响，为在人工智能驱动的时代中把握机遇、应对挑战奠定坚实基础。

第 9 章

医学元宇宙

本章导读

随着科技的不断进步和数字化时代的到来，“元宇宙”这一概念逐渐进入公众视野。医学元宇宙作为元宇宙概念在医疗领域的应用，代表着未来医疗服务的新模式和新方向。它不仅是传统医疗信息系统的延伸和升级，更是融合了虚拟现实、增强现实、人工智能和区块链等前沿技术的创新平台。本章将深入探讨医学元宇宙的基本概念、核心技术、应用场景的发展趋势。

本章要点

- 医学元宇宙概述。
- 医学元宇宙的核心技术。
- 医学元宇宙的应用场景和发展趋势。

9.1 医学元宇宙概述

9.1.1 医学元宇宙的定义

元宇宙是建立在现实世界和虚拟世界融合基础上的全新宇宙观，是集虚拟现实、增强现实、混合现实、人工智能、区块链和其他前沿技术于一体的虚拟共享空间。它是一个持久存在、完全沉浸和互动的数字宇宙，用户可以通过虚拟身份参与其中，进行社交、工作、娱乐、教育、购物等各种活动。元宇宙的概念源于科幻小说，但随着技术的进步，正在逐步从科幻走向现实。

医学元宇宙是在元宇宙技术实现的基础上构建全新的医学体系，旨在全方位提升传统医学技术水平。医学元宇宙是融合了虚拟现实、增强现实、人工智能、区块链和物联网（internet of things，IoT）等前沿技术的虚拟医疗生态系统，该系统构建了一个高度互动和沉浸的虚拟空间，旨在提升医疗服务质量、优化医疗资源配置、支持医学教育和科研、改善患者的健康体验。医学元宇宙不仅是现有医疗信息系统的延伸和提升，更是开创了一个全新的医疗服务和管理模式。图 9-1 所示为虚拟医院。

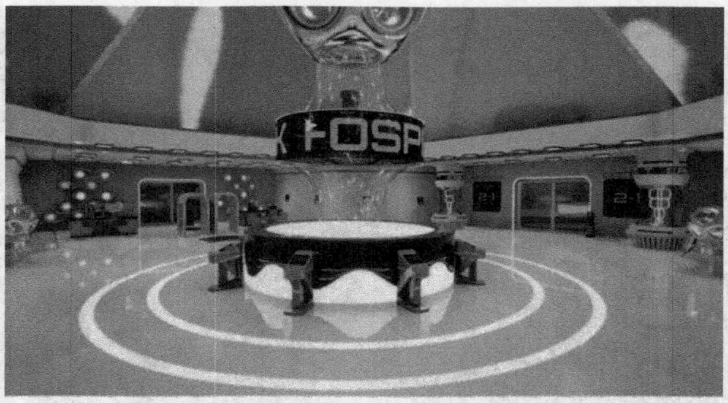

图 9-1　虚拟医院

9.1.2　医学元宇宙的国内外发展现状

1. 国内发展现状

在我国，医学元宇宙作为一个新兴领域，正逐渐引起医疗界、科技界和投资界的广泛关注。我国高度重视数字健康和智慧医疗的发展，发布了一系列政策文件支持信息技术在医疗领域的应用。例如，《"健康中国 2030"规划纲要》和《新一代人工智能发展规划》中都强调了数字化和智能化技术在医疗健康中的重要作用。这些政策为医学元宇宙的发展提供了良好的政策环境和指导方向。

越来越多的中国医院和医疗机构开始探索和应用医学元宇宙技术。例如，北京协和医院和复旦大学附属中山医院等知名医院已启动虚拟现实和增强现实技术的应用项目，用于手术模拟、医学培训和患者教育。通过这些创新应用，医生能够在虚拟环境中进行复杂手术的模拟训练，提高临床技能和手术成功率。

我国的科技公司在推动医学元宇宙发展中也发挥了重要作用。例如，华为、腾讯、阿里巴巴和百度等大型科技企业纷纷涉足医疗健康领域，开发了一系列基于虚拟现实、人工智能和区块链的医疗应用。这些公司利用自身在技术和数据方面的优势，为医学元宇宙提供了强大的技术支持和更多的解决方案。

高校和科研机构也积极参与医学元宇宙的研究和开发。清华大学、北京大学、上海交通大学等高校设立了相关研究项目，开展虚拟现实、人工智能和大数据在医学中的应用研究。此外，中国的医疗机构与国际顶尖研究机构开展合作，分享技术和经验，共同推动了医学元宇宙的发展。

2. 国外发展现状

Meta、Google、Microsoft 等科技巨头积极参与医学元宇宙的开发。例如，Meta 在其虚拟现实平台上推出了多种医疗应用，支持远程医疗、虚拟手术培训和患者康复等。图 9-2 所示为混合现实医疗应用场景。

美国的知名医疗机构，如梅奥医疗集团、克利夫兰医学中心和约翰·霍普金斯医院，已经开始使用虚拟现实和增强现实技术进行手术模拟、医学教育和患者康复。通过这些创新实践，医学元宇宙在提升医疗服务质量和效率方面展示了巨大的潜力。

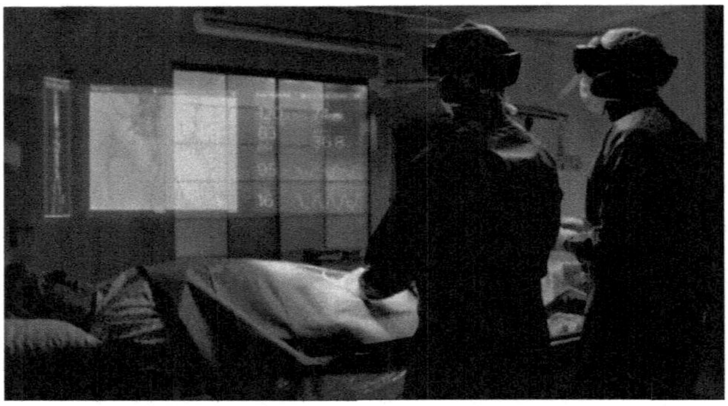

图 9-2　混合现实医疗应用场景

部分高校和科研机构，如麻省理工学院、斯坦福大学和哈佛大学，在医学元宇宙的研究方面也取得了重要进展。这些机构通过跨学科合作，推动了虚拟现实、人工智能和区块链等技术在医学领域中的应用。

9.2　医学元宇宙的核心技术

9.2.1　虚拟现实和增强现实

1. 虚拟现实

狭义的虚拟现实就是一种高端的人机交互接口，包括通过视觉、听觉、触觉、嗅觉和味觉等多种通道的实时模拟和实时交互。

从广义上来讲，虚拟现实可看作对虚拟想象（三维可视化）或真实三维世界的模拟，即对某个特定环境真实再现后，用户通过接收和响应模拟环境的各种感官刺激，与其中虚拟的人及事物进行交互，从而产生身临其境的感觉。图 9-3 所示为虚拟现实应用场景（心脏解剖）。

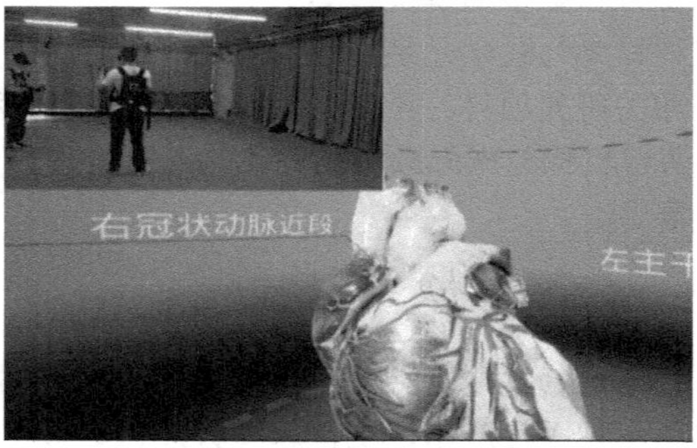

图 9-3　虚拟现实应用场景（心脏解剖）

2. 增强现实

增强现实是一种通过实时计算摄像机影像的位置和角度，并将相应的虚拟图像叠加到现实场景中的技术。这种技术的目的是在屏幕上把虚拟世界合成到现实世界并进行互动。简单来讲，增强现实是指把计算机产生的图形、文字等信息叠加在真实世界中，用户可以通过叠加后的虚拟信息更好地理解真实世界，即将增强现实引入真实世界，其与虚拟现实不同。图 9-4 所示为增强现实应用场景（人体内部结构的观察）。

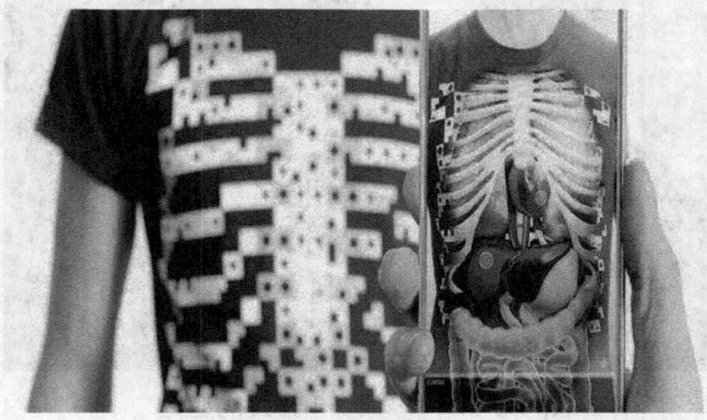

图 9-4 增强现实应用场景（人体内部结构的观察）

9.2.2 人工智能

人工智能是研究、开发用于模拟、延伸和扩展人的智能的理论、方法、技术及应用系统的一门新的技术科学。1956 年，人工智能的概念由约翰·麦卡锡（John McCarthy）首次提出，当时的定义为“制造智能机器的科学与工程”。人工智能的目的就是让机器能够像人一样思考，让机器拥有智能。时至今日，人工智能的内涵得到了极大的拓展，成为一门交叉学科。

1. 启发式搜索

启发式搜索作为人工智能的一种搜索技术，在医学元宇宙的发展过程中起到了重要的作用。常见的启发式算法有爬山法、模拟退火法、遗传算法、禁忌搜索法、蚁群优化法等。作为现实生活的模拟，医学元宇宙中同样存在着诸如调度问题、路径搜索问题等通过简单的遍历搜索算法比较难解决的实际问题。例如，医学资源的调度、医学影像中病灶位置的搜索等。这些问题大多具有非线性和问题规模庞大等特点，这也是这些问题的难点所在。启发式搜索可以有效地解决这些问题。同样，元宇宙作为强调虚实结合的虚拟概念，借助其强大的模拟能力，使人们更加有能力探索新的启发式搜索算法。

2. 自然语言处理

自然语言处理（NLP）在医学元宇宙中扮演着至关重要的角色，它结合了计算机科学、人工智能和医学知识，为医学研究、临床实践和医疗管理提供了强大的支持。

医学领域会产生大量的文本数据，如医学文献、临床记录、病历等。NLP 可以帮助医学研究者从这些文本数据中提取有用的信息，如疾病诊断、治疗方法、药物副作用等，为医学研究提供数据支持。NLP 技术也可以用于分析医学文献中的实体、关系和事件，并将其构建成医学知识图谱。这样的知识图谱可以帮助医生快速获取医学知识，支持临床决策和诊断过程。基于 NLP 技术的医学问答系统可以回答医学相关问题，如疾病的症状、治疗方法等，为患者和医生提供及时、准确的信息支持。图 9-5 所示为智能导诊机器人的应用。

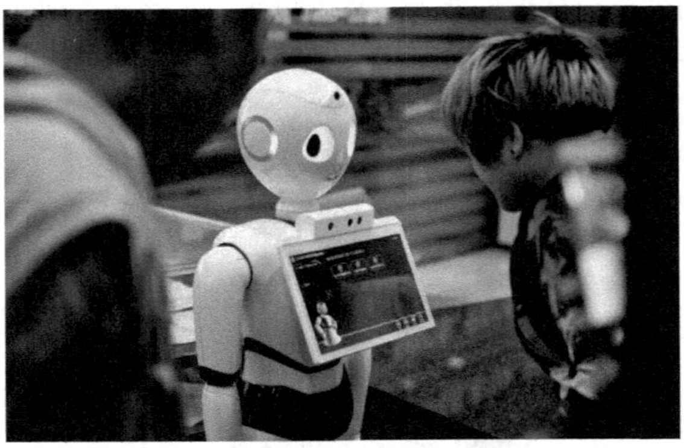

图 9-5　智能导诊机器人的应用

9.2.3　区块链技术

区块链是分布式数据存储、点对点传输、共识机制、加密算法等计算机技术在互联网时代的创新应用模式，具有去中心化、透明性、不易篡改性、抗抵赖性、可追溯性、持久性、可审核性和匿名性等显著特征。区块链技术被认为是继大型计算机、个人计算机、互联网之后计算模式的颠覆式创新，在全球范围内引起了一场新的技术革新和产业变革。

区块链让用户能够以安全、可靠、可验证的数字方式共享信息，可支持医学元宇宙多领域场景，向患者、医生、医院和药械企业提供有价值的数据，为医学元宇宙参与者提供支持。

区块链技术在医学元宇宙中的主要应用场景如下。

1. 基础设施支撑

区块链技术因其具有去中心化、可追溯性、自治性特点，可大幅提高数据和信息交换的安全性与效率。区块链既是医学元宇宙的架构、多种新技术的融合平台、信息传播的途径，又是医学相关内容生成与医疗经济运行的平台，更是医疗健康行业参与者沉浸式体验、进行医患互动与创作的平台。

2. 医学数据确权

区块链是医学元宇宙领域的重要组成部分，因为它允许通过智能合约控制去中心化，并记录数字世界中的环境甚至物品的“所有权”。高价值健康数据的管理和安全是区块链在医疗领域最突出的应用。通过区块链技术，患者全生命周期的数据均可以安全地整合到患者自己独有的电子病历系统中，这一技术也可以保障患者可选择何时向何人授权访问其医疗记录。

数据确权是指数据的使用权和归属权。在医学元宇宙中可以通过针对医疗数据定制的非同质化代币（non-fungible token，NFT）发行模板，激励患者主动参与数据确权，帮助用户加强数据采集和数据资产的转换过程，加强医疗数据流动。

3. 医学数据资产化

在医学元宇宙中，可构建一个关于医疗数据的激励层，突破医疗的数据“孤岛”，让大家能够自由分享个人的脱敏医疗数据，这些健康大数据可使全人类共同获益。通过区块链技术驱动、NFT 平台支撑的医学元宇宙应用，能够实现数据资产化，从而极大地提升患者的参与度和依从性。

使用 NFT 技术搭建支持共享经济商业模式的基础链，可实现去（弱）中心化的共享，帮助供需双方建立信任，保证分享行为的顺利实施。例如，未来通过影像及其他数据分享，实现用户收益，以帮助企业进行产品忠诚度管理；或者通过真实世界数据交换，实现用户行为变现，帮助开展药物研发。

在医学元宇宙中，可以利用 NFT 运动设备，通过运动赚取加密资产，增加运动的乐趣与收益，从而促进患者康复、激励目标人群运动，形成健康的运动方式。与之类似的还有通过高质量睡眠、规律性活动赚取加密资产等。

在医学元宇宙中，可在传统医疗基础上构建一个针对患者和医生的数据资产变现的 NFT 资产。患者和医生之间能够在 NFT 数据铸造以后，通过资产增值，进行更加良好的互动，在元宇宙的范围内重塑生产关系。图 9-6 所示为区块链的结构。

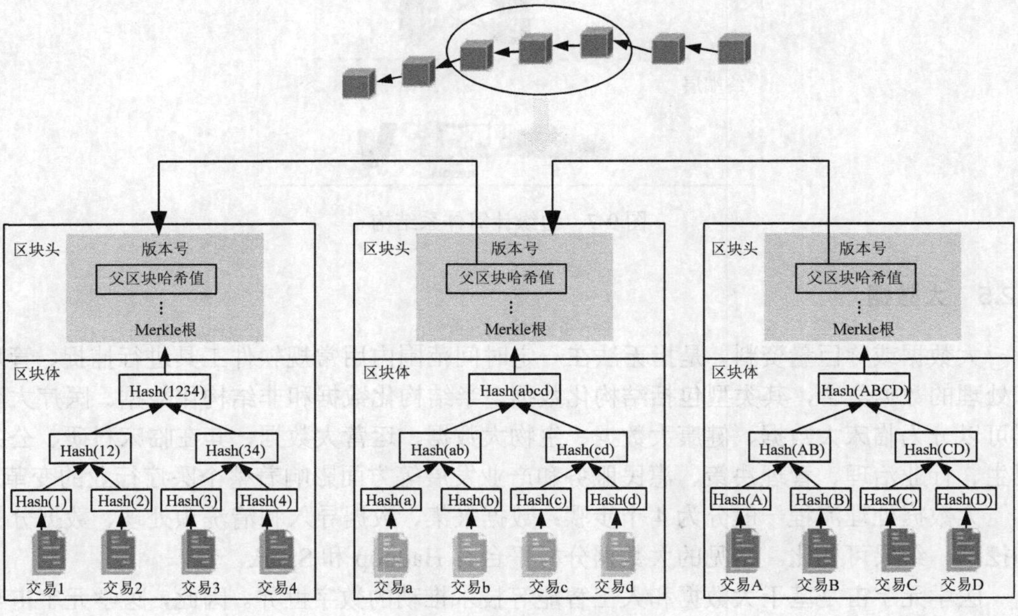

图 9-6 区块链的结构

9.2.4 云计算和边缘计算

算力是计算机设备或计算中心处理信息的能力，是计算机硬件和软件配合共同执行某种计算需求的能力。医学元宇宙的复杂程度不亚于现实世界，这也意味着其将产生并包含大量的数据。这个拟真世界的维持和发展无疑需要大量的算力支持，云计算是产生这个巨大算力的重要来源。

云计算是一种分布式计算，指通过网络“云”将巨大的数据计算处理程序分解成无数个小程序，通过由多台服务器组成的系统处理和分析这些小程序将得到的结果返回给用户。云计算是一种通过网络将大量服务器或计算机连接起来，形成一个强大的资源池的技术。它能够提供类似于超级计算机的高性能计算能力，显著降低了成本。

边缘计算是指在网络边缘执行计算的一种新型计算模型，边缘计算操作的对象包括来自云服务的下行数据和来自万物互联服务的上行数据，而边缘计算的边缘是指从数据源到云计算中心路径之间的任意计算和网络资源，是一个连续统一体。在靠近物或数据源头的网络边缘侧，通过融合网络、计算、存储、应用核心能力的分布式开放平台，就近提供边缘智能服务，这成为医学元宇宙又一重要的动力支撑。图 9-7 所示为边缘计算体系结构。

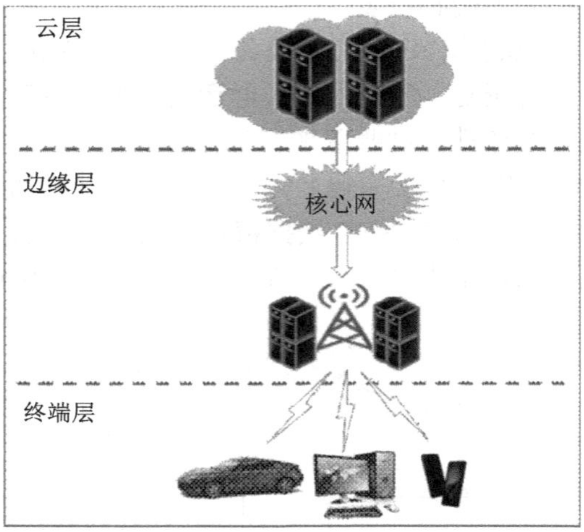

图 9-7　边缘计算体系结构

9.2.5　大数据

大数据或称巨量资料，是指无法在一定时间范围内用常规软件工具进行捕捉、管理和处理的数据集合，其类型包括结构化数据、半结构化数据和非结构化数据。医疗大数据可以分为临床大数据、健康大数据、生物大数据、运营大数据，其在临床科研、公共卫生、行业治理、管理决策、惠民服务和产业发展等方面影响着整个医疗行业的变革。

大数据处理流程一般分为 4 个步骤：数据采集、数据导入和清洗预处理、数据分析和挖掘、结果可视化。常见的大数据分析平台有 Hadoop 和 Spark。

医学元宇宙是基于大数据和人工智能等技术推动的数字世界。因此，医学元宇宙与大数据技术具有高度契合性。大数据技术可以让用户感知各种信息和决策行为，将技术融合在现实世界的数据中。医学元宇宙是大数据技术所产生的虚拟世界，是通过互联网将不同地域、不同医疗场景连接交通、创新融合的结果。大数据技术中的机器学习、深度学习、机器翻译、图像识别、语音识别等是元宇宙重要的核心技术及应用场景。

9.2.6　物联网

物联网是医学元宇宙的核心技术之一，它将各种传感设备与互联网结合起来形成一个“万物互联的网络”，实现了在任何时间、地点，人、机、物的互联互通。

物联网的核心仍是互联网，其是互联网的延伸和扩展。物联网中部署的每个传感器都是一个信息源，这些海量的传感器通常会按一定的时间周期采集信息，并不断更新；不同类别的传感器采集的信息内容及格式各不相同；这些传感器通过各种有线或无线网络，将采集的信息实时、准确地传递到互联网中，实现物与网的连接。

物联网不仅提供了传感器的连接，其本身也具有智能处理的能力，能够对物体实施智能控制。物联网将传感器和智能处理相结合，利用云计算、模式识别等各种智能技术，分析从传感器获得的海量数据，获得有意义的信息，实现对“物”的智能化识别、定位、跟踪、监控和管理，以满足不同需求的应用。图 9-8 所示为物联网技术架构。

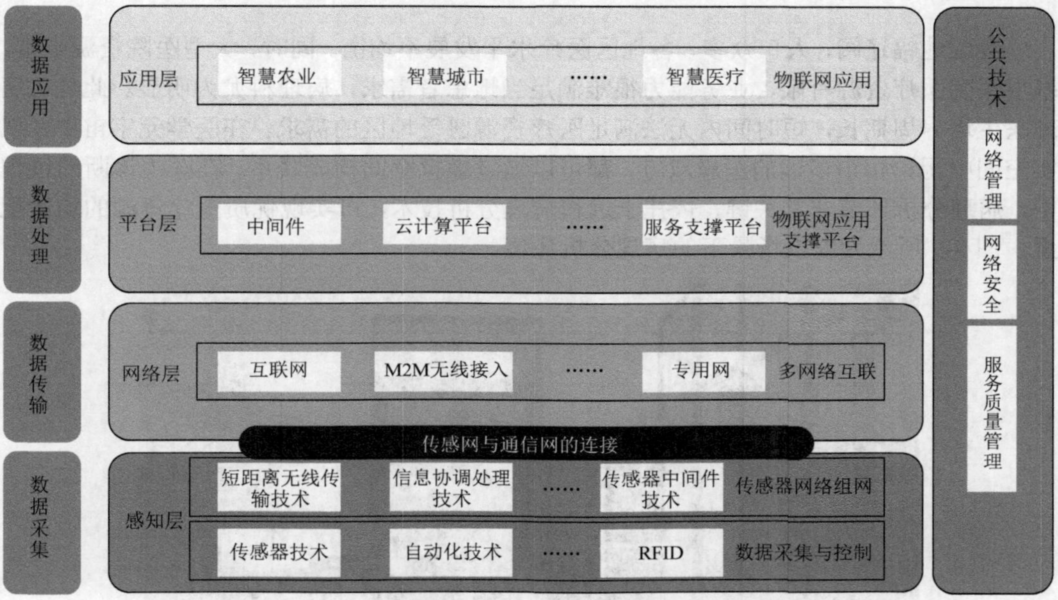

图 9-8　物联网技术架构

9.3　医学元宇宙的应用场景

9.3.1　远程医疗与手术

远程医疗进入公众视野近 70 年，最初利用电话、视频交流等方式为基层医院提供简单的诊疗服务。随着实时通信技术的发展和先进智能设备的应用，远程医疗正被应用于越来越多的医疗卫生领域。

1. 远程问诊

远程问诊是一种创新的医疗模式，它利用先进的互联网技术，学习和借鉴其他优秀医疗机构的技术及设备优势，对患者的病历进行分析，诊断病情，确定治疗方案，主要包含虚拟医生问诊、多人协同远程会诊等。

（1）虚拟医生问诊：医学元宇宙将医院线上与线下相结合，通过即时通信软件和实时视频分割技术，实现了患者和医生之间一对一的实时交互式在线远程问诊。此外，通过医学元宇宙平台可为各医院提供全面的数字化、智能化运营服务，通过人工智能＋大数据的算法和应用实践全方位提高临床多科室的诊疗效率、医院运营效率，提升患者的就诊体验。

（2）多人协同远程会诊：利用虚拟现实和增强现实等技术，将医生聚集在一个虚拟环境中，进行远程会诊和讨论，实现虚拟会议空间、医学影像和数据共享、多人协同讨论、远程专家参与等目的。

2. 远程病理分析

我国地幅辽阔，人口众多，各地区医疗水平发展不均衡。同时，大型医院资源丰富，基层医院医疗资源有限，业务能力很难满足当地患者需求，病理科尤为明显。此外，病理医生培养周期长，短时间内无法满足医疗资源匮乏地区的需求。在医学元宇宙中，现实空间中无论相距多远的医患双方，都可以通过虚拟空间构成联系。在医生诊断的过程中，病理分析环节非常关键，依托于远程病理分析技术，可实现优质医疗资源的均衡配置。图 9-9 所示为虚拟场景下的病理分析环境。

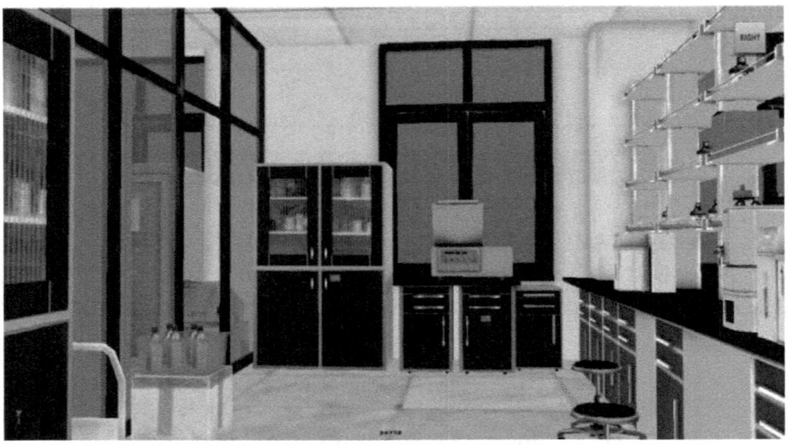

图 9-9　虚拟场景下的病理分析环境

3. 远程诊断

远程诊断是指以计算机、遥感、遥测、遥控技术为依托，充分发挥大医院或专科医疗中心的医疗技术和医疗设备优势，对医疗条件较差的边远地区、海岛或舰船上的伤病员，或者在医学元宇宙中进行远距离诊断的医疗手段。

远程诊断在医学专家和病人之间建立起全新的联系，使病人在原地、原医院即可接受医学元宇宙中远方专家的会诊并在其指导下进行治疗和护理，可以节约医生和病人的大量时间和成本。远程诊断运用计算机、通信、医疗技术与设备，通过数据、文字、语音和图像资料远距离传送，实现专家与病人、专家与医务人员之间在医学元宇宙中的“面对面”会诊。

4. 远程医疗胸痛中心

远程医疗胸痛中心结合医学元宇宙的增强现实、虚拟现实等技术帮助人类突破物理时空限制，获得沉浸式视觉效果和互动性体验，能够在诊疗救治场景、教学培训场景和远程协作场景中，让参与者基于还原真实世界的具象化内容开展更加顺畅的沟通交流，确保参与的双方或多方快速达成一致的、无偏差的认知和共识，让救治知识和技能更加高效高质地转移传递给需求方，从而实现远程协同救治效率与质量的提升，最终提高现代化远程胸痛中心的建设水平，满足患者和群众日益增长的优质胸痛诊疗服务的需要。图 9-10 所示为远程医疗胸痛中心全域模式的建设。

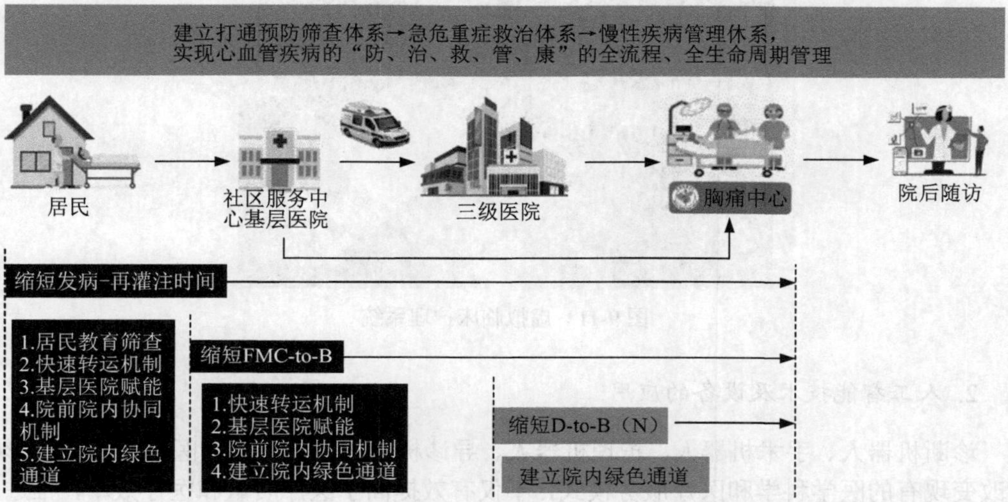

图 9-10　远程医疗胸痛中心全域模式的建设

注：FMC-to-B 时间：描述急性心肌梗死患者从首次医疗接触到闭塞冠状动脉的血流开通时间，是衡量急性心肌梗死患者救治效率的重要指标；

D-to-B 时间：描述急性心肌梗死患者从到达医院到再灌注（血管打开、血流恢复）的时间，是衡量急性心肌梗死患者救治能力的重要指标。

5. 心理治疗

医学元宇宙技术还被用于治疗焦虑症、创伤后应激障碍（post-traumatic stress disorder，PTSD）等心理疾病。患者可以在虚拟环境中重现引发焦虑或创伤的场景，经过专业治疗师的指导，逐步减少对这些场景的恐惧和焦虑。

9.3.2 医学教育

在医学教育领域，医学元宇宙通过场景赋能提升学习过程的沉浸感、协作性与创造性，对医学教学影响深远。在医学元宇宙中，可在利用元宇宙技术而创建的虚实融合的场景中进行学生医学教育活动。医学元宇宙的媒体赋能特点可以补充物理世界的缺憾，甚至在某些维度能打破物理世界的限制，使得教师和学生可以在虚实融合状态下，围绕实践问题、实验过程、研究假设以及问题解决方案等进行分析与知识改进，对传统医学教育进行全方位的赋能。

1. 虚拟临床护理系统

由吉林医药学院设计开发的虚拟临床护理系统（图 9-11），模拟了实际病区护士站、治疗室、病房等结构，教学过程从简单到复杂，从单项到综合训练。该系统模拟了护士在护士站查看病例、医嘱、护理记录等资料，在病房查看患者生命体征、身体检查报告，在治疗室准备治疗，在病房执行操作等临床实践工作，使学生最大限度地贴近临床实践。

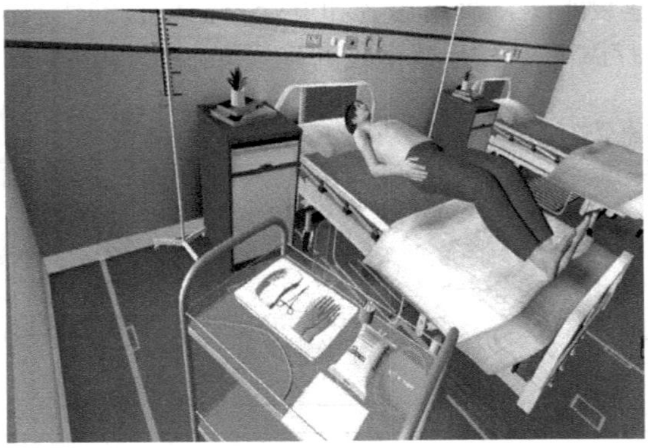

图 9-11 虚拟临床护理系统

2. 人工智能技术及设备的应用

诊断机器人、手术机器人、护理机器人、导诊机器人等人工智能医学产品正在影响和改变现有的医学科学和医疗服务模式，不仅有效提高了医疗质量和医疗效率，推进了健康中国建设，还成为了抵抗疾病、延长生命、保持健康强有力的保障手段。

3. 利用医学元宇宙的数字疗法与数字新药

2018 年，盛趣游戏与浙江大学及其附属儿童医院合作推出了《强化训练号》。该产品运用脑机接口、人工智能和医学大数据等技术，作为治疗注意缺陷多动障碍（attention deficit and hyperactive disorder，ADHD）的数字疗法新药。

9.3.3 患者康复与健康管理

通过虚拟现实和人工智能技术，医学元宇宙可以为患者提供个性化的康复训练和健康管理方案。患者可以在虚拟环境中进行康复训练，医生可以远程监控和指导，以提高康复效果。健康管理平台可以整合患者的健康数据，提供个性化的健康建议和预防措施。

9.4 医学元宇宙的发展趋势

医学元宇宙的发展正在引领医疗行业的新革命，未来，随着技术的不断进步，医学元宇宙将展现出更为广阔的发展前景。

1. 个性化医疗

随着基因组学、生物信息学和医学影像学等技术的发展，医学元宇宙将实现个性化医疗的目标。通过分析患者的基因组数据、生理参数和生活习惯等信息，制定个性化的预防、诊断和治疗方案，实现精准医学。

2. 远程医疗和远程监护

医学元宇宙将推动远程医疗和远程监护技术的发展，利用虚拟现实和增强现实技术，实现医生和患者之间的远程交流和医疗服务。患者可以通过虚拟现实设备接受远程诊疗和医生指导，医生可以通过增强现实技术实时监测患者的生理参数和病情变化，提供及时的医疗建议和干预措施。图 9-12 所示为外科医生利用增强现实技术进行外科手术。

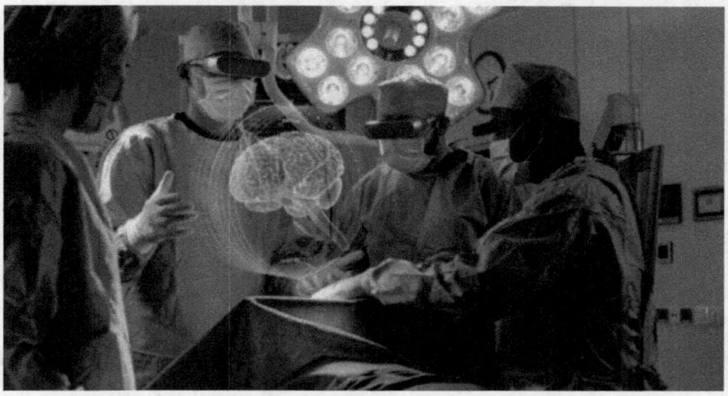

图 9-12　外科医生利用增强现实技术进行外科手术

3. 智能医疗助手

医学元宇宙将推动智能医疗助手技术的发展，利用人工智能和自然语言处理等技术，实现医疗信息的智能分析和管理。患者可以通过语音或文字与智能医疗助手进行交流，获取医学知识、预约医疗服务、管理健康数据等。

4. 医学教育和培训

医学元宇宙将推动医学教育和培训的数字化及虚拟化。医学生和实习生可以通过虚拟现实技术在虚拟环境中模拟真实的临床场景，进行实践操作和技能培训；医学教师和专家可以利用虚拟现实技术进行远程授课和指导，提升教学效果和学习体验。

5. 医学研究和创新

医学元宇宙将推动医学研究和创新的数字化及协作化。研究机构和医疗机构可以利用虚拟环境搭建医学研究平台，共享数据和资源，促进多学科交叉和合作创新；科研人员可以利用人工智能和大数据技术分析海量医学数据，发现新的医学知识和治疗方法。

本 章 小 结

本章介绍了医学元宇宙的基本概念、核心技术、应用场景及发展趋势。通过本章的学习，读者应对医学元宇宙的概念和应用有初步了解，理解医学元宇宙为医学领域的数字化转型提供了基础。

参 考 文 献

董莎莎，2018．电脑办公 Windows 10 Office 2016 从入门到精通［M］．北京：人民邮电出版社．

顾翠芬，周胜安，梁武，2019．计算机应用基础［M］．5 版．北京：清华大学出版社．

黄和，蔡洪涛，2017．计算机应用基础教程［M］．北京：科学出版社．

林沣，钟明，2019．Office 2016 办公自动化案例教程［M］．北京：中国水利水电出版社．

刘畅，2019．Office 2016 办公应用从入门到精通［M］．2 版．北京：中国铁道出版社．

全国计算机等级考试命题研究中心，未来教育教学与研究中心，2019．2019 年全国计算机等级考试一本通．二级 MS Office 高级应用［M］．北京：人民邮电出版社．

殷慧文，2019．新手学电脑（Windows 10＋Office 2016）从入门到精通 云课版［M］．北京：人民邮电出版社．

曾爱林，2019．计算机应用基础项目化教程［M］．北京：高等教育出版社．

张应梅，2019．Office 2016 办公应用从入门到精通［M］．北京：电子工业出版社．